コウノメソッドでみる
認知症の歩行障害・パーキンソニズム

名古屋フォレストクリニック院長
河野 和彦 著

はじめに

　歩行障害という語彙で検索すると，そのような題名の医学書はきわめて少ないことに驚きます。中でも神経内科では，歩行障害はイコール，パーキンソニズムということになってしまっているのではないかと推測しました。もしそうだとすると，歩行障害の患者というのは整形外科，脳神経外科，血管外科による外科的治療やリハビリテーションの世界でのみ扱われ，薬物治療としてはパーキンソン病（PD）治療薬，抗血小板療法ぐらいしか戦術がないということではないかと感じました。

　筆者は，ドパミン賦活戦略に加えて，**抗酸化系薬剤**で認知症と神経難病の歩行を改善する方法があるということを知り，それを広めるためにこの本を書くことにしました。3年前だったら思いもよらなかった本です。

◎

　コウノメソッド（筆者が提唱する認知症薬物治療マニュアル）の武器は年々増えてきたわけですが，共和病院勤務時代に覚えたのが，ピック病の陽性症状に対するクロルプロマジン，レビー小体型認知症（DLB）の傾眠に対する**シチコリン静注**でした。

　ある日，アンチエイジング医療を得意とする臨床医からメールがきました。DLBの患者がドネペジルの副作用で非常に苦しんでいたため，コウノメソッドを参考にドネペジルを中止すると同時に，アンチエイジングの世界で使われていたグルタチオン高用量点滴を応用したところ，抜群に歩行が改善したことを教えてもらいました。グルタチオン高用量点滴は，20年も前から知られていたということで，筆者はそれを知らなかったことを後悔しました。

　抗酸化系点滴療法は，マイヤーズカクテル（米国）に始まり，柳澤厚生先生によって日本に導入されていましたが，歩行を改善する物質グルタチオンはマイヤーズの時代には使われておらず，歩行には抜群に効果的です。

2014年1月から筆者はグルタチオン点滴を始め，DLBの歩行が15分で明確に改善することに驚きました。そもそもPDに試されて始まったグルタチオン点滴ですから，それに似たDLBには当然効くだろうと思いましたし，進行性核上性麻痺（PSP）にもパーキンソンタイプというのがあるくらいですから効くだろうと思い，歩けない患者にはできるだけ試すことにしました。

　10年歩けなかった**脊髄小脳変性症**でも点滴後15分で歩きました。アルコール関連認知症，正常圧水頭症，脳血管性認知症にも効果がありました。唯一効きにくいのは大脳皮質基底核変性症（CBD）だけでした。

　グルタチオン点滴は当初は単剤で行っていましたが，やがてシチコリン，幼牛血液抽出物（ソルコセリル®）も併用し，**コウノカクテル**として患者個々によってそれらの配合を変える知恵を備え，2年間でコウノカクテルの長所・短所をこうして読者に伝えることができるようになりました。効かないからといってすべての用量を同時に増やすと，むしろ弊害が起きうる不思議な現象についても解説しています。

　コウノカクテルを始める前は，**歩行セット**（コウノメソッドにおいて歩行障害を呈する患者で第一選択となる薬剤とサプリメントの組み合わせ）はリバスチグミン＋フェルラ酸含有食品だけでしたし，シチコリン静注は，覚醒はできても歩行までは改善できませんでした。

◎

　コウノカクテルの改善例を筆者が以前運営していた「認知症ブログ」で毎週報告していくうちに，PD治療薬を投与されていて調子が悪いという**「歩行障害系認知症」**の患者さんが徐々に来院してくれるようになりました。そのおかげで稀な疾患そのものを覚えることができましたし，ほとんどの患者は改善できました。中でも44歳の遺伝性脊髄小脳変性症である歯状核赤核淡蒼球ルイ体萎縮症（DRPLA）は初めて診ましたが，歩行を改善でき，今でも元気に通院されています。

　筆者に限らずコウノメソッド実践医は，神経内科出身でもないのに，稀な難病を診る機会が与えられ，それを改善できるというのは，臨床医として無上の喜びとなっていることでしょう。

　というのは，筆者のクリニックに難病が集まり，その方々を地元の実践医に紹介するので，実践医は患者によって疾患を学習し治療法を覚えられ，次の同じ疾患の症例が筆者を経由せずに直接初診したとしてもすぐに診断できて治せます。

　歩行セットにグルタチオン点滴を加えたものを**変性疾患セット**と呼び，認知症を伴う歩行障害には高い改善率を示します。

薬の副作用で発生した高度なジスキネジアも，少し時間はかかりますが，治せるようになりました。その際，数あるPD治療薬の中から推奨薬を絞ってコウノメソッドで紹介してきたことは正しかったことも証明できました。つまり前医の薬を推奨薬に代えることでジスキネジアは自動的に消失していったのです。

◎

　2016年3月13日，第2回認知症治療研究会で筆者は「歩行障害系認知症への対応」という演題名で基調講演を行いましたが，本書はその内容を骨格として解説しています。

　本書には，多系統萎縮症（MSA）の話も出てきます。「小脳疾患なのに，なぜ認知症の医学書に出てくるのか」と疑問をもたれるかもしれません。文献を調べてみると前頭葉と小脳は切り離せない関連があるようです。

　そして，PD治療薬以外の薬や物質が，なぜ歩行を改善させるのかという答えのひとつに「**フロンタルアタキシア**」という重要な概念が浮かび上がってきました。前頭葉機能の重要性は，本書の後半で大きく広がってきます。

　FG療法（グルタチオン点滴＋フェルラ酸含有食品）は，認知症以外の難病（膠原病，神経変性疾患，小児精神疾患）にも有効ですが，それはまた別の機会に症例数を増やして解説していく予定です。

2017年2月　　著者

contents 目次

序論 「歩けない」と「歩かない」は違う

I 歩行障害とは 2
1. 歩行障害の分類 2
2. 認知症における歩行障害の発生 5
3. 認知症から歩行障害が加わるケース 8
4. 認知症患者を歩かせることの危険性 13
5. 医療におけるプロブレム・ファーストとは 14
6. 抗酸化系薬剤──3番目の歩行改善薬 16

II パーキンソニズム 19
1. 神経伝達物質と歩行の関係 19
2. 薬剤性パーキンソニズムの気づき 21
3. ドパミン阻害薬 24
4. 抗うつ薬 29
5. パーキンソン病のアセチルコリン過剰仮説 33
6. パーキンソニズムで何を考えるか 38
7. パーキンソン病とは 41
8. 脳血管性パーキンソニズム 52
9. パーキンソン病治療薬 56
10. コウノメソッドが推奨するパーキンソン病治療薬 63
11. パーキンソニズム治療の心得 65
12. 二次性パーキンソニズムの治療 76
13. パーキンソン病治療薬の副作用に関するまとめ 80
14. proteinopathiesの分類法 84

III　レビー小体型認知症　　86

1. "副作用多発疾患"としてのレビー小体型認知症　　89
2. 最優先される意識障害の治療　　97
3. 意識障害の治療の実際　　102
4. 患者を起こさないとどうなるか　　110
5. 意識障害の気づき──視線を合わさない　　111
6. リバスチグミンの性質と特徴　　114
7. レビー小体型認知症の治療──総括　　120

IV　第3の歩行改善薬──抗酸化系薬剤　　125

1. グルタチオン　　126
2. ソルコセリル®　　135
3. グルタチオンとシチコリンの関係　　137
4. シチコリンハイテンションについて　　138
5. 抗酸化系薬剤の使い分け　　140
6. シチコリンレスポンダー(シチコ組)の検索　　142

V　神経難病の診断への道筋　　144

1. コウノメソッド分類の活用　　146
2. LPC(レビー・ピック複合)概念の活用　　150
3. LPC症候群概念の活用　　158

VI　進行性核上性麻痺　　168

1. 進行性核上性麻痺の特徴　　169
2. 進行性核上性麻痺の7タイプ　　173
3. 進行性核上性麻痺の画像所見　　176
4. 進行性核上性麻痺の症候　　181
5. 進行性核上性麻痺の治療　　184

VII　歩行障害系認知症の治療理論　　203

1. 歩行障害系認知症の鑑別診断　　203
2. 歩行障害系認知症の治療　　205
3. 歩行障害系認知症の妄想・幻視の治療　　207
4. レビー小体型認知症と思われる患者の妄想・幻視の治療　　209

VIII 大脳皮質基底核変性症　　　211

- **1** 大脳皮質基底核変性症の診断　　　212
- **2** 大脳皮質基底核変性症の画像所見　　　229
- **3** 診断の具体例——診断までの道筋　　　231
- **4** 大脳皮質基底核変性症とほかの認知症責任疾患の合併　　　233
- **5** 大脳皮質基底核変性症の改善例　　　235

IX 脊髄小脳変性症　　　238

- **1** 小脳と認知機能　　　239
- **2** 脊髄小脳変性症の見方　　　241
- **3** まどわされやすい無症候性小脳萎縮　　　246
- **4** 脊髄小脳変性症の良性・悪性の区別と認知症の合併　　　248
- **5** 皮質性小脳萎縮症の治療　　　253
- **6** 多系統萎縮症の概要と治療　　　256
- **7** 遺伝性脊髄小脳変性症　　　260

X 正常圧水頭症　　　264

- **1** 正常圧水頭症の概要　　　264
- **2** 無症候性正常圧水頭症　　　266
- **3** 脳室拡大型脳萎縮と脳室の大きくない正常圧水頭症　　　268
- **4** 変性疾患とのリンクか続発性正常圧水頭症か　　　270
- **5** 症例紹介　　　271

XI 硬膜下血腫・水腫　　　278

- **1** 硬膜下血腫・水腫のCT画像　　　279
- **2** 脳萎縮と硬膜下血腫・水腫の鑑別方法　　　281
- **3** ピック病と慢性硬膜下血腫・水腫　　　284

XII その他の歩行障害系疾患　　　288

- **1** アルコール関連認知症　　　288
- **2** 脳血管性認知症　　　289
- **3** 筋萎縮性側索硬化症　　　296

XIII	フロンタルアタキシア	298
	1　歩行に必要な前頭葉の指令	300
	2　前頭葉機能と疾患・病態の関係	306
	3　歩行改善のための治療戦略	309
XIV	整形外科的疾患	312
	1　脊柱管狭窄症と変性疾患の合併	312
	2　整形外科的疾患と認知症の合併	313
XV	コウノカクテル配合の調整方法	317
	1　ツープラトンシステムによる配合の調整	318
	2　保険診療の範囲で行うコウノカクテル	321
	3　コウノカクテルの配合調整による改善例	324

付　録	333
索　引	342

column コラム

家族こそが認知症の"名医"	7
ガランタミン，リバスチグミンで出現した謎の嘔吐は内科合併症が原因だった	37
紛らわしい名称の多いレボドパ配合薬	62
祖父江逸郎先生との思い出	87
アセチルコリン-ドパミン天秤の復習	96
MIBG心筋シンチグラフィの解釈	99
認知症は釣鐘状の薬剤反応性を示しやすい	117
リバスチグミン9mgが最適と思われた高齢者2例	118
コウノメソッド実践医とは	124
フェルラ酸含有食品の概要	155
進行性核上性麻痺との出会い	167
進行性核上性麻痺の第3期にみられるCT所見	178
進行性核上性麻痺の患者家族をサポートする資料	210
前頭側頭葉変性症（FTLD）の復習	217
急に歩行できなくなった77歳男性。大脳皮質基底核変性症を想起したが…	227
3年間診断できなかった「自律神経失調」の原因	250
皮質性小脳萎縮症と前頭側頭葉変性症の合併例	255
コウノカクテルの配合変更で改善した正常圧水頭症の例	276
飲酒は硬膜下血腫・水腫のハイリスク	283
看護師のモチベーションアップは好循環を生む	315

コウノメソッド実践医からの報告

①介護施設でシンメトレル®ロケットの効果を実感	9
②腎機能障害があるときはアマンタジンを1日100mg未満に	11
③ペルゴリドはやはり少量で使ってみたい	61
④シチコリンによるハイテンションの経験	107
⑤あなどれないシチコリン250mgの効果	323

本書で使用する主な略語一覧

	疾患名	
ATD	Alzheimer type dementia	アルツハイマー型認知症
AGD	argyrophilic grain dementia	嗜銀顆粒性認知症
CBD	corticobasal degeneration	大脳皮質基底核変性症
CBS	corticobasal syndrome	大脳皮質基底核症候群
CCA	cortical cerebellar atrophy	皮質性小脳萎縮症
CSH	chronic subdural hematoma	慢性硬膜下血腫
DLB	dementia with Lewy bodies	レビー小体型認知症
DNTC	diffuse neurofibrillary tangles with calcification	石灰化を伴うびまん性神経原線維変化病
DRPLA	dentatorubral-pallidoluysian atrophy	歯状核赤核淡蒼球ルイ体萎縮症
FTD	frontotemporal dementia	前頭側頭型認知症
FTLD	frontotemporal lobar degeneration	前頭側頭葉変性症
LBD	Lewy body disease	レビー小体病
LPC	Lewy-Pick complex	レビー・ピック複合
MCI	mild cognitive impairment	軽度認知障害
MSA	multiple system atrophy	多系統萎縮症
NPH	normal pressure hydrocephalus	正常圧水頭症
PD	Parkinson's disease	パーキンソン病
PDD	Parkinson's disease with dementia	認知症を伴うパーキンソン病
PNFA	progressive nonfluent aphasia	進行性非流暢性失語
PSP	progressive supranuclear palsy	進行性核上性麻痺
SCA	spinocerebellar ataxia	脊髄小脳失調症
SCD	spinocerebellar degeneration	脊髄小脳変性症
SD	semantic dementia	意味性認知症
SD-NFT	senile dementia of the neurofibrillary tangle type	神経原線維変化型老年期認知症
VD	vascular dementia	脳血管性認知症

	検査名	
HDS-R	Hasegawa's dementia scale-revised	改訂長谷川式スケール
MMSE	mini-mental state examination	ミニメンタルステート検査

本書で使用する主な用語一覧 (筆者の造語を含む)

あ	
アルツハイマーらしさ	アルツハイマー型認知症にみられる，取り繕い，迷子（道に迷う），時計描画テストの不得意，遅延再生（改訂長谷川式スケール）の不得意などのこと。
意識障害系認知症	せん妄を伴いやすい認知症の総称。レビー小体型認知症やクロイツフェルト・ヤコブ病，脳炎などがこれにあたる。意識障害系認知症の陽性症状には，シチコリン（ニコリン®）注射や抑肝散が奏効する。
陰証	陰性症状主体の患者のキャラクターを指す。
陰性症状	本人が何もしないために介護者による身体介護が増える周辺症状の総称。 不安からくるもの：拒食 認知機能低下から派生するもの：うつ状態 脳障害からくるもの：無言，無為（アパシー），食欲低下
か	
覚醒系認知症	せん妄を伴いにくい認知症の総称。アルツハイマー型認知症や前頭側頭葉変性症がこれにあたる。シチコリンや抑肝散は奏効しにくい。
覚醒系薬剤	コウノメソッドで用いられる，意識障害の改善（覚醒）を促す作用のある薬剤の総称。シチコリン注射，アマンタジン（シンメトレル®），時にリバスチグミン（リバスタッチ®，イクセロン®），メマンチン（メマリー®）などの中核薬を指す。
家庭天秤法	抑制系薬剤によって過鎮静（嗜眠，食欲低下，体幹傾斜など）が生じた場合に，介護者が薬剤の用量を適宜加減するコウノメソッドの手法。あらかじめ医師が指導した通りに介護者が調整すること。
奇異反応	抑制系薬剤の投与によって鎮静せず，かえって興奮する特異的な体質・反応のこと。
コウノカクテル （GCS点滴）	グルタチオン＋シチコリン＋幼牛血液抽出物（ソルコセリル®）を混合した注射液またはこれを用いた点滴療法を指す。患者に応じて適宜配合量を調整することで，歩行障害などに対して著明な効果を発揮する。初めてコウノカクテルを施行する場合には，コウノカクテルスターターパック（グルタチオン1,600mg＋シチコリン250mg＋幼牛血液抽出物4mL）で実施することを勧めている（ただし保険診療では対応できないため，自費となる）。なお，配合成分の頭文字をとって「GCS点滴」と呼ぶこともある。
コウノメソッド実践医	コウノメソッドに沿って治療することを約束する医師のことで，立候補，登録制となっている。詳細はp.124のコラムを参照。
コウノメソッド分類	筆者が提唱した，コウノメソッドにおける独自の認知症患者分類で，①バイタリティ分類，②エネルギー分類，③NTM分類からなる。①バイタリティ分類とは，患者を覚醒系・歩行障害系・意識障害系に分類すること，②エネルギー分類とは，患者を陽証・中間証・陰証に分類すること，③NTM（神経伝達物質）分類とは，アルツハイマー型認知症を「アセチルコリン欠乏病」，レビー小体型認知症を「ドパミン・アセチルコリン欠乏病」，ピック病を「ドパミン過剰病」といったように神経伝達物質の多寡によって分類するもので，各人に合った処方を考える際の手立てとなる。
興奮系薬剤	陰証の認知症患者に対してコウノメソッドで用いる脳代謝改善薬の総称。ニセルゴリン（サアミオン®），アマンタジンがこれに該当する。時にドネペジル（アリセプト®）などの中核薬を含んで興奮系薬剤と呼ぶこともある。
子ども歩き	ドパミン欠乏や脊髄の問題がないのに，ピック病患者が子どものようにパタパタと小刻みで飛ぶように歩行するさま。

さ		
食欲セット		食欲を回復させるための，コウノメソッドにおける薬剤セットのこと。スルピリド（ドグマチール®）50mg／日（30日以内限定）＋ポラプレジンク（プロマック®D）75～150mg／日の組み合わせを指す。
シンメトレル®ロケット		アマンタジンを朝または朝・昼に比較的高用量（75mgまたは100mg, 125mg, 150mgなど）服用させ，患者の覚醒を促すコウノメソッドの手法。朝のみの服用を「シングル」，朝・昼の服用を「ダブル」と呼んでいる。夕方以降は投与しない。当然ながら，妄想，幻視，ハイテンション，倦怠感などの副作用リスクは上昇するため，介護者には，副作用がみられたら減薬するようにあらかじめ指示しておく必要がある。
前頭葉症状（河野）		ピック症状＋放尿，原始反射，無言症などを指す。
た		
中核薬		中核症状（記憶低下，見当識障害，判断力低下，性格変化，失語，失認，失行）を改善しうるアルツハイマー型認知症治療薬のこと。現在日本では4成分〔ドネペジル，ガランタミン（レミニール®），リバスチグミン，メマンチン〕が認可されている。なお，ドネペジルの先発品（アリセプト®）は，レビー小体型認知症にも適応を承認されている。
中間証		陰性症状や陽性症状（周辺症状）が消失し，中核薬の標的となる症状（中核症状）のみが存在している状態のこと。
ドネペジルチャレンジテスト		認知症と定義できないほどごく初期の段階で，試験的に少量の中核薬を投与する手法。ドネペジルを1.5mg，1.67mg，2.5mgのいずれかで少量投与する。効果があれば脳内アセチルコリン欠乏状態と判断できる。
ドパコール®チャレンジテスト		レボドパ・カルビドパの先発品であるメネシット®（100mg錠，250mg錠）にはない50mg錠が後発品のドパコール®にはあるため，初めてパーキンソン病治療薬の投与を試みる患者にはドパコール®25mg（50mg錠の半分）を1回内服量として，1日2回服用させる危険分散の手法。副作用（妄想，浮遊感，吐き気）が現れたら，直ちにさらに半分にカットするように介護者にあらかじめ指示した上で処方する。
は		
歯車現象		肘の他動的屈伸を行った際に，歯車のような間欠的な抵抗（歯車様筋固縮）がみられること。歯車現象は脳内ドパミンの不足，すなわちパーキンソン病やレビー小体型認知症の可能性を示唆する。
ピック化		意味性認知症に陽性症状が加わり，ピック病といえる病態（症状）に変わること。
ピック症状		脱抑制（大声，わがまま，介護拒否のほか，万引きなどの反社会的行動），常同行動など，ピック病に特徴的な症状の総称。
ピックスコア		前頭側頭葉変性症（FTLD）を検出するためのチェック表（p.121参照）。16点満点中4点以上では9割の確率でアルツハイマー型認知症が否定される。
ピックセット		ピック病の典型例に対するセットのこと。クロルプロマジン（ウインタミン®細粒やコントミン®錠）＋フェルラ酸含有食品（弱）が基本となる。
フェルラ酸含有食品		米ぬか成分のフェルラ酸とガーデンアンゼリカ（セイヨウトウキ）が配合された健康補助食品（サプリメント）。配合量の違いによって弱タイプ・強タイプがある（p.155参照）。
フロンタルアタキシア		運動器に問題がないのに，前頭葉機能不全（歩こうとする発動性などの障害）のために「歩かない」状態。「歩けない」のではないため，治療により改善が見込める。
フロンタルレビー		CT検査やMRI検査で比較的強い前頭葉萎縮が確認されるが，まだ前頭葉症状（特にピック症状）が現れていない状態のレビー小体型認知症（DLB）を指す。この患者群の中から，あとになってDLBではなく進行性核上性麻痺や大脳皮質基底核変性症であることがわかる患者が出てくることがある。

変性疾患セット	コウノメソッドにおける，変性疾患に対する典型的なセットのこと。歩行セット（フェルラ酸含有食品＋リバスチグミン）にグルタチオン注射を加えたもの。適応疾患は，大脳皮質基底核変性症，進行性核上性麻痺，多系統萎縮症，正常圧水頭症など。
歩行障害系認知症	歩行障害を示す認知症患者の総称。
歩行セット（gait set）	レビー小体型認知症などの歩行を改善させるための，コウノメソッド独自のセットのこと。フェルラ酸含有食品＋リバスチグミンが基本となる。
や	
陽証	陽性症状が強い患者のキャラクターのこと。
陽性症状	介護者が精神的ストレスを受け，最も困る認知症の周辺症状の総称。 内的いらだちからくるもの：易怒，暴力，大声 不安，焦燥からくるもの：徘徊，介護抵抗 認知力低下から派生するもの：妄想 脳障害からくるもの：不眠，過食，幻視
抑制系薬剤	認知症の陽性症状を鎮めるためにコウノメソッドにおいて投与する向精神薬（抗精神病薬）の総称。アルツハイマー型認知症と脳血管性認知症には①チアプリド（グラマリール®），前頭側頭葉変性症（FTLD），進行性核上性麻痺，大脳皮質基底核変性症には②クロルプロマジン（肝障害には禁忌），レビー小体型認知症には③抑肝散が第一選択になる。 開始用量は，①25mg×2，②4mg（朝）＋6mg（夕），③2包が妥当である。クロルプロマジンの4mgはすなわち細粒0.04gという意味であり，非常に少量なので，調剤を誤らないよう薬剤師に注意を喚起する必要がある。1日最大用量は，①150mg，②75mg，③3包とする。クロルプロマジンが効かない，副作用（ふらつき）が強くなった場合の第二選択はハロペリドール（セレネース®），第三選択はクエチアピン（セロクエル®。糖尿病には禁忌）。奇異反応がみられた場合はプロペリシアジン（ニューレプチル®）細粒3mg×2～3を用いる。抑制系薬剤の対義語は「興奮系薬剤」。
ら	
レビースコア	レビー小体型認知症を見抜くためのチェック表（p.148参照）。16点満点のうち3点以上だと9割の確率でアルツハイマー型認知症が否定される。
レビーセット	レビー小体型認知症の典型例に対するコウノメソッドの処方のこと。リバスチグミン＋抑肝散＋レボドパ・カルビドパが基本となる。ただし，各症例によって，必要なものだけ処方すればよい。
レビー・ピック複合 （Lewy-Pick complex；LPC）	レビー小体型認知症（DLB）と前頭側頭葉変性症（FTLD）の症状が混在していて，DLBとFTLDのどちらかに診断を決めきれない患者群を指す。病理学的には2疾患が合併することはほとんどないと考えられるため，病理基盤はどちらか一方であるにしても，臨床的には処方方針を決めやすいという面を重視し，LPCと呼ぶほうが患者のイメージを表現していると判断して採用した呼称（臨床分類）。自験例およびコウノメソッド実践医からの報告を総合すると，認知症の大方15％がLPCである。
欧文	
FG療法	神経難病をはじめとした患者の歩行を改善させるためのセットで，フェルラ酸含有食品＋グルタチオン点滴の組み合わせ，およびこれを用いた治療法を指す。
FTLD検出セット	「左手で右肩をたたいて下さい」「『猿も木から落ちる』の意味は何ですか」「『弘法も筆の』の続きを言って下さい」「利き手はどちらですか」の4項目のうち2項目以上答えられない場合，FTLDが確定的であるとしたコウノメソッドの評価法。

序論　「歩けない」と「歩かない」は違う

　筆者は，福祉村病院（愛知県豊橋市）で10年，共和病院（愛知県大府市）で6年，認知症治療病棟で仕事をした経験があります。比較的陽性症状の強い，医療保護入院の患者が多かったため，ピック病が目立ちました。この点は介護施設とは様相が異なります。度重なる徘徊と激しい陽性症状に対して，ある程度抑制系薬剤（**用語一覧参照**）を投与しますが，患者は末期になってくると歩くことができなくなります。

　もちろんピック病に限らず，認知症患者はみな寝たきりの方向に進んでいくのですが，あれだけ元気だった患者が，脳血管障害の発生もないのになぜ歩けなくなるのかという疑問がいつも頭の中に残っていました。ある日突然歩行ができなくなるピック病は，その疑問を筆者に突きつける象徴的な疾患だったのです。

　抑制系薬剤を使いすぎた副作用が回復しないからだろうか？　老化が促進されて骨格筋が萎縮したからだろうか？　それとも，歩く意欲や目的を失ったからだろうか……？　筆者は長らく，腑に落ちる説明をつけられないでいました。

　2014年に処方をスタートさせた**コウノカクテル**（**用語一覧参照**）は，病期を問わず歩行を改善しました。ピック病の第3期，当然ながら改訂長谷川式スケール（HDS-R）は0点で無言，車いす使用の状態の患者にさえ奏効するのです。

　図1の女性は，グルタチオン600mgの投与によって歩き出しました。2回目の外来では1,200mgに増量したところ，今度は腕まで振って歩いたのです。

　この際，筆者は併用するシチコリンを1,000mgから500mgに落としていました。このことから，グルタチオンが歩行改善作用を有することがわかりました。コウノカクテルを試行し始め，配合比を探っていた時期です＊。

　その後，中坂義邦先生（新横浜フォレストクリニック院長）とのやりと

＊本症例は『コウノメソッド流臨床認知症学』（日本医事新報社，2015）でも紹介したが，筆者の治療理論を大きく前進させた症例であることから，再度ここに示した。たった1症例が，学ぼうとする医師に，後続の患者を治すための大きなヒントを与えてくれる好例である。

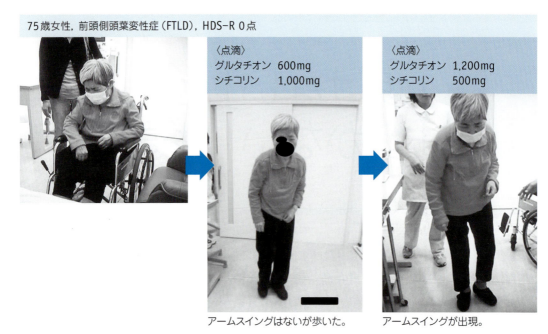

図1 グルタチオン2倍増量で腕を振って歩くようになった第3期のピック病

*フロンタルアタキシア：運動器に問題がないのに，前頭葉機能不全（歩こうとする発動性などの障害）のために「歩かない」状態。「歩けない」のではないため，改善が見込める。

りの中で，**フロンタルアタキシア***という概念があると教えて頂き開眼しました。どのような認知症も，最後は前頭葉機能に障害が及び，前頭葉による歩行指令ができなくなることだろうと理解しました。筆者は医師3年目から関わった認知症の歩行障害について，そのメカニズムを30年かかって理解したと思えました。

患者は，**「歩けない」のではなく，「歩かない」**のです。だからコウノカクテルで「歩け」という指令シグナルを送ることで，10年も車いすを利用してきたような患者でも，投与から15分ほどで歩行を始めるのです。**図1**の患者が筆者に教えてくれたことは，①フロンタルアタキシアの存在と，②グルタチオン・シチコリン配合のコツの2点でした。

車いすで初診する認知症患者がなぜ歩かないのか。「股関節が悪いから」「歩いていなかったから」——家族はいろいろと説明しますが，本当にそうなのか？ 考えてみる必要があるでしょう（**図2**）。

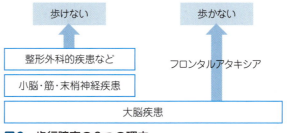

図2 歩行障害の2つの理由

コウノメソッドでみる
認知症の歩行障害・パーキンソニズム

I 歩行障害とは

1 歩行障害の分類

歩行障害の分類は非常に多岐にわたります．すべてを覚える必要はありませんが，以下に簡単に説明していきましょう（**表I-1-1**）[1]．

分類の着目点としては，**①原因疾患別**，**②筋緊張度別**，**③歩行パターン別**です．

1）原因疾患別の分類

末梢神経系の疾患は神経内科，運動器系の疾患はリハビリテーション科の担当になるでしょう．プライマリケア医は中枢神経疾患の中の**パーキンソン歩行**を診ていけばよいと思います．フロンタルアタキシアは，**表I-1-1**の中では「失行性歩行」に近いものなのでしょう．しかし本書では，前頭葉が原因であるということがわかりやすいので「フロンタルアタキシア」の語で説明していきます．

表I-1-1 異常歩行の分類

着目点		病巣・原因	歩行内容
原因疾患別	1	中枢神経疾患	失行性歩行，失調性歩行，片麻痺歩行，脳性麻痺歩行，**パーキンソン歩行**，両下肢麻痺歩行など
	2	末梢神経疾患	ポリオ歩行，末梢性麻痺疾患の歩行など
	3	運動器系の疾患	義足歩行，大殿筋歩行，中殿筋歩行など
筋緊張度別	1	筋緊張の亢進	痙性歩行など
	2	筋緊張の低下	弛緩性歩行など
歩行パターン別	1	中枢神経疾患	分回し歩行，内反・尖足歩行，はさみ足歩行，**小刻み歩行**など
	2	末梢神経疾患	垂足歩行，トレンデレンブルグ跛行など
	3	骨・関節疾患	硬性・墜落歩行，伸び上がり歩行など

跛行：足をひきずるような歩行

（文献1より引用改変）

2) 筋緊張度別の分類

筋緊張度による歩行障害の分類は，筋弛緩薬を用いたほうが歩きやすくなる病態に対して，神経内科や脳卒中診療科が遭遇するものです。

3) 歩行パターン別の分類

歩行パターンによる分類では，**小刻み歩行**がプライマリケア医の守備範囲になります。パーキンソン病関連疾患のほかに，正常圧水頭症（NPH），脳血管性認知症（VD），脊柱管狭窄症，ピック病の子ども歩き（**用語一覧参照**）で小刻み歩行がみられます。

歩隔（stance），歩幅（stride）で説明すれば（**図Ⅰ-1-1**），歩幅が短距離なのが小刻み歩行です。体幹バランスが非常に悪いのに大きく踏み出してしまうのが**進行性核上性麻痺（PSP）**です（**図Ⅰ-1-2**）。適切な足の出し方が前頭葉から指令されていないように見受けられます。ですから介護者がいっときでも手を離せば，そのまま丸太のように倒れてしまいます。

また，歩く前から足を広げているのが**歩隔拡大（ワイドベース）**で，NPH，VDに特徴的です（**図Ⅰ-1-3**）。図左の女性は，NPHとビンスワンガー型（びまん性虚血）のVDの合併例ですから，非常に広く足を開いています。一方，図右の女性のように，クローズドスタンスはパーキンソン病（PD）に特徴的で，体幹バランスが悪いのに，筋肉が硬いために足を広げられないのです。レビー小体型認知症の場合はここまで狭くはなりません。

また，**すり足歩行（frozen gait）**はNPHの代名詞です。力士の前進のように，決して足を上げません。

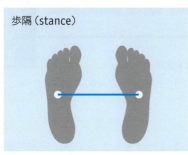

ワイドベースでない （not wide-base）	ワイドベース （wide-base）
パーキンソン病	正常圧水頭症 脳血管障害 多系統萎縮症
レビー小体型認知症	

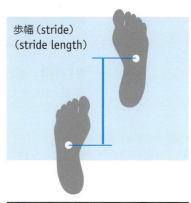

小刻み歩行 （歩幅が狭い）	むしろ足が出すぎてしまう
パーキンソン病	進行性核上性麻痺 多系統萎縮症

図Ⅰ-1-1　歩隔と歩幅

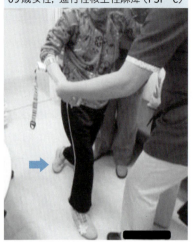
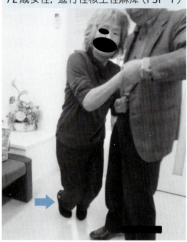

無言症で,ほとんど歩行困難。 当初は子ども歩きだった。びっくり眼もみられる。

図I-1-2 進行性核上性麻痺の歩行(尖足でグデングデンの歩行)

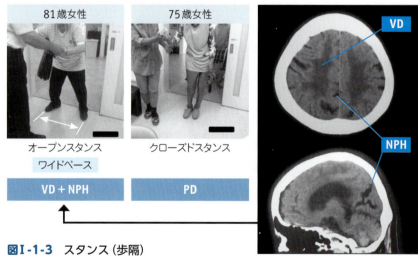

図I-1-3 スタンス(歩隔)
VD:脳血管性認知症,NPH:正常圧水頭症,PD:パーキンソン病

なお,**表I-1-1**にはありませんが,閉塞性動脈硬化症でしばしばみられる間欠性跛行というものもあります。これは,歩行距離が延びると歩けなくなり,しばらく歩かずに休むとまた歩けるようになる現象で,下半身の阻血症状を示しています*。

*これらの動脈硬化の根本的な解消に役立つサプリメントとして,ルンブルクスルベルス含有食品が挙げられ,コウノメソッドにおける推奨サプリメントとなっている。これは,アカミミズの乾燥粉末にイカキトサン,田七人参,ルチンを配合したサプリメントで,原則医師の指示で内服する。血圧下降,末梢循環の改善,大血管の血行動態の改善のほか,うつ状態,インポテンツなどにも用いられる。

文献
1) 臨床歩行分析研究会,編:歩行障害の診断・評価入門.医歯薬出版,1997, p11.

2 認知症における歩行障害の発生

1) 一次性認知症と歩行障害

認知症には一次性と二次性があり，前者は変性性，つまり神経細胞の減少に伴う大脳の萎縮が先に起こるため，歩行障害発生までには時間がかかります．中でも比較的早期に歩行が難しくなる疾患として，**進行性核上性麻痺（PSP）**がありますが，神経内科ではPSPを認知症として認識していないことが多いかもしれません．

2) 二次性認知症と歩行障害

二次性認知症の代表は脳血管性認知症（VD）です．近年，降圧薬の普及によって大梗塞は減っているようですが，糖尿病の増加に伴ってラクナ梗塞は増加しています．つまり，片麻痺が生じてその半年以内に認知症になるという典型的なVDは減って，知らないうちに少しずつVDになっていく**多発梗塞性認知症（MID）**がほとんどです．

したがって，健常者からいきなり歩行障害を発症するコースとしては，①脳卒中（くも膜下出血を含む），②脳腫瘍，③特発性正常圧水頭症（iNPH），④頭部外傷，⑤パーキンソン病（PD），⑥脊髄小脳変性症があると思います．この6疾患とも一部は認知症になるという理解です．

脳腫瘍には続発性の正常圧水頭症（NPH）に注意が必要です．若年者の交通事故による頭部外傷では，歩行障害に加えて生じる高次脳機能障害*が，認知症との鑑別で社会問題化しています．生命保険会社が後遺症認定で難渋するのです．

PDの一部は認知症になり，それを**認知症を伴うパーキンソン病（PDD）**と呼んでいます．最近，病理学的にはPDDとレビー小体型認知症（DLB）は鑑別がつかないと言われていますが，臨床的な経過の違いや薬剤過敏性の有無でPDDとDLBを鑑別することは可能であり，区別してもよいと筆者は考えています．その考えに行きついたのは，DLBだけでなく多くのPDDを診察する機会を得られたからです．なお，一般にPDDの患者は神経内科に集中し，プライマリケア医が診る機会が多いのはDLBです．

神経内科などの専門科においてもPDDがPDとして治療されていることがある点には注意が必要です．

また，2015年にドネペジル（アリセプト®）の適応がDLBにも拡大したため，パーキンソニズムの強い患者にもドネペジルが追加処方されるケ

---

*高次脳機能障害：脳の一部が局所的に傷害される脳挫傷とは異なり，大脳の軸索が広範囲に損傷を受けるため，外見上は正常に見えるものの，集中力に欠け社会的人間関係をうまく築けないなどの後遺症を生じる．臨床心理検査の結果，認知症ではないと判定されると補償が受けられないなどの問題が発生している．

＊この点の批判は，ほかのだれよりも認知症治療薬の副作用症例を診察してきた筆者には許して頂けるものと考える。

ースが急増し，副作用（歩行不能，幻視増悪，介護抵抗増悪，食欲低下）に苦しむ患者が増加しています。非常に問題で残念なことだと思います＊。こうして医原性に歩行障害が増悪されることもあるのです。

3）多系統萎縮症と歩行障害

50歳前後で健常だった人がふらついて転びやすくなる疾患として，**多系統萎縮症（MSA）**があります。MSAはコウノカクテルによって改善可能な疾患のため，本書で本格的に扱っていきます。映画「1リットルの涙」のモデルとなった実在の脊髄小脳変性症患者は25歳で亡くなっていますが，MSAも脊髄小脳変性症のうち，悪性と言えるものです。

孤発性脊髄小脳変性症のうち，良性なのは皮質性小脳萎縮症（CCA）であり，認知症にはなりませんが，MSAの一部は認知症になります。

MSAを認知症だとする考え方は，多くの神経内科医の反発をまねくかもしれませんが，認知症症状から始まるMSA-Dのほか，多くのMSAで改訂長谷川式スケール（HDS-R）は25点程度であり，MSA-C（小脳型の多系統萎縮症）でもHDS-R18点程度の患者は少なくありません。筆者は認知症が専門ですから，彼らを認知症とみなして治療しています。

4）神経難病と認知症の関係

多くの神経内科の成書では，神経難病と認知症は別世界のものと認識されているようですが，筆者はそうではないと考えています。認知症専門から神経難病の診療に参入してきた数少ない臨床医として，**神経難病も少なからず認知症である**ということを本書で説明していきたいと思います。

意見がわかれる理由は明確です。**皮質下認知症を認知症と考えるかどうかの差**なのです。皮質下認知症は，ハンチントン舞踏病やPDDでみられるように，質問に対して長考して，最後には正解にたどり着くタイプの認知症です。皮質性認知症は，アルツハイマー型認知症（ATD）やピック病のように，「でまかせ応答」や「考え無精」といって，でたらめを即答するタイプの認知症です。

神経内科医が，多くのPDDを認知症と認識しない理由は，皮質下認知症を認知症に含めていないからです。それだけのことです。しかしながら，もしPDD患者の家族が「記憶を改善させたい」と希望するならば，治そうと試みるべきだと筆者は考えます。家族の希望に対して，医師の側で「この人は認知症じゃないですよ」と決めつけてしまうことのないようにしたいと思うのです。

コラム

家族こそが認知症の"名医"

　コウノメソッドでは，一般医が認知症診療に新規参入する際には，**認知症であるかどうかの判断は家族のほうが"名医"**であり，家族の訴えを謙虚に受け止めるよう指導しています。

　認知症の早期発見のコツとして，改訂長谷川式スケール（HDS-R）が29点なら非認知症なのかという質疑があるとすれば，それはレベルの低い話です。**いったん間違った回答をしてから考え直して正解を言う患者**を，筆者は健常とは思いません。また，**回答は遅いものの満点を取る患者**も同様です。

　変性疾患の進行は連続的で，潜伏期を経て発病しますが，家族や本人が「おかしい」と感じて来院した場合，グレーゾーン（軽度認知障害）をなるべく設けずに認知症のレールの上に既に乗っていると考えて，フェルラ酸含有食品などの進行予防を期待できるサプリメントを推奨したり，ドネペジルチャレンジテスト（**用語一覧参照**）を実施したりするなり，何らかのトライをすべきであろうと考えます。ただし，**うつ病による仮性認知症**であることは否定できません。

3 認知症から歩行障害が加わるケース

1) "元気ボケ"から歩行障害へ

"元気ボケ"と言われる状態が数年続き，病期の進行に伴って徐々に歩けなくなっていくことは，全認知症にみられる現象です。"元気ボケ"とは一般にアルツハイマー型認知症（ATD）のことを指しますが，もちろん前頭側頭葉変性症（FTLD）もそうなのです。

歩行の速度が落ちたり，小刻み歩行になったりしたときには，必ず歯車現象（肘の歯車様筋固縮）を調べて，陽性なら**ドパミン系歩行障害**と考えて**ドパコール®チャレンジテスト**（用語一覧参照）を行います。

歯車現象がみられないなら**フロンタルアタキシア**と考えて，ドネペジルをリバスチグミンに切り替え，グルタチオン点滴を試みましょう。穏やかな患者なら**アマンタジン（シンメトレル®ロケット）**（用語一覧参照）も奏効します。

2) レビー小体型認知症の場合

レビー小体型認知症（DLB）の場合には，**患者個々でバリエーションが多い**ため一概に言うことは難しく，パーキンソニズムから始まった患者では早期から歩行障害がみられますし，一方，長年幻視のみで，歩行も認知機能も5～6年健常というような，いわゆるレビー小体病（LBD）もあります（LBDの患者は40～50歳代が多く，相対的に若いことが多い）。

筆者が**フロンタルレビー**（用語一覧参照）と呼んでいるDLBは，早期から認知症症状があり，早々にピック症状が加わってきます。コウノメソッドでは，こうした場合を**レビー・ピック複合（LPC）**（用語一覧参照）と呼んでもよいと決めたのですが，後期になるとその歩き方は小刻み歩行と子ども歩きの混在となり，パーキンソン病治療薬が必要かどうかは肘の歯車現象の有無で決めていきます。

「子ども歩き」とは筆者の造語ですが，優雅で静かでリズミカルという大人歩きの逆を指しています。バタバタと小刻みでせわしく，うるさい歩き方です。パーキンソニズムのために小刻みになるのではなく，甘えた気分で小走りになるさまです。

3) 頭部外傷後の歩行障害

頭部打撲直後には，若年者のバイク事故では硬膜外出血（凸レンズ型），

高齢者では硬膜下出血（三日月型）を生じることが多いですが，**認知症では硬膜下水腫先行の血腫が生じることが圧倒的に多いです**。

打撲直後のCT検査では何もみられなくても，その後じわじわと急性硬膜下水腫が生じ，やがて架橋静脈が破綻して慢性硬膜下血腫になります。

水腫は両側性が多いのですが，片側の血腫の場合には左側に生じることが多く，右手で持つ箸を落とすようになったり，食事に時間がかかったりするようになったらCTを撮り直す必要があります。

つまり，慢性硬膜下血腫（CSH）の略語のHには，hematomaとhygroma（水腫）の両方の意味があると考えておいて下さい。

なお，脳血管障害がないのに片側上肢を使わなくなり拘縮してくる場合には，**大脳皮質基底核変性症（CBD）** の可能性があります。認知症のタイプはピック病に似ます。

| コラム | コウノメソッド実践医からの報告① |

▶ 介護施設でシンメトレル®ロケットの効果を実感

コウノメソッド実践医・小野道夫先生（額田記念病院）からの報告です。

介護施設でシンメトレル®ロケットを6名の方に実施してみました。皆さん，第3期の無言，アパシーの状態で，長らくまったく疎通性が途絶えてしまっていた方たちです。

その結果，5名の方で発語が増え，会話ができ，周りに注意が向き，うちお二人は山桜を楽しまれました。介護の方たちが興奮して「会話ができるんですよ！」「すごく活気が出てきました！」と感動して報告してくれました。お一人だけ，第3期から第2期に戻り幻視が現れたため，少し減量しました。

4）歩行障害の発現タイミング

もう一度別の図を使って，認知症における歩行障害の発現タイミングをみていきましょう（図Ⅰ-3-1）。

歩行障害→認知症のコースをとるものとして，**認知症を伴うパーキンソン病（PDD）**，**多系統萎縮症（MSA）** があります。歩行があまり良好でなくピック症状もある，というのがPick complex（Kertesz）の**進行性核上性麻痺（PSP）** と **CBD** です。CBDは歩行障害の出現に時間がかかるため，片方の手袋がはめられない，ひもを結べないといった上半身の左右差で気づきましょう。

幻視が最初に現れて歯車現象があれば，**DLB** の可能性が高いです。改訂長谷川式スケールで，遅延再生が得意で数字関係が不得意な（ATDとは逆の）パターンであることで気づきましょう。

"元気ボケ"だった人が歩かなくなった状態が，**フロンタルアタキシア** です。治療にはシンメトレル®ロケット，リバスチグミン（リバスタッチ®パッチ），グルタチオン点滴を用います。

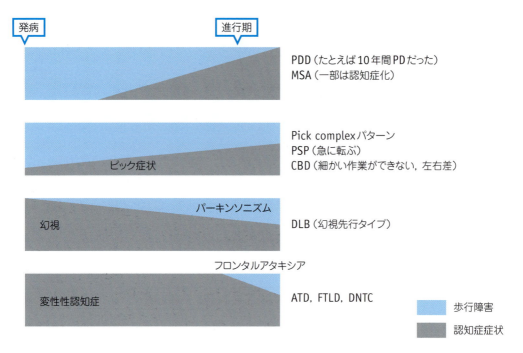

図Ⅰ-3-1　認知症疾患における歩行障害の出現時期
PDD：認知症を伴うパーキンソン病，MSA：多系統萎縮症，PSP：進行性核上性麻痺，CBD：大脳皮質基底核変性症，DLB：レビー小体型認知症，ATD：アルツハイマー型認知症，FTLD：前頭側頭葉変性症，DNTC：石灰化を伴うびまん性神経原線維変化病

> **コラム** コウノメソッド実践医からの報告②

腎機能障害があるときはアマンタジンを1日100mg未満に

　シンメトレル®ロケットは，コウノメソッド実践医の間では既に数多く実施されていますが，腎障害がある場合には，投与量を100mg/日未満にしないと食欲が低下することがわかりました。実践医から報告を受けた，入院となった症例を以下に紹介します。

　当院のシンメトレル®ロケット，サブロケットの成功率も，おそらく7割を超え，本当に役立っていることに感謝ですが，この度，恥ずかしながら，無知ゆえの副作用を経験し，ほかの施設でも同じことが起こっているかもしれないのでご報告します。

　症例は80歳女性，本年10月に初診。15年前からもの忘れあり，10年前からドネペジルが処方されていたが，2年前の特養入所時に中止される。熱心な息子さんが何とか少しでもよくならないかと連れて来院。改訂長谷川式スケールは1点で，まったく周辺症状なく穏やかそうだったので，フェルラ酸含有食品（強・粒タイプ）4粒を勧めて2カ月後に再診するよう伝える。

　2カ月後の再診時，特に変化はなかったものの，**反応が鈍く傾眠傾向**だったので，グルタチオン5A＋シチコリン1,000mgを投与したところ，目を大きく見開き，声のトーンが大きくなったので，当院2例目の**アマンタジン（シンメトレル®）100mg（朝）を処方**。

　2週間後，診察室に入ってくるなり「おはよう！」と挨拶。午後にはまだ眠そうなことがあると聞き，施設天秤法（施設スタッフが向精神薬の量を加減する方法）で昼にも50mgを調節してもらうように処方（朝100mg，昼0〜50mg）。

　その18日後，食欲不振が出現し，さらに3日後に入院となる。もともと腎臓内科医が主治医で，**シンメトレル®の副作用を疑い中止**。2週間が経過して食欲が出てきたとのこと。

　腎臓内科医からの教えとして，そもそも**シンメトレル®は血液透析患者には禁忌**で，ほぼ腎排泄で健常者でも半減期が10時間。

　当患者はCre 1.12mg/dL，eGFR 36.1mL/分/1.73m²（CCrは計測していませんが，おそらくこの数字と同程度もしくは下）なので，**シンメトレル®100〜150mg/日を継続すると蓄積していき，消化器症状が現れた**，中止することによりゆっくり排泄されて食欲が戻った，ということだと思います。

小生はシンメトレル®使用時に，腎機能にはまったく無頓着だったので，今後気をつけていこうと思いました。ちなみに添付文書にも，「高齢者及び腎障害のある患者では投与量の上限を1日100mgとすること」とありました。

・筆者からの返信

　食欲が失われたら，シンメトレル®をいったん中止しましょう。**興奮系薬剤だから食欲が増すだろうと考えないようにしましょう**。そうでなくても，シンメトレル®75mg以上になると合わない患者は散見されます。今回の患者は約1カ月後から食欲が低下しているので，それがシンメトレル®のせいだと気づけない可能性があります。

　ですから，**シンメトレル®は体調が崩れたらとりあえずやめるべき薬**だと覚えておいて下さい。なお，高齢者は血清クレアチニン値が基準域にあっても腎機能が衰えていますので，血清クレアチニン値が正常だからシンメトレル®のせいではない，と決めつけないようにしましょう。

　筆者はこの報告に対し，上記のように注意事項をまとめて2日以内に全国のコウノメソッド実践医に配信しました。コウノメソッドは，従来の医学書にはない方法を開拓しているため，副作用情報がもたらされると，すぐに実践医に伝達し，共有します。このため，コウノメソッドを採用してみたいと考える医師には，できるだけ実践医登録をして情報を得るようにすることを勧めています。

4 認知症患者を歩かせることの危険性

1） "安全サークル"の中で歩行を改善させるコウノメソッド

　外来に車いすでやって来た認知症患者の介護者に筆者が「歩かせましょうか」と確認すると，稀に「困ります」と言われることがあります。

　歩かないまでも，ちょっと目を離したときに患者が立ち上がっていると，ドキッとすることがあるでしょう。そのまま転倒して大腿骨頸部骨折を起こすというパターンになる恐れもあります。

　患者の下肢筋力を増強するメリットとしては，リハビリテーションパンツの交換時だけでも立っていてくれたら，身体介護が減り，介護者は楽になります。デメリットは，物の分別や方向のわからない患者がどんどん歩けるようになったらどうなるか，ということです。

　そこで，コウノメソッドの得意とする抑制系薬剤の使いこなしが役に立ちます。つまり家庭天秤法（**用語一覧参照**）によって，副作用（過鎮静）が歩行を阻害するのを未然に防ぐのです。副作用が足に出る直前の用量で介護者が抑制系薬剤を調整すればよいのです（**図Ⅰ-4-1**）。

　本書でコウノメソッドは歩行障害対策に大きく踏み出しました。そして，陽証の患者のコントロールは，もとからコウノメソッドが得意とするところです。いわば"安全サークル"の中で患者の症状をコントロールできるようになっています。

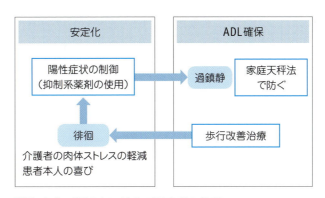

図Ⅰ-4-1　認知症に対する医療者の役割
安全サークルの中で症状をコントロールする。

2) 2方向の歩行改善

患者を歩かせる方法には，**①興奮させることで歩かせる**，**②覚醒させることで歩かせる**，の2種類があると考えて下さい。

①はアマンタジン（シンメトレル®ロケット）が，②はグルタチオン点滴，リバスチグミン（リバスタッチ®パッチ）が担当します。なお，フェルラ酸含有食品とレボドパ・カルビドパ（ドパコール®）には①と②の両面があります。ハイテンションになりうるのです。

フェルラ酸含有食品はサプリメントでありながら，臨床試験のときから認知機能をドネペジルよりも改善させる印象があり，ガーデンアンゼリカが多く配合されたタイプでは，ハイテンションすら起こす患者もいます。

5 医療におけるプロブレム・ファーストとは

1) 副作用の情報が十分に共有されないしくみ

トヨタ自動車がハーバード大学経営大学院の教材として頻繁に取り上げられている理由のひとつは，毎週金曜に行われる管理者会議において，各部署から業績ではなく問題点を先に報告させるという精神が評価されているからだと言います[1]。

これを**プロブレム・ファースト**（問題を先に報告せよ）と呼ぶのだそうですが，この精神が内科系の臨床医には徹底されていない，と筆者は常々思っています。外科系では医師のミスは手術の失敗という形で目に見えますが，内科系においては，時に誤投薬が密室医療の中で行われ，うやむやにされがちです。

まして高齢者，認知症の診療においては，**副作用が老化や病気のせいにされて**被覆されがちです。処方した医師に悪気はなくても，臨床能力の不十分さから気づかれずに終わってしまうことが多々あります。

コウノメソッド実践医制度は，主にドネペジルの副作用を早期に発見し，ドネペジルを減量または中止することができる医師を増やすことを目的に，2008年から始まりました。民間レベルでこのような患者救済体制をつくらなければならない要因のひとつは，医学会が問題点（副作用）について積極的に広報しないからだと筆者は考えています。

多忙のため，薬剤の情報を主に学会と製薬会社からしか得ていない医師

はたくさんいます。また，残念ながら日本では，大学の研究予算を一部製薬会社から受けなければ成り立たない現実があります。そのため学会では新薬の広報はするものの，副作用の大キャンペーンをすることには消極的と言わざるをえません。その結果の一端として，認知症患者の歩行を阻害する処方が放置されるという事態が生じているのではないでしょうか。

認知症患者の歩行障害においては，①**ドネペジルの過剰投与**，②**やみくもなパーキンソン病（PD）治療薬の処方**，③**抗うつ薬の誤用**が，三大問題点となっていると筆者は考えています。

①は，ドパミン-アセチルコリン天秤がよく理解されていないこと，②は，パーキンソニズムをもつ患者の診察が十分にうまくなされていないことや，PD治療薬の氾濫で医師の頭の中が整理不能になっていること，③は，うつ状態の認知症を元気にさせるのは抗うつ薬であるという誤った認識，がそれぞれ背景にあるのでしょう。

長い歴史をもつ神経内科学においても，次々登場する新薬の波に医師たちが飲み込まれ，患者の高齢化も相まって，薬剤の副作用が目立つ処方が増え，さらには画像機器の進歩によって患者の身体所見をとらない医師も増えました。また，長い伝統のある精神科学では，非定型うつ病の急増に際し，大うつ病に対する大量投薬と同様の治療を行って副作用を多発させることがありました。これは，認知症のうつ状態においても同様です。

さらに象徴的な出来事は，レビー小体型認知症（DLB）の患者には個々に幅広いバリエーションがあるにもかかわらず，ドネペジル（アリセプト®）の適応が承認されたことです。添付文書の用法・用量を見てみると，患者の個性にかかわらず5～10mgまで増量することを推奨しているようにも読めます。そもそも鑑別診断のできない医師が少なくない中で，進行性核上性麻痺や「前頭側頭葉変性症に生じている薬剤性パーキンソニズム」にもアリセプト®が処方され始め，歩行障害や興奮性の悪化がさらに顕在化しているように感じられます。

また，初診のPD患者に全カテゴリーのPD治療薬6種を一気に処方するという"医療過誤"が複数の大学病院で起こっていることも筆者は確認しています。なぜなら，その患者が筆者のもとを受診し，こうした状況をつぶさに教えてくれたからです。この患者を最初に救ったのは，PDのことを詳しく知らない救急医だったそうです。もちろん薬を中止しただけです。つまり，医師だったらだれでもおかしいと感じる非常識な処方が漫然と行われているのです。

誤診例を集めた医学書[2]は稀有であり，副作用に関する医学書が少なすぎると思います。筆者は副作用を含めた医療過誤全般について，教科書的

な書物が必要だと考えています。

2) プロブレム・ファーストを医療にも

　本書に認知症の歩行障害をまとめるにあたり，プロブレム・ファーストというトヨタ自動車の危機管理の考えを医療にも導入すべきということを明確に述べておきたいと思います．前述の内容は他科への単なる批判ではなく，超高齢社会において，すべての医師は**臨床の基本に立ち戻るべし**，という筆者の痛切な思いととらえて頂ければ幸いです．

　2016年の春，典型的な皮質性小脳萎縮症の女性が初診したのですが，3つの大病院の神経内科においてPDと誤診されていました．こうした患者が筆者のもとを訪れるたびに，"専門医"とは一体何なのかと強い不安を覚えます．

文献

1) 佐藤智恵：ハーバードでいちばん人気の国・日本――なぜ世界最高の知性はこの国に魅了されるのか．PHP新書，2016．
2) 朝田　隆，編：誤診症例から学ぶ認知症とその他の疾患の鑑別〈精神科臨床エキスパート〉．医学書院，2013．

6 抗酸化系薬剤――3番目の歩行改善薬

　これまで，変性疾患の歩行を改善する薬剤にはアセチルコリン系とドパミン系がありました．

1) アセチルコリン系薬剤

　アルツハイマー型認知症治療薬（本書では以下，中核薬と呼ぶこととする）4成分の中で最も歩行を改善させるのは**リバスチグミン**です．コウノメソッドでリバスチグミンはレビー小体型認知症（DLB）への第一選択となっています．

　ドネペジルのようにパーキンソニズムを悪化させるという経験はほとんどありません．なお，アルツハイマー型認知症などの認知症において，アセチルコリンエステラーゼ阻害薬の投与によって局所脳血流が増加するかどうかを検討した研究をみると，結果にはばらつきがあり，普遍的な事実には行き当たりません．リバスチグミンの場合，多くは脳血流が増加するとされており，最長2年後の調査では，頭頂葉（5～7%），前頭葉（3～5

%）の増加があり，しかし認知機能は低下した[1]としています。

反対に，半年後には脳血流は増加しなかったが，MMSEスコアは改善したという結果を示す研究[2]もあり，まだまだ脳血流検査の客観性は確立したとは言えません。

このような状況下では，集団統計ではなく，フロンタルアタキシアが改善した患者はすべて前頭葉血流が増加していたというような個別の分析を行ったほうが，薬剤が効果を示す理由というものがみえてきそうにも思います。

2) ドパミン系薬剤

そして，もうひとつの歩行改善薬は言うまでもなく**パーキンソン病（PD）治療薬**です。神経内科が長い年月をかけてPDと闘ってきた"武器"とも言える薬剤です。ただしレボドパには長期使用に伴うオン−オフ現象やジスキネジアといった副作用の問題があり，ドパミンアゴニストなどの開発が進められてきました。

患者が高齢化し，PD患者も認知症になり，DLBが増えてきた時代においては，PD治療薬を若い元気なPD患者の治療に使用してきた時代とは異なり，処方技術が難しくなっています。何といっても妄想・幻視という副作用が頻繁にみられるようになりました。

3) 抗酸化系薬剤

上述のアセチルコリン系，ドパミン系の薬剤で患者の歩行を改善させようとすると，前者は興奮して徘徊が悪化，後者は妄想が悪化というパターンに陥ることがあります。そこで，コウノメソッドに新たに加わった武器が**抗酸化系薬剤**です。

およそ20年前，PD患者の脳内にグルタチオンが不足していることが明らかにされ[3]，PD患者の歩行を**グルタチオン点滴**で改善させることが可能になっていました。

筆者はPDだけでなく，DLBや認知症を伴うパーキンソン病，進行性核上性麻痺といったドパミン欠乏系の患者にも当然効果があるだろうと思い試みたところ，予想以上の効果が得られることがわかりました。自験例でおよそ6割の患者が，点滴から15分ほどで歩けるようになるのです（**図I-6-1**）。

グルタチオンとの出会いがなければ，本書は生まれませんでした。次章からは，これらの薬剤の使いこなし方を，複数の症例を交えて伝えていきたいと思います。

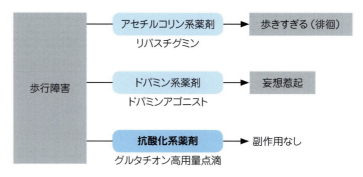

図Ⅰ-6-1 歩行改善のための3系統の薬剤

文献

1) Lipczyńska-Łojkowska W, et al：The effect of rivastigmine on cognitive functions and regional cerebral blood flow in Alzheimer's disease and vascular dementia：follow-up for 2 years. Neurol Neurochir Pol. 2004；38(6)：471-81.
2) Cerci SS et al：Effect of rivastigmine on regional cerebral blood flow in Alzheimer's disease. Adv Ther. 2007；24(3)：611-21.
3) 柳澤厚生：グルタチオン点滴でパーキンソン病を治す．ジー・ビー，2014.

II パーキンソニズム

　歩行障害を扱うとき，パーキンソニズムの理解とパーキンソン病治療薬の使いこなしは，避けて通れない課題です．そして，ドパミン補充によって生じる神経伝達物質間のインバランスをどう整えていくかという高齢社会ならではの壁に当たるのです．

　その状況は複雑ですが，間違いなく言えることは，患者個々の診察から，**テーラーメイドの少量複合処方**をするしかないということです．少しずつ学んでいけば，その後一気に処方の組み立てができるようになります．ガイドラインは具体性に欠けるところもあり，必ずしも実践的ではありません．

　処方の組み立て方の理論を覚えることで，担当患者にぴたりと合った処方ができるようになります．そのために筆者は，病理背景をもとにした診断名の無意味さを説き，患者をキャラクターで分類して，これに直結した薬剤処方を提案しています．

　認知症診療の世界では，病理基盤より，今，患者の身体から表出している**output（症候）**をこつこつと解決していくことを考えればよく，その積み重ねが改善を実現するのです．

1　神経伝達物質と歩行の関係

　まずは**神経伝達物質（neurotransmitter；NTM）**について解説します．薬剤の副作用は，この理論を知っておけば読めてきます．

　日頃から筆者は，一般の方を対象にした講演でも**アセチルコリン**，**ドパミン**，**セロトニン**の3つのNTMは覚えて下さいと伝えています．介護を楽にするのも苦しめるのも患者に投与された薬剤の作用によるからです．

　ドネペジルで歩行が悪化した患者の家族には，なぜドネペジルがいけな

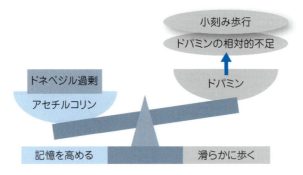

図Ⅱ-1-1　アセチルコリンとドパミンのバランス関係
レビー小体型認知症にドネペジルを5mg処方してしまった場合のイメージ。

かったのかをアセチルコリンとドパミンの天秤の絵（**図Ⅱ-1-1**）を描いて説明しています。最近では筆者が一般向けに著した本を読んで，来院するまでに（初診1カ月待ちの間に），自主的にドネペジルを減らしている家族が増えました。

　幸い，ドネペジル減量で悪性症候群を起こすことはありません。一方，パーキンソン病（PD）治療薬，向精神薬は，減らしたいと思っても急に減らさないよう注意を喚起しています。

　ここでは，歩行に関係のあるアセチルコリンとドパミンの解説をしていきます。

1) 神経伝達物質のインバランスで歩行障害が起こる

　認知症に対する薬物戦略は，アルツハイマー型認知症（ATD）へのアセチルコリン補充から始まりました。アセチルコリンは記憶を担当していると考えて下さい。ドパミンは，PDの病態を考えるとわかるように，歩行に関係します。ここまでは多くの人が理解しています。しかし，**アセチルコリンが歩行の邪魔をしている**ということはあまり知られていません。

　ドネペジルは，中核薬4成分の中で唯一**アセチルコリンだけを賦活する特殊な薬剤**です。ですから若年のATD患者のように，純粋なアセチルコリン欠乏のみの患者なら切れ味よく奏効する，非常に優れた薬剤です。筆者はそれを否定はしません。しかしながら近年は，そうではない患者が増えているのです。

　図Ⅱ-1-1の通り，アセチルコリンとドパミンには天秤関係があるため，ドネペジルを高齢のATD患者に投与すると相対的にドパミンが減って，間接的に薬剤性パーキンソニズムが起こります。高齢ということは，生理的にもドパミンが減ってきている状態なので，極端な治療はNTM間のバランスを崩します。つまりドネペジルは，極端な化合物なのです。冗談め

かして言うならば，信長の時代，すなわち人生50年の時代なら最高の薬だったはずです。そして，ドネペジル3mgの長期維持投与なら，現代の高齢の認知症患者にもよい薬でしょう。

筆者のATD 700例の経験では，**高齢の患者も含めてですから，平均で3.6mgがドネペジルの適量**です。全員に規定の5mgや10mgが合うわけではなく，**レビー小体型認知症なら1.67mg**（5mgの1/3）が適量です。

2) パーキンソン病治療薬の使い方

また，PDの歩行を改善するにあたって，PD治療薬だけで歩行を保持しようとすると，**妄想**という副作用が現れますから，ほかの薬剤も織り交ぜてPD治療薬の節約を心掛けなければなりません。ガイドラインなどでは各種の作用機序があるPD治療薬を組み合わせて対処することが勧められていますが，しょせんはすべてPD治療薬です。

ドパミン系以外の薬剤に代役をさせるのがテクニックです。たとえば，振戦ならアロチノロール（βブロッカー）やクロナゼパム（リボトリール®）で抑えることができます。そして何よりも薬剤性パーキンソニズムの原因となっている薬剤を中止することです。

つまり**「PD＋薬剤性パーキンソニズム」の状態の患者が非常に多くいる**のです。そして，それに気づいていない医師も少なくない現実があります。薬剤の副作用が穏やかだった古きよき時代はもう終わりました。自分の処方する薬剤を盲信せず，毎回患者の歯車現象を調べましょう。

2 薬剤性パーキンソニズムの気づき

1) 薬剤性パーキンソニズムの診かた

薬剤性パーキンソニズムを引き起こす薬剤について整理しましょう。薬剤性パーキンソニズムは**表Ⅱ-2-1**からわかるように，1980年代から増加したようです。これには患者の高齢化とともに，医師の知識不足，診察の省略が影響していると筆者は考えています。

たとえばレビー小体型認知症（DLB）の診断に威力を発揮するMIBG心筋シンチグラフィですが，「DLB」と「DLB＋薬剤性パーキンソニズム」は鑑別できません。医師が診察で気づくしかないのです。気づくことは，毎回の診察時に**肘の歯車現象**を調べることで可能です。

表Ⅱ-2-1　薬剤性パーキンソニズムの頻度

報告者	報告年	調査期間（年）	本態性／薬剤性	倍率*
出水	1971	1964〜69	172／2	86倍
安藤	1979	1970〜79	168／33	5.1倍
内山	1990		100／45	2.2倍
赤嶺	1991	1984〜87	78／40	2.0倍
Morimatsu	1996	1987〜96	220／47	4.7倍

＊薬剤性1名を生じる際の本態性の人数（倍率）。

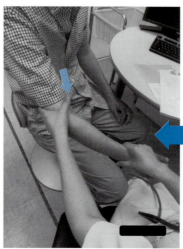
肘関節を他動的に伸ばす。

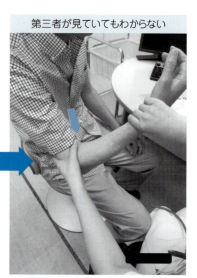
第三者が見ていてもわからない

90°に曲げる。

検者の左手親指に歯車様の抵抗を感じる
→パーキンソニズム

図Ⅱ-2-1　歯車様筋固縮（歯車現象）の調べ方

　肘の筋固縮には**歯車様と鉛管様**があります。医師が左手で患者の右上腕をつかみ，力を抜かせて右手で患者の右前腕をつかんで屈伸させ，そのときに，医師が左手に感じるのが歯車様か鉛管様の抵抗です（**図Ⅱ-2-1**）。

　歯車様筋固縮ならパーキンソン病（PD），DLB，薬剤性パーキンソニズム，鉛管様筋固縮や片側だけの固縮なら脳血管性認知症，正常圧水頭症などが考えられます。

2）錐体外路症状・パーキンソン症候群・パーキンソニズムの関係

　ここで，**錐体外路症状**，**パーキンソン症候群**，**パーキンソニズム**という3つの言葉の違いを確認しておきましょう。神経内科の専門でない医師にはなかなか難解です（**図Ⅱ-2-2**）。

　パーキンソン症候群（**振戦**，**固縮**，**無動**，**姿勢反射障害**）の4項目はPD

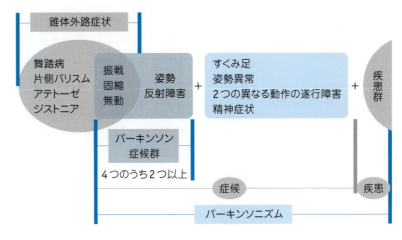

図Ⅱ-2-2　錐体外路症状・パーキンソン症候群・パーキンソニズムの関係

のまさに四大症候のことで，このうち2つが該当すればPDと診断してよいとされます。

このうち，姿勢反射障害を除いて，神経内科医しか診ることのない稀な症候（舞踏病，片側バリスム，アテトーゼ，ジストニア）を加えたものが，錐体外路症状です。ただ，我々かかりつけ医も，抗精神病薬の副作用としてジストニア*と闘わなければならない日が来ます。長年のPD患者に生じる軽いジストニアは筆者もときどき診ることがあります。

パーキンソン症候群にすくみ足，姿勢異常，2つの異なる動作の遂行障害，精神症状といった症候と疾患を足したものが，パーキンソニズムです。

ですから我々は普段，「パーキンソニズム」と言っておけば間違いないでしょう。

*ジストニア：筋肉が不随意に収縮し，身体にねじれ，硬直，痙攣などが生じる運動症。原因は，遺伝子の突然変異，疾患または薬剤で，薬剤性のジストニアでは，まぶたが閉じる，首が曲がる（痙性斜頸），背中が曲がる，しかめ面，口をすぼめる，舌を突き出す，腕や脚がよじれる，などがみられる。制吐薬（メトクロプラミドやプロクロルペラジンなど）や抗精神病薬（クロルプロマジン，フルフェナジン，ハロペリドールなど）でみられる。

3）薬剤性パーキンソニズムとパーキンソン病発病の関係

薬剤性パーキンソニズムを呈したあとにPDを発病するという報告があります[1]。しかしこの報告を読むまでもなく，筆者は勤務医時代に1例を経験し，目が開かれる思いがしました。

スルピリドを投与された高齢の女性が歩行できなくなり，投与していた大学病院の神経内科医が半年間，多くの検査をしていました。当時筆者が連載していた新聞の記事を見て，この患者が筆者の外来へやって来ました。

筆者はスルピリドを中止するよう伝え，「3日経ってもよくならなかったら飲んで下さい」とアマンタジンも処方しておきました。1カ月後この患者は，3日後に歩けるようになって近所の人が驚いていたとわざわざ挨拶に来てくれました。そして5年後，再び来院したときには，PDになっていました。

この1例から，加齢だけで脳は疾患に近づいていて，少しの原因薬物でもパーキンソニズムになるほど，**もともとドパミンが減少している**のだとわかりました。ですから**薬剤性パーキンソニズムを起こした人は，将来PDになる可能性がある**のです。超高齢社会ですから，家族歴にパーキンソン病が見当たらなくても，薬剤性パーキンソニズムを診たらその後の経過に留意しておきましょう。

文献

1) Wilson JA, et al：Review：drug-induced parkinsonism in elderly patients. Age Ageing. 1989；18(3)：208-10.

3 ドパミン阻害薬

表Ⅱ-3-1にドパミン阻害薬を示します。パーキンソン病（PD）の患者には4剤とも投与禁止です。レビー小体型認知症（DLB）の場合は，パーキンソニズムが軽い患者もいるため，コウノメソッドでは3剤は症例を限定して許可しています。

1) 4つのドパミン阻害薬

①スルピリド（ドグマチール®）

スルピリド（ドグマチール®） は，まったく食事が摂れなくなったときに起死回生に奏効するため，高齢者医療においては重要な薬剤です。コウノメソッドでは，薬剤の成分だけで使用・不使用を決めることはしません。パーキンソニズムがある患者にスルピリドなどとんでもない，と頭ごなしに決めてしまうと，高齢者を治す薬はなくなっていきます。ただし1日1錠（50mg）で，**30日以内に中止**することが条件です。

さらに味覚向上のためにポラプレジンク（プロマック®D）75mgを1〜

表Ⅱ-3-1 ドパミン阻害薬

ドパミン阻害薬（強さ順）	パーキンソン病	レビー小体型認知症
スルピリド（ドグマチール®）	×	食欲回復のために50mg×30日以内であれば使用可能
ハロペリドール（セレネース®）	×	幻視・妄想対策に低用量が必要
リスペリドン（リスパダール®）	×	×
ドネペジル（アリセプト®）	×	低用量なら可能だが原則禁止

×：投与禁止

2錠を併用すると，改善率がいっそう上がります（コウノメソッドではこれを**食欲セット**と呼んでいます）。

② ハロペリドール（セレネース®）

ハロペリドール（セレネース®）も同様です。通常，PDやDLBには「常用量は絶対に処方しない」薬剤ですが，1回0.3〜0.5mgなら安全に使いこなせることを筆者は経験の中で見出してきました。

図Ⅱ-3-1は，幻視が出現してきたという介護者からの報告に驚いた施設の嘱託医が，アマンタジンとレボドパ・カルビドパ（ネオドパストン®）を一気に中止したことで歩行ができなくなったDLBです*。悪性症候群を起こさなかっただけよかったのですが，筆者なら，今までの薬剤を危険分散（1回量を減らして投与回数を増やす）して，セレネース®低用量を開始したり，シチコリン注射をしたりします。

＊嘱託医がこのような対応をとった理由のひとつは，主に神経内科の医学書に「妄想・幻視を消す薬剤はパーキンソニズムを起こすため使用しない」といった，無責任とも言える不十分な記載が多いからだと筆者は考えている。

③ リスペリドン（リスパダール®）

リスペリドン（リスパダール®）は，コウノメソッドにおいては，陽性症状の強いピック病に頓用として許可していますが，DLBには禁止としています。妄想を消失させるにはセレネース®のほうが安全です。

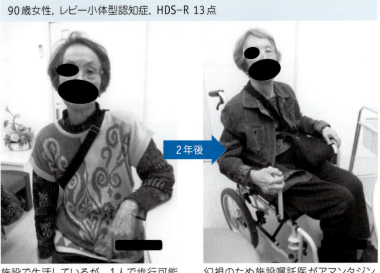

90歳女性，レビー小体型認知症，HDS-R 13点

施設で生活しているが，1人で歩行可能だった。

レミニール® 8mg×2
抑肝散 1包（朝）
アマンタジン 75mg（朝）
加味帰脾湯 3.75g（夕）
スルピリド 50mg（夕）
ネオドパストン® 300mg

幻視のため施設嘱託医がアマンタジン，ネオドパストン®を一度に中止し，歩行できなくなって来院した。

図Ⅱ-3-1 パーキンソン病治療薬の急な中止で歩行できなくなったレビー小体型認知症

最も生理的な妄想の治療は**シチコリン1,000mgの静注**です。これで消失させられれば一番理想的です。

④ ドネペジル（アリセプト®）

ドネペジルもコウノメソッドにおいては，原則としてDLBへの投与は禁止です。DLBの理想的な治療のトライアングルを形成する中核薬はリバスチグミン（リバスタッチ®パッチ）（図Ⅱ-3-2）であって，ドネペジルを使用してしまうとすべてのドパミン阻害薬の副作用を増強することになり，時にコントロールがつかなくなります（図Ⅱ-3-3）。

図Ⅱ-3-4は，ドネペジル1.67mgでも強い体幹傾斜が生じたDLBです。筆者は本例をほかの自著でもしばしば紹介しますが，今はこのような失敗をしなくなったので，昔のこの写真が貴重なのです。

まずは**ドネペジルをやめることで治療がスムーズに動き出します**。認知

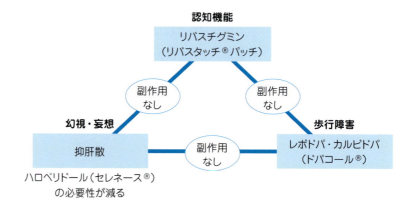

図Ⅱ-3-2 リバスチグミンを中心とした理想的なレビー小体型認知症治療トライアングル

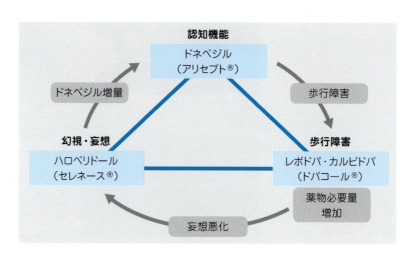

図Ⅱ-3-3 中核薬がドネペジルのみだった時代の負のトライアングル

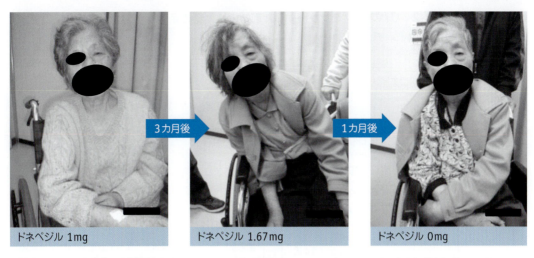

図Ⅱ-3-4 ドネペジル増量でパーキンソニズムが悪化したレビー小体型認知症（規定量の3分の1でも体幹傾斜が生じた例）

症の**歩行障害の治療でまずやるべきことは，ドネペジルを中止すること**です。そうしないと，PD治療薬の必要量が増え，妄想が増え，コントロール不能に追い込まれます。

2) リバスチグミンとドネペジルの差異

　一方，リバスチグミンが発売になってすぐに前頭側頭葉変性症（FTLD）22例に処方したところ，9mgが最も改善者が多く，ドネペジルのように歩行を阻害するどころか歩行が改善した患者が8例（すべてが改善した4例を含む）ありました（**表Ⅱ-3-2**）。

　患者も高齢化が進んでいるため，FTLDでも二次性パーキンソニズムを起こす症例が相次いでいます。PD治療薬を早期から併用しなければならなくなるので，ドネペジルはあらゆる認知症病型について心配の種になります。

　患者はFTLD（半数はピック病）であるだけに，リバスチグミンの使用中に少しでもハイテンションになったら，**パッチの25％程度をハサミで切り落とす**ように家族には伝えています。リバスタッチ®パッチはニトロダーム®TTS®（ニトログリセリン経皮吸収型製剤）などと違い，パッチを切っても問題は起こりません*。

　工藤ら[1]もアルツハイマー型認知症にリバスチグミンを処方し，ADLが改善したことを報告しています（**図Ⅱ-3-5**）[1]。リバスチグミンは**歩行改善作用**が明確な唯一の中核薬です。

　その他の中核薬では，ガランタミンも歩行阻害作用を見たことは記憶にありません。歩行阻害の心配があるのはドネペジルとメマンチンです。

*稀にパッチを切るのを禁じる薬剤師がいるが，筆者およびコウノメソッド実践医によって切っても問題のないことを確認している。

表Ⅱ-3-2 リバスチグミンが奏効した前頭側頭葉変性症 （n=22）

項目	平均値		改善した機能	人数	改善項目の詳細	
年齢	76歳		前頭葉機能	15人	安定，穏やか，集中	4人
HDS-Rスコア	7.7点				覚醒	4人
病型	内訳				元気	2人
	SD	8人			明るさ	2人
	LPC	8人			積極性	1人
	ピック病	5人			夫の世話	1人
	CBD	1人			言葉づかい	1人
奏効した用量	8.2mg		側頭葉機能	4人	記憶	2人
	内訳				語義理解	1人
	4.5mg	6人			時間見当識	1人
	9mg	14人	運動機能	4人	歩行能力	4人
	13.5mg	2人	全般的	4人	すべてが改善した	4人

改善のコツ：①効いたら増量を止める，②ハイテンションになったらパッチを25％程度切り落とす。
SD：意味性認知症，LPC：レビー・ピック複合，CBD：大脳皮質基底核変性症

（名古屋フォレストクリニック，2013年3月7日時点）

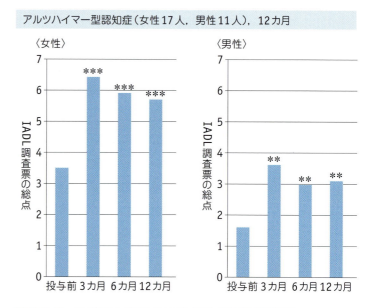

図Ⅱ-3-5 リバスチグミンによるADLの改善（工藤ら）
危険率：*** $p<0.001$，** $p<0.01$ （文献1をもとに作成）

文献

1) 工藤千秋，他：貼付型アルツハイマー型認知症治療薬リバスチグミンパッチの認知機能とADLに及ぼす長期的効果―12か月間の服薬によるMMSEおよびIADLスコアの検討. 老年精神医学雑誌. 2013;24(7):701-4.

4 抗うつ薬

1) 非定型うつ病はプライマリケア医の守備範囲

ノルアドレナリンやセロトニンが不足すれば**うつ病**になります。三環系抗うつ薬や選択的セロトニン再取り込み阻害薬（SSRI）はシナプスにおけるセロトニン濃度を高めて患者を行動的にします。ノルアドレナリンやセロトニンが多すぎると，今度は**不安や躁病**という別の病態になってしまいます。

ガイドラインなどでは，自殺企図などに配慮し十分な量の抗うつ薬を処方することが推奨されているようですが，プライマリケア医のもとを訪れる**非定型うつ病**については，調子がよければ，なるべく薬を間引くよう筆者は指導しています。

その結果，患者はセルトラリン 25mg やスルピリド 100mg 程度の処方で，2カ月以内に改善して来院しなくなることがほとんどです。ですから非定型うつ病は**一過性のもの**ととらえ，一律に精神科に紹介せず内科系の医師が関わってよいものと思います。

2) 精神疾患と認知症の関係

さて，抗うつ薬と認知症の関係については，あまり情報がありません。おそらく精神疾患（大うつ病，統合失調症）と認知症をどちらも得意としている研究者が少ないからだろうと推測します。

筆者は最近，**精神疾患－認知症スペクトラム**の存在を意識する患者と多く遭遇しています。たとえば，ピック病患者の息子が統合失調症であるとか，家族性前頭側頭型認知症（FTDP-17）患者の4人の子どものうち2人が重度の統合失調症，1人は不安障害であるといったケースです。双極性障害患者の娘が多動症だという状況は納得しやすいものの，40歳代のときに大うつ病で1年間入院するほどだった女性が現在ピック病である例などは，偶然の合併なのか，何らかの遺伝子レベルでのリンクがあるのかと考えさせられます。

認知症診療を行っていて最も高い頻度で感じられるのは，**大うつ病とレビー小体型認知症（DLB）の浅くない関係**です。両疾患に共通する人格（パーソナリティ）は，内省的・まじめということでしょう。うつ状態から発症するDLBは少なくなく，精神科を受診する可能性はきわめて高くなります。そのため精神科で抗うつ薬が処方されやすいと言えるでしょう。

コウノメソッドでは，DLBのうつ状態にはなるべくセロトニン補充を最低限にして，アセチルコリン低用量や興奮系薬剤（ニセルゴリン，アマンタジン），覚醒系薬剤（シチコリン静注）を加えます。

DLBで各種の症状がそろってきた時点の患者というのは，**多系統神経伝達物質欠乏**の状態ですから，1系統の薬剤（抗うつ薬）で押し通せば100％失敗します。一般に，疾患の治療というのは，時が経てば薬は増量されていくものと思われますが，違います。筆者はここが**高齢化時代の精神科学の肝になる理論**だと確信しています。

図Ⅱ-4-1を見て下さい。若年の大うつ病患者はセロトニンのみに問題があることが多いので，抗うつ薬のみで改善が見込めるでしょう。しかし高齢者は生理的にもアセチルコリン，ドパミンが低下しており，この2系統も"よい気分"に貢献しているので，これらの補給もうつ状態の緩和に役立つのです。3系統とも低下しているなら，セロトニンだけを賦活してはいけないということがわかると思います。

大事なことは神経伝達物質間のバランスを保持し直すという作業，すなわち，いったんセロトニン賦活を減らし，アセチルコリン，ドパミンの3系統をそろえていくということなのです。アセチルコリンの補充にはリバスチグミン，ドパミンの補充にはレボドパ・カルビドパ（メネシット®）をまず考えましょう。

こうした考え方をすれば，その患者が①大うつ病＋DLBなのか，②DLBのうつ状態なのか迷う必要はなくなりなります。治療方針はひとつなのですから，どちらでもよいのです。しかも病理学的には，DLBという結果が出るだけで，大うつ病が介在したかどうかの結論は永遠にブラックボックスの中です。

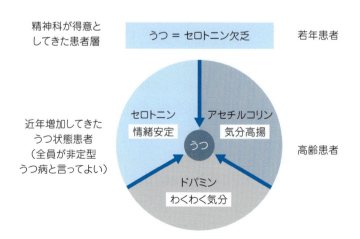

図Ⅱ-4-1 うつ状態を形成する因子における若年者と高齢者の違い

3） アセチルコリンとセロトニン，どちらを先に補充するか

さて，本題に入りますが，歩行障害系のDLBが抗うつ薬の過剰によって歩行を阻害される可能性を筆者は長らく感じてきました．抗うつ薬が歩行を阻害する機序を説明するのは難しいですが，**過剰なセロトニンが神経伝達物質間のバランスを崩した結果**の歩行阻害と考えておくことにしましょう．

アルツハイマー型認知症（ATD）の初期に起こるアパシーや，DLBのうつ状態をうつ病と見誤って抗うつ薬だけを処方すると，認知症患者のADLは低下するということを筆者は経験的に知っています．

セロトニンとアセチルコリンの2系統賦活が必要な患者がいるとします．どちらも処方を受けていない患者の場合，どの順で投薬すべきか．すなわち，アセチルコリンを補うべき人（認知症患者）に，先にセロトニンだけを補うと認知機能が低下し，活動度が低下します．ですから**認知症のうつ状態**には，まず①**興奮系か覚醒系薬剤**，②**アセチルコリン賦活**（リバスチグミン，ドネペジル，ガランタミン），③**セロトニン系**（セルトラリン）の順で補うのが"正攻法"です．抗うつ薬なしで患者を元気にさせるのが理想です．

具体的には，①アマンタジン（シンメトレル®ロケット）かシチコリン静注，②リバスチグミン（リバスタッチ®パッチ），どうしても食欲が回復しないときには，先にスルピリドを試みて，最終的にセルトラリン25mgを用いる，ということになります．

4） 抗うつ薬に頼らないコウノメソッド

DLBの治療において筆者が抗うつ薬を処方する患者は，60人に1人以下です．これだけ少なくて済む理由は，フェルラ酸含有食品やシチコリン静注を併用しているからでもあるでしょう．もっとも，うつ状態でなくアパシーの患者も含まれていることも考えられます．

しかし，**抗うつ薬に頼らないコウノメソッド**においては，うつとアパシーの鑑別さえも不要です．アパシーに抗うつ薬は投与しません．悪化（意識レベルの低下）の可能性もあります．

認知症症状もパーキンソニズムも出現していない時期の，妄想のみの患者であれば，一部は抗うつ薬で元気になる可能性はありますが，平均的なDLB（認知症，幻視，パーキンソニズムがそろっている）なら，間違いなく抗うつ薬単独治療は失敗するでしょう．

そこで，うつ病と認知症の可能性を均等に調べられるよう，**バランス8**というチェックリストを考案しました（**表Ⅱ-4-1**）．該当する項目が多い

表Ⅱ-4-1 バランス8

うつ病を疑う質問	認知症を疑う質問
●若い頃,うつ病でなかったか ●親戚にうつ病患者や自殺者はいないか ●何をやっても面白くないか ●寝られるか ●頭痛はないか ●食欲はあるか ●朝の調子は悪くないか ●ひどい便秘ではないか	●頭部打撲,脳卒中,せん妄の既往はないか(HDS-Rを行う) ●迷子になったこと・万引きしたことはないか ●怒りっぽくなったか ●仕事や家事のミスはないか ●幻覚や妄想はないか ●トイレは間に合うか,夜間頻尿はないか ●自分の記憶に問題はないと思うか(病識がないほうが認知症)

うつ病と認知症を均等にチェックする質問項目。うつ病と認知症の可能性を五分五分で考えながら各8項目の質問をすれば,誤診を減らすことができる。

表Ⅱ-4-2 抗うつ薬の種類

コウノメソッドでの使用許可薬:**色文字**のみ,処方禁止薬:☐(アミかけ)

カテゴリー	一般名(主な商品名)
三環系	アモキサピン(アモキサン®),ノルトリプチリン(ノリトレン®),アミトリプチリン(トリプタノール®),トリミプラミン(スルモンチール®),イミプラミン(トフラニール®,イミドール®),クロミプラミン(アナフラニール®),ドスレピン(プロチアデン®),ロフェプラミン(アンプリット®)
四環系	マプロチリン(ルジオミール®),セチプチリン(テシプール®),ミアンセリン(テトラミド®)
SSRI	フルボキサミン(デプロメール®,ルボックス®),**パロキセチン(パキシル®),セルトラリン(ジェイゾロフト®)**
SNRI	ミルナシプラン(トレドミン®),**デュロキセチン(サインバルタ®)**
NaSSA	ミルタザピン(レメロン®,リフレックス®)
その他	**スルピリド(ドグマチール®)**

パロキセチン(パキシル®):非定型うつ病の第二選択として使用。
セルトラリン(ジェイゾロフト®):レビー小体型認知症などで食欲を低下させるほどのうつ状態のときに使用。
デュロキセチン(サインバルタ®):心因性腰痛に対して使用。
スルピリド(ドグマチール®):食欲セットとして使用。
SSRI:選択的セロトニン再取り込み阻害薬,SNRI:セロトニン・ノルアドレナリン再取り込み阻害薬,NaSSA:ノルアドレナリン・セロトニン作動性抗うつ薬

ほうが真の疾患です。

　ただし,うつ状態だけの時期のDLBをDLBと気づくのは至難の業です。ですから,抗うつ薬で改善しない場合は,**「抗うつ薬を増やそう」ではなく,「別系統の薬で元気にさせよう」**という発想をもって柔軟に対応していきましょう。若年の患者ばかりだった時代の治療法のままでは,高齢患者が多い今の時代にはマッチしないのです。

　なお,コウノメソッドにおいて使用を許可している抗うつ薬は,セルトラリン(ジェイゾロフト®),パロキセチン(パキシル®)のみで,あとは心因性腰痛に対してデュロキセチン(サインバルタ®),食欲セットとしてスル

ピリド（ドグマチール®，50mg/日で30日以内に限定）のみとなります（**表Ⅱ-4-2**）。これ以外の抗うつ薬を使用せずとも，患者は元気になります。

5 パーキンソン病のアセチルコリン過剰仮説

1) アセチルコリンの過剰によるパーキンソン病

ドネペジルが，パーキンソニズムをもつ患者になぜいけないかという説明をもう少し続けましょう。

一般的には，パーキンソン病（PD）の発病原因はドパミン欠乏で説明されているのですが，実は**アセチルコリン過剰仮説**というものもあるのです。それを裏づける事実として，若年のPD患者に抗コリン薬［トリヘキシフェニジル（アーテン®）］を服用させると，症状が非常に改善することが挙げられます。また，水野美邦先生は，「朝2mgだけでも1日中効いてくれるから手放せない」と述べています[1]。高齢患者が増えて認知症が問題化した現在では，抗コリン薬が悪者のように扱われることがありますが，今でもPDの大事な治療手段のひとつなのです（**図Ⅱ-5-1**）。

神経伝達物質（NTM）の絶対量だけでなく，NTM間のバランスの崩れだけでもPDを発病する可能性があります。ドパミン欠乏がなくてもアセチルコリン過剰だと発病しうるわけですから，高齢のPD患者にもアセチルコリン過剰タイプの患者がいるかもしれません。**患者の薬剤反応性に差があるのは，"NTM絶対不足タイプ"とか"NTMインバランスタイプ"といったタイプがあるためではないか**と筆者は推測しています（**図Ⅱ-5-2**）[2]。

いずれにしても，若年の患者には抗コリン薬がマッチし，高齢者のような副作用の心配はあまりないのです。それならば，アセチルコリン過剰タイプのPDは認知症にならないのかというと，それはわかりません。アセチルコリンが線条体で局所的に過剰なだけでバランスを崩せるので，その過剰分が記憶に有効に使われているとは限りません。

表Ⅱ-5-1[3]に示すように，アセチルコリンの過剰はパーキンソン症候群を起こしてしまうのですが，一般医はそうした教育を受けていないか，習っても忘れているのかもしれません。ただ，アーテン®を多用していた時代を知っている年配の神経内科医ならしっかりわかっていると思います。

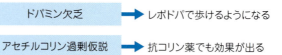

図Ⅱ-5-1 パーキンソン病の発病理由

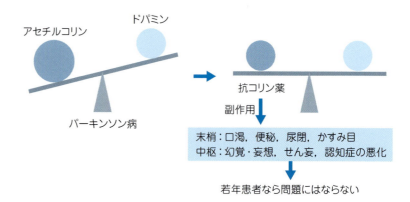

図Ⅱ-5-2 パーキンソン病におけるドパミンとアセチルコリンの不均等仮説
（文献2を参考に作成）

表Ⅱ-5-1 神経伝達物質の過剰・欠乏で起こる疾患

伝達物質	神経末端からの放出が多すぎる	神経末端からの放出が少なすぎる
ドパミン	統合失調症	パーキンソン病
ノルアドレナリン ドパミン セロトニン	不安・躁病	うつ病
アセチルコリン	パーキンソン症候群	アルツハイマー型認知症

パーキンソン病の病因のひとつは、要するに線条体でアセチルコリンが過剰になっていることである。パーキンソン病の治療には古くからアトロピン、スコポラミンが使われ、初期にはよく効く。
（文献3を参考に作成）

2) ドネペジルの適切な使い方

　しかしながら、ドネペジルの登場以来、パーキンソニズムがあってもアセチルコリンとは関係がないかのような風潮がみられるようになったように筆者には感じられます。2014年にはレビー小体型認知症（DLB）にアリセプト®の適応が認められましたが、これは間違ったことだと筆者は考えています。アリセプト®はよい薬ですが、いかなるDLB患者にも一律に5mg以上の処方を要求するような規定は、臨床の実際を考慮したものとは言えないと思うのです*。規定用量が5mg以上に設定されたために、

*そのため、2008年から公募を開始したコウノメソッド実践医の加入条件の第一は「ドネペジルの少量投与をする準備がある」としている。

認知症診療は非常な混乱をきたしてきました*。

認知症診療の世界では，歩行障害などの病状の悪化は，すべて疾患の進行と理解されてしまい，薬剤の副作用が被覆される傾向があります。しかし，こうした誤った判断のもとに，さらにドネペジルの用量を10mgまで引き上げるという行為が漫然と行われている現状は，もっと広く知られなければならないと筆者は考えます。

すなわち，病状の進行と副作用の区別について，医師への知識普及が急務ですが，これは実際には簡単なことです。患者の歯車現象をきちんと調べればよいのです。

病状がどうであれ，歯車現象が強ければ，ドパミン阻害薬であるドネペジルは減量が絶対です。朝1回投与を半錠2回投与にするだけで，副作用は和らぐはずです。コウノメソッドではこれを危険分散と言います。

*このため筆者らは「抗認知症薬の適正処方を実現する会」（代表・長尾和宏）を起ち上げ，注意を喚起している。2016年6月1日には厚生労働省より，少量処方を認める「事務連絡」が発出されたが，臨床現場へのさらなる周知が必要と考え，引き続き注意喚起をしていく。

3) 中核薬の増量規定と副作用

図Ⅱ-5-3に，中核薬4成分の増量規定とデメリット（副作用の強さ）をまとめました*。ドネペジルは4成分中最も強い歩行障害性と興奮性をもった薬であり，唯一のメリットは傾眠を起こさないという点です。

表Ⅱ-5-2には，前医の処方しているドネペジルを継続するか中止するかの判断に参考にすべき4項目を掲げました。ドネペジルは，中核薬4成分の中で"最良の薬"かもしれません。しかし用量を微調整できない環境にあっては，"最悪の薬"になっている例がしばしば見受けられます。

また一方で，ドネペジルをリバスチグミンに切り替えると「記憶が落ちてきたからドネペジルに戻してほしい」と言われることも年に2例ほど経験します。ただしこれは，筆者がリバスチグミンの用量設定を誤った可能

*図Ⅱ-5-3は，4成分ともに1,000例以上に処方したからこそ作成できた大切なまとめ図である。

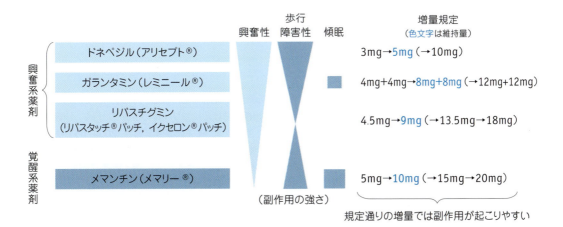

図Ⅱ-5-3　中核薬の増量規定と副作用

表Ⅱ-5-2　ドネペジル継続の判断ポイント

- ☐ 易怒なし
- ☐ 幻視・妄想なし
- ☐ 歯車様筋固縮なし
- ☐ 食欲あり

左記の4点をチェックし，1項目でもチェックがつかない項目があるなら，ドネペジルアウト（継続は難しい）と考える。

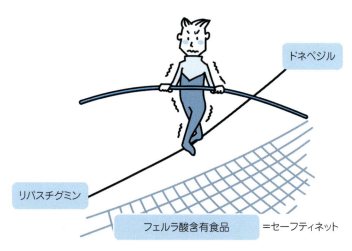

図Ⅱ-5-4　フェルラ酸含有食品の役割
ドネペジルから別の中核薬に切り替える際の下支えとなるのがフェルラ酸含有食品である。

性もあると思われます。リバスチグミンがアセチルコリンエステラーゼ阻害薬の二番手，三番手の薬である場合は，4.5mgの期間を10日程度にして，**すぐに9mgに引き上げないと，前薬に対して力価負けをする**のです。

　このように，中核薬の切り替えにはリスクを伴います。そんなときサプリメントのフェルラ酸含有食品を併用しておくと，記憶の低下に対するセーフティネットとなり安心です（図Ⅱ-5-4）。

文献

1) 水野美邦：パーキンソン病の診かた，治療の進めかた．中外医学社，2012．
2) 大熊泰之：パーキンソン病治療における抗コリン薬の位置づけは？ いきなり名医！ パーキンソン病Q & A. 服部信孝，編．日本医事新報社，2009, p57-60．
3) 生田　哲：脳と心を支配する物質―心を元気にもし病気にもする物質の正体と，それをコントロールするための知恵とは!? サイエンス・アイ新書，2011．

コラム

ガランタミン，リバスチグミンで出現した謎の嘔吐は内科合併症が原因だった

　ドネペジルによって起こる胃腸障害は**軟便**が比較的多い一方，ガランタミンで最も現れやすいのは**吐き気**です。服薬に際して最も手強い副作用とも言えます。そのため筆者は，ガランタミンの開始時には必ず**ドンペリドン（ナウゼリン®）10 mgを5日ほど併用**します。

　以下に，胃がんによる吐き気が出ていたために，医師（筆者）が惑わされたケースを紹介しましょう。

　76歳女性。不思議な経過をたどった症例です。診断は意味性認知症であり，アセチルコリン欠乏病ではないことから，ドネペジルの処方はありえませんでした。そこで，ガランタミン（レミニール®）4 mg＋4 mgを開始したところ，尿失禁が週1回程度に減り，草むしりを自らするようになったとのことで，夫は喜び，レミニール®を8 mg＋8 mgに増量することを望まれました。

　3カ月後の受診時，1回嘔吐したとのことで制吐薬を1日2回に増やしてほしいと要望がありました。レミニール®の副作用と考え，継続は難しいと判断してリバスチグミン（リバスタッチ®パッチ）に切り替えました。

　ところが，リバスタッチ®パッチでも吐き気が生じたため，夫の判断でいったんリバスタッチ®パッチもやめたとのことでした。筆者は「そんなことがあるのかな」と思っていたところ，他院での内視鏡検査で胃がんが見つかったと報告がありました。吐き気や嘔吐の原因は胃がんだったのです。おそらく便潜血検査でも陽性になったでしょうが，胃内視鏡検査をしてくれた医師には感謝したいです。

　嘔吐の原因は中核薬の副作用ではなかったためリバスタッチ®パッチを継続することにしましたが，9 mgでかぶれが出現したため，4.5 mgに落として手術を待つことになりました。

6 パーキンソニズムで何を考えるか

　パーキンソニズムのある患者を診察したとき，何を考えればよいでしょうか．疾患名の引き出しに「パーキンソン病（PD）」「薬剤性パーキンソニズム」しか入っていないのでは困ります．

　パーキンソニズムをみたら，まずは，①PDを含む神経変性による**PD関連疾患**，②何らかの原因に続発する**二次性パーキンソニズム**（振戦は少ない）の2系統を想起しましょう．

1）パーキンソン病を含む神経変性によるパーキンソン病関連疾患

　この系統には，**進行性核上性麻痺（PSP）**，**大脳皮質基底核変性症（CBD）**，**多系統萎縮症（MSA）** があります．進行の速さは，PDが緩徐な一方，PD関連疾患は速いです．PD治療薬への反応性は，PDで良好，PD関連疾患で不良と言えます．反応しても数カ月で，筆者の経験として，たとえば58歳のMSA患者がレボドパ・カルビドパ（ドパコール®）50mg×3の服用によって歩行器なしで歩けるようになった経験がありますが，わずか3カ月しかもちませんでした．

　初期のPDは，約6年の経過観察中に約8％で診断変更がなされるとされます[1]．しかし筆者のクリニックを訪れる患者をみていると，誤診の頻度はもう少し高いのではないかと思わされます．6年の経過観察期間があるなら，筆者の感覚では少なく見積もっても15％は診断変更になるように感じます．現に，PDの剖検脳で24％がほかの疾患だったとする報告もあります[2]．

　これは，PDが有名な疾患になりすぎたためでもあるのでしょう．米国やカナダの医師が認知症のほとんどをアルツハイマー型認知症だと思っていることと同じです．しかし，誤診のためにその患者にマッチしない治療が行われるとしたら問題です．筆者は，患者を一生診ていくプライマリケア医には，東洋医学的な視点（対症療法）での処方を勧めます．西洋医学の最先端をいくかのような北米の医療こそが東洋医学を見習うべきだと思うのです．

2）何らかの原因に続発する二次性パーキンソニズム

　この系統には，**薬剤性パーキンソニズム**，**脳血管性パーキンソニズム**があります．

　薬剤性パーキンソニズムを起こす薬剤として，抗精神病薬，炭酸リチウ

ム，バルプロ酸，スルピリドに加え，ドネペジルが挙げられます．薬剤性パーキンソニズムに対しては，言うまでもなく原因薬剤の中止が原則ですが，ドネペジルを中止しない医師は非常に多いので，本書では特にドネペジルについて繰り返し注意を喚起したいと思います．

なお，薬剤性パーキンソニズムが原因薬剤の中止によっても100%回復しない場合は，アマンタジン，抗コリン薬が試されますが，いずれも効果は不十分であるとされます．

脳血管性パーキンソニズムは，lower body parkinsonismと呼ばれるように，PDと異なり**下肢に症状を呈する**ことが多いです．つまりワイドベース，すくみ足，すり足です．血管病変がパーキンソニズムを生じさせる部位としては，**両側基底核，深部の白質**です．CBDも歩行障害を起こすのでこの点は理解しやすいですが，**CBDは上半身の異常から起こる**という点で異なります．

3）パーキンソン病＋薬剤性パーキンソニズムの気づき

初診患者を診ていると，一部の神経内科での処方により，場合によっては悪化したとさえ思えるレビー小体型認知症（DLB）に遭遇します．進行性疾患ですから，時間の経過に伴って悪化していくのはやむをえないにしても，誤った処方によって症状を悪化させることは避けなければなりません．

まず大事なことは，パーキンソニズムを示している患者を診たとき，その症状には**薬剤性パーキンソニズムが上乗せされている可能性はないだろうか**と考える発想が必要だということです．

たとえばPDやDLBの患者にドネペジルが処方されているときがそうです*．

スルピリドやチアプリドがパーキンソニズムを起こす可能性があることを知らない神経内科医はいないと思いますが，ドネペジルでも起こる患者がいる事実は，あまり知られていない印象です．

前二者は多くの医学書にその副作用が記載され，しっかり"悪者扱い"されているのに対し，ドネペジルにはそうした記述が見受けられないことも要因のひとつでしょう．しかし臨床医は患者の身体から，それに気づく必要があります．つまり，薬剤性パーキンソニズムにはPD治療薬が効きにくいということです．先にも述べた通り，この薬害を治すには，原因薬剤を中止することです．

神経内科では，もちろんDLBという病気は知られていますが，しばしばDLBをPDと診断しがちです*．PDとDLBは確かに病理学的に連続性のある一群ですが，決定的に違うのは，**PDには薬剤過敏性がない**とい

*歯車現象を確認しない医師がいるという残念な事実は，家族の証言としてしばしば聞かれる．

*ここでいったんドネペジルを大幅に減量すれば問題は起こらないが，筆者は神経内科で薬剤が減量されたという話を聞いたことがない．

うことです。ですからPD治療薬を増量していっても，患者が本当にPDならあまり弊害はなかったのです。

PD，認知症を伴うパーキンソン病（PDD），DLBは確かに同じレビースペクトラムの中に存在し，初診時にPDなら最期までPDなのだという考えもあるのでしょう。しかし典型的なDLBの症状がそろっている患者なら，今やDLBであると認識したほうがよいと思います。もっとも，PDとDLBにまったく同じ処方をするなら，詳細な鑑別診断は不要なのかもしれません。しかし，その考え方では患者は必ず悪い方向に向かうはずです。

DLBがやっかいなのは，脳内で**アセチルコリンも減少している**という点です。そのことを報告した論文は広く知られていて，よくドネペジルが処方されています。ドネペジルによって足が前へ出なくなると，その理由がわからず次のPD治療薬が足されます。しかしながら，認知症は老年医学の範疇ですから，処方用量は，あるときは減らしてバランスをとったほうがうまくいくのです。

創薬においては，（神経伝達物質間の）バランスは考慮されていません。**臨床医は，薬剤反応性や生体反応の観察に基づいて処方量を加減する必要がある**のです。まして個人差の大きい高齢者に対してガイドライン通りの用量を漫然と処方してはなりません。

PD治療薬が増えると，患者はDLBですから妄想，幻覚が出現してきます。家族がそれらの症状に困っていると話しても，一部の神経内科医は「そういう病気ですから」と説明したり，「薬をやめたら歩けなくなりますよ」と脅すような説明をしたりすることがあるようです。こうした発言があったことは，患者家族からしばしば耳にするものですが，医師は自分の無知を患者や病気のせいにしてはならないと筆者は常々思うのです。

もちろん筆者には，きちんとした診療をされている神経内科医が大半であることもわかっています。にもかかわらずこのような批判をすることをお許し頂きたいと思います。なぜなら，こわごわ処方しているプライマリケア医に比べて，専門医は処方のしかたがより大胆であるために，高度な副作用を出しているのは，筆者のみるところ，必ずと言っていいほど専門医だからです。

4）副作用を出さないための用量と微調整

コウノメソッドでは，レボドパ・カルビドパ（メネシット®）もドネペジル（アリセプト®）も，慎重に低用量で開始します。**DLBが顕著に改善する用量は経験上，ドネペジルで1.67mg**です。

リバスチグミンは単独でも歩行改善作用が見込めるため，PD治療薬を

減量できる可能性があります。ドネペジルがDLB患者を歩けなくするのとはまったく対照的な作用です。厚生労働省は，同じカテゴリーの薬であるとしてドネペジルとリバスチグミンの併用を認めていませんが，DLB患者に処方してみると，まったく別次元の薬剤であることがわかります。

もっとも，リバスチグミンとて夢の薬ではありません。用量が18mgになると，歩きにくい，吐き気がするという患者も稀に出てきます。反対に，ドネペジル1.67mgでとてもよいという患者ももちろんいます。患者個々に対して用量を微調整すれば，**いかなる薬も良薬になりうる**という好例でしょう。

ドネペジルは認知症の母親を救おうと，日本の研究者・杉本八郎氏が必死で発見した化合物であり，このような基礎研究者の努力を患者の幸福に結びつけるのが臨床医ですから，我々は副作用を出さない努力，効果を高める工夫をもっとしなければなりません。

文献

1) Jankovic J, et al：The evolution of diagnosis in early Parkinson disease. Parkinson Study Group. Arch Neurol. 2000；57(3)：369-72.
2) Hughes AJ, et al：Accuracy of clinical diagnosis of idiopathic Parkinson's disease：a clinico-pathological study of 100 cases. J Neurol Neurosurg Psychiatry. 1992；55(3)：181-4.

7 パーキンソン病とは

James Parkinson（英国）が"An Essay on Shaking Palsy"という論文を発表したときから，パーキンソン病（PD）が世に知られるようになりました。題名からわかるように，振戦がPDの症候の代名詞です。

PDは，神経変性疾患のうち，アルツハイマー型認知症（ATD）についで頻度が高いものです。有病率は，65～69歳で0.5～1％，80歳以上で1～3％とされています[1, 2]。家族性PDは全体の約10％で，重要な発病因子は加齢ですから＊，動作の遅い高齢者の中には少なからずPDがいるとの認識が必要になっています[4]。つまり，**高齢者医療に携わる医師にとって，PDは避けて通れない疾患**となっているのです＊。

運動症状を生じる以前から，抑うつ，睡眠障害，幻視，高度な便秘，嗅覚低下，REM睡眠行動障害があったかどうかが，発病時期の推定に役立ちます。

＊1980年から12年ごとに行われている鳥取県米子市の調査[3]では，加速度的に進行する高齢化の影響を受けてパーキンソン病患者の急増が予想されている。

＊筆者は，パーキンソン病を見つけたら神経内科に一律に紹介するのではなく，プライマリケア医自身が診ることを提案したい。その理由は本書でご理解頂けるものと考える。

2014年にドネペジル（アリセプト®）がレビー小体型認知症（DLB）への適応を認められたことを契機に，急速にDLBの知識が広まり，幻視と言えばDLBと即断されることが増えています。**しかし，PDには元来幻視が先行しうる**のです。

適応症の拡大が，このように誤診を助長することもあります。リバスチグミンなら問題はなかったのですが，歩行障害系の患者にドネペジルが投与されると弊害が多いことは，前述の通りです。

PDは，高齢になる前の年齢層で発病し，認知症はなく，大脳萎縮がないことが基本です。**筋固縮，振戦，姿勢反射障害，無動**が四徴候ですが，この四徴候がすべてそろった患者が典型例かと言えばそうでもありません。

症状の左右差もPDの代名詞です。病初期には80％以上の患者に左右差があります。

振戦はPDの最もわかりやすい症状で，初発症状としても約70％の患者に存在すると言われますが，全経過を通してまったくみられない患者も約25％いる[5]ことは，鑑別診断上少しやっかいです。

動作中は振戦が軽減し，本態性振戦や老人性振戦が動作時に強く発現することとは対照的です。**丸薬丸め様振戦（pill-rolling tremor）** がみられるなら，ほぼPDと言えるほど特徴的です。体表から観察できない場合にも，「身体の中で震えているような気がする」と患者は感じています。

PDは当初，認知症にならないとされていましたが，最近では約3割がいずれ認知症になると言われ，**認知症を伴うパーキンソン病（PDD）** と呼ばれます。この背景には，患者が長生するようになったことが挙げられます。もしJames Parkinsonの時代と同様にレボドパがなかったとしたら，PD患者はやはり認知症になる前に死亡するので，「認知症にならない疾患である」として間違いではないのでしょう。しかしながら，2008年のHelyら[6]の論文に，**PDの認知症化はinevitability（避けがたいこと）** と書かれてあるのはさすがにショッキングです。

認知症専門医の筆者やコウノメソッド実践医が，なぜ今，神経内科学の本丸とも言えるPDと対峙しなければならなくなったのでしょうか。

その理由は，やはり患者の高齢化にあります。PDは，旧来の純粋な運動障害を呈する疾患概念から大きく様変わりし，精神症状をはじめとした様々な非運動症状が，運動症状以前からみられることが知られるようになりました[7]。そういう患者が増えたからこそ気づかれたのでしょう。この指摘は，従来の神経内科学教育ではパーキンソン病を網羅的に理解するのに物足りない可能性があることを示しているように思います。

こうした状況の中で，筆者はプライマリケア医の神経内科領域への進出

は社会の要請であると認識しています。そして，**歩行を保ちながら妄想も消失させる方法**をコウノメソッドとして発信しています。

脳血管性パーキンソニズム，薬剤性パーキンソニズム，進行性核上性麻痺（PSP）など，PDに類似した疾患は多くありますが，これぞPDという患者は以下に紹介するようなケースです。ここでは，丸薬丸め様振戦，グルタチオン点滴の奏効というPDに特徴的な所見を示した症例と，無動，姿勢反射障害という2つの特徴的な所見について，またPDの画像所見，PDにおける認知機能障害について紹介します。

1) 丸薬丸め様振戦 (pill-rolling tremor)

図Ⅱ-7-1は65歳女性の症例です。左上肢のみに振戦がみられPDと診断されてから，自分の意思で動きを止められることもあって，約5年間服薬なしで我慢してきたそうです。一見普通に歩いているように見えましたが，アームスイングは少なく，左手に強い振戦がある状態で診察室に入室してきたので，すぐにPDとわかりました。左肘に軽い歯車様筋固縮があります。

改訂長谷川式スケール (HDS-R) は28点で，寝言，幻視，レストレスレッグス症候群，構音障害，薬剤過敏はありません。声は小さいとは思いませんでしたが，昔よりは小さくなったとのことでした。

65歳女性，パーキンソン病，HDS-R 28点

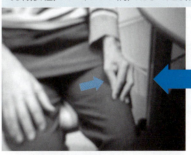
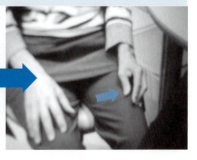
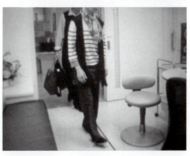

歩行・姿勢異常はなく，ただ左手に激しい振戦がみられる。アームスイングは減少している。

図Ⅱ-7-1　パーキンソン病にしかみられない丸薬丸め様振戦

たまたま近所にグルタチオンを扱っている開業医院があったので800mgを点滴してもらったことがあるそうですが、振戦は治まらなかったようです。当院で2,600mgを点滴すると、15分ほどで振戦が減少しました。

60歳で発病した本例こそが、ほかのPD関連疾患とはまったく異なるPDです。左手には、親指と人差し指で丸薬を丸めるような動きをする**丸薬丸め様振戦**がみられ、5年経過しても左手のみに出現しています。このタイプの振戦と**左右差**はPDならではのものです。本態性振戦では左右差がありません。

なお、アプロウズサイン（applause sign）*は陰性でした。また、振戦のある（特に女性）患者なら、甲状腺機能亢進がないか血液検査で調べる必要があります。甲状腺が腫れているとは限らず、心拍数は速いのが特徴です。

本例は前医からレボドパ・ベンセラジド（マドパー®）とセレギリン（エフピー®）を処方されて3カ月が経過していました。改善していないとのことなので、エフピー®を徐々に中止方向とし、マドパー®を**レボドパ・カルビドパ（ドパコール®）**25mg×3に切り替え、**アロチノロール**5mg錠の半分（2.5mg）×2を開始し、**グルタチオン点滴**を10日ごとに行うことにしました。

ただ、本例は姿勢が後方に倒れる感じがあり、PD治療薬が奏効していないことから、**パーキンソンタイプの進行性核上性麻痺（PSP-P）**の可能性がゼロではありません。ただし、仮にPSPであるとしても、コウノメソッドの薬剤選択は誤った処方にならないよう設計されています。

2）グルタチオン点滴の奏効

グルタチオンの高用量点滴は、もともとPDに対する治療法でした。それを筆者はほかの変性疾患に応用し、シチコリンなどを配合したカクテル点滴として進化させ、改善率を上げています。

グルタチオンは、もともと体内に存在する生理活性物質であり、歩行を改善する理由のひとつとして抗酸化作用が挙げられています。何十年使っても副作用を生じないため（ごく一部にインスリン自己免疫症候群を起こすものの、回復可能）、グルタチオンを併用することでPD治療薬を減量することができます。ぜひ多くの医師に行って頂きたい治療法です。

自費診療となりますが、保険診療日以外に行えば法的な問題は生じません。市立病院でも行っている施設があります。

図II-7-2は典型的なPDの患者です。側弯症のため体幹が右側に傾斜

---

*アプロウズサイン（applause sign, 拍手徴候）：素早く3回拍手させると4回以上たたいてしまう現象。大脳皮質基底核変性症、進行性核上性麻痺、多系統萎縮症で陽性となり、パーキンソン病、認知症を伴うパーキンソン病では起こらないとされる。筆者はこの徴候を前頭葉症状（余計な動きを制御できない）のひとつと考えている。

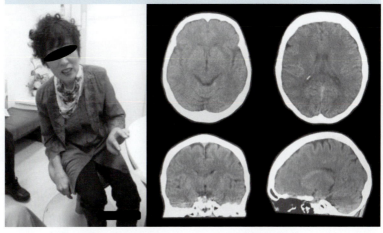

62歳女性，パーキンソン病，HDS-R 27.5点

側弯症もあるため右側への傾斜が強い。59歳で難病認定を受けている。薬剤で幻視が誘発された。歯車現象あり。左手に振戦がみられる。

図Ⅱ-7-2　パーキンソン病のCT所見

していますが，これはPDの特徴ではありません。CTで**脳萎縮が認められない**ことを覚えておいて下さい。DLBでは前頭葉が萎縮している患者がみられます。

　本例は59歳で発病し，振戦は左手だけにあり，右手は指が丸まっています。認知機能は高いので（アセチルコリンは欠乏していないので），リバスチグミンは使用せず，グルタチオン点滴を継続しています。

　図Ⅱ-7-3の男性は，他院でPD治療薬を処方されていますが，グルタチオン点滴を希望して初診されました。点滴直後には丸まっていた指が伸びて，速く歩くことができました。その後，本例は5日ごとに遠方から点滴のために来院しており，その効果に大変喜んでいます。今後は，PD治療薬が減量できないかを試みていきます。医師の仕事は，PD治療薬の調整と節約です。そのために抗酸化療法を適応します。

　表Ⅱ-7-1[8]は，PDの歩行障害の特徴を示したものです。DLBと異なるのは，片側優位の振戦，薬剤過敏性は目立たないこと，足は閉じていることです。最初の一歩が出にくいDLBもあまりいません。その患者がPD治療薬に反応しないなら，PSP-PAGF（pure akinesia with gait freezing）を考えたほうがよいでしょう。

　図Ⅱ-7-4は，発病から10年の高齢PD患者です。PD治療薬は奏効するのですが，薬の効果が切れるとまったく動けなくなります。脳萎縮は軽く幻視もありません。片側優位の典型的な丸薬丸め様振戦がみられ，まさしくPD患者でした。

　処方は，マドパー®が起床時1錠＋昼1錠＋夕1錠＋就寝前半錠，ロピ

61歳男性，パーキンソン病（罹病10年）

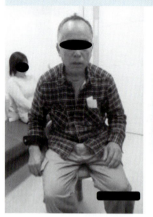
←腕が固まっている。

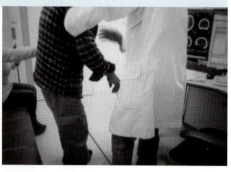
↑Uターンできない。

15分後

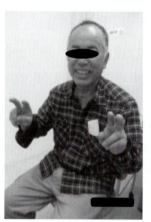
←顔に表情が出た。

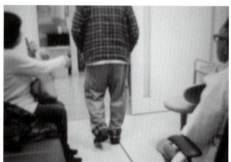
↑普通に歩行できる。
〈点滴〉グルタチオン2,400mg

図Ⅱ-7-3 パーキンソン病に奏効するグルタチオン点滴

ニロール（レキップ®）1mg×3などとなっていました。就寝前にはジアゼパム（セルシン®）が処方されており，ケアマネジャーがこの処方では患者はよくならないと判断して，筆者に紹介してきたのです。

　グルタチオンを単独で点滴したところ，15分後には目がしっかり開いて，1人で歩くことができました。しかしその様子には，典型的な小刻み歩行，アームスイングの消失がみられます。PD治療薬を服用すれば，1時間程度はこのように歩けるとのことですが，本人に尋ねると「内服薬より点滴のほうが気持ちよく歩ける」とのことで，定期的にグルタチオン点滴を行うことになりました。

　筆者からの処方としては，ドパコール®50mg，アマンタジン（シンメトレル®）75mgを10時と15時に挟むようにしました。フェルラ酸含有食品（強）×2本も推奨としました。

表Ⅱ-7-1　パーキンソン病の歩行障害

	歩行障害の特徴
1	前屈姿勢（fore-bent posture）
2	第一歩が出にくい（start hesitation）
3	すり足歩行（shuffling gait）
4	小刻み歩行（senile gait）
5	アームスイングの消失（腕の振りが乏しい）
6	加速歩行（festinating gait）
7	前方突進現象（propulsion）
8	すくみ足（freezing of gait）
9	逆説動作（障害物があると突然足を高く上げられる）（kinesie paradoxale）

歩行指導すると大半で歩行が改善する（「下肢をなるべく前に振り出して歩きましょう」）。
色文字：前頭葉機能と深い関係がある。　　　　　　　　　　（文献8を参考に作成）

78歳女性，パーキンソン病（罹病10年）

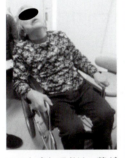

いつも疲れており，薬が切れると足が一歩も出なくなる。幻視なし。左手優位の振戦（pill-rolling tremor）がみられる。

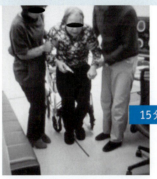

マドパー® 3.5錠
レキップ®（1mg）3錠
ガスモチン®（5mg）3錠
セルシン® 1mg（就寝前）

15分後

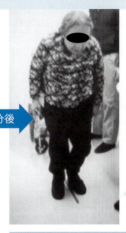

〈点滴〉グルタチオン2,400mg（無料）

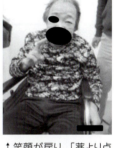

↑笑顔が戻り，「薬より点滴のほうがよい」と言う。
←点滴直後から独立歩行が可能に。

図Ⅱ-7-4　パーキンソン病へのグルタチオン点滴の効果

3）無動

*トリヘキシフェニジル：アーテン®が代表的だが，筆者は主に同成分のパーキネス®を使用している。ほかにセドリーナ®，トリヘキシフェニジル塩酸塩，トリヘキシン®，パキソナール®錠（散剤もあり），など。また，パーキネス®には似た名前の薬剤があるため注意〔パーキン®（抗コリン薬，一般名：プロフェナミン），パーキストン®（メネシットの後発品，一般名：レボドパ・カルビドパ）など〕。

　筆者は最近まで，なぜ変性疾患の患者に**流涎**が起こるのかについてのメカニズムを知りませんでした。ただ，トリヘキシフェニジル（アーテン®）低用量が奏効することは明らかであるため処方していました*。

　先にも述べた通り，PDの症状は，手足が震える（振戦），筋肉がこわばる（筋固縮），動きが遅い（無動），バランスがとりにくい（姿勢反射障害）です。このうち，**無動が流涎を起こしている**と考えればわかりやすくなります。咽頭・喉頭筋が動かないために，唾液が喉のほうへ落ちないのです。そのため，抗コリン薬で過剰なアセチルコリンをブロックして，アセチ

表Ⅱ-7-2 パーキンソン病の無動と歩行阻害

無動の部位	生じる症状
動作の無動	動作頻度の減少
書字の無動	小字症（micrographia），マウスやキーボードがうまく使用できない。
咽頭・喉頭筋の無動	流涎，小声症（microphonia）*，嚥下困難感
顔面筋の無動	仮面様顔貌
全身の無動	いすからの立ち上がり困難，寝返りができなくなる。

＊小声症：改訂長谷川式スケール実施の際に気づくことができる。

ルコリン-ドパミン天秤を正常化させることで，筋を動かします（**表Ⅱ-7-2**）。

また，**皮質下認知症**の患者は，質問に対して長考して正解にたどり着くという答え方のパターンを示します。これは，精神の無動と考えてもよいと思います。前頭葉から指令が出ないという意味では，**アパシー**に近いことだろうと考えます。なお，アパシーには抗うつ薬を使わずにシチコリン1,000mg以上の静注を行うのが効果的です。

最初の動作がなかなか出ないのは，前頭葉から歩行指令が出るのが遅いためとも考えられ，**フロンタルアタキシア**ととらえることもできます。フロンタルアタキシアに働きかけるのは，グルタチオン点滴，アマンタジン（シンメトレル®ロケット），前頭葉血流を増加させるリバスチグミン，フェルラ酸含有食品です。

コウノメソッドでは，リバスチグミン＋フェルラ酸含有食品の組み合わせを**歩行セット（gait set）**，これにグルタチオン点滴を加えたものを**変性疾患セット**と呼んでいます。非認知症の難病（膠原病，線維筋痛症）と精神疾患（発達障害，多動症）には，**FG療法**（フェルラ酸含有食品＋グルタチオン点滴）を用います。

このような自費診療を加えるため，コウノメソッドがほかの療法より改善率が劣るということは，まずありません。生理的でもあり，長期療養にも耐えうるものです。

4）姿勢反射障害（pull試験）

PDは特定疾患に指定されています。その基準はHoehn-Yahr臨床重症度分類でⅢ度に相当することです。Ⅲ度相当かを知るには**pull試験**を行います。

起立位の患者の後ろに立ち，両肩に手を添え，患者の転倒に備えながら，後方に素早く強く引っ張ります。そのとき患者が，一歩も足を出すことな

くそのまま後方に倒れてくればpull試験陽性，すなわちHoehn-Yahr臨床重症度分類Ⅲ度です。

5) パーキンソン病の画像所見

①MRIの画像所見

MRIによる画像検査で，**PDに特異的な所見というものはありません**。あくまでも診察所見を重視し，多発梗塞などパーキンソニズムを起こしうる病巣をチェックするために画像検査を行います。

前頭葉萎縮が強い場合は，フロンタルレビーやPSPの可能性を考えましょう。PDDなら多少の脳萎縮がみられます。単なるDLBであれば前頭葉眼窩面萎縮はないはずです。PSPでHDS-Rが15点近くになっていると**眼窩面萎縮**はありますし，**第三脳室拡大**が目に飛び込んでくるはずです。

PD治療薬が奏効しうるという意味で，PD，PDD，DLB，PSPはパーキンソン系なのですが，PSPとなると前頭葉ダメージが強く，陽性症状やキャラクターはピック系でもあるのです。

②脳血流シンチグラフィの画像所見

脳血流シンチグラフィの信頼度は6割程度であることを念頭に置いた上で説明すると，後頭葉での局所脳血流が明らかに落ちていればDLBであることはほぼ間違いないでしょう。非認知症であれば**軽度認知障害（MCI-DLB）**と呼ぶのが正確だと思います。レビー小体病（LBD）と呼んでしまうと，それはPD，PDD，DLBの総称を意味しますから，もちろんPSPは含まれません。

③MIBG心筋シンチグラフィの画像所見

MIBG心筋シンチグラフィでは，H/M比が大方**1.6以下**を陽性と判断します。PD，PDD，DLBで陽性（心臓への取り込みが少ない），PSP，MSA，大脳皮質基底核変性症で陰性となりますから，かなり有用な検査でしょう。ただし，信頼度は約8割で，糖尿病や心疾患がある場合には参考になりません。

4時間も患者を待たせて後期像を得る必要はなく，早期像で判断すればよいと思います。境界域の数字を示す患者は少なく，陰性ではだいたい2.0を超えるので，わかりやすい検査です。

④ドパミントランスポーターシンチグラフィの画像所見

ドパミントランスポーターシンチグラフィ（ダットスキャン®検査）は，2014年1月より日本で保険適用となった検査で，放射性ヨウ素で標識されたイオフルパン（^{123}I）を線条体に集積させ，黒質線条体ドパミン神経終末部を画像化するものです。

集積が低下する疾患はPD，DLB，MSA，PSPなどですから，あえてこの検査を行う価値はほとんどないと考えられます。本態性振戦，薬剤性パーキンソニズムの鑑別には有用ですが，費用対効果を十分考え[7]，実施には慎重を期して頂きたいと思います。

6) パーキンソン病の認知機能障害

軽度認知障害を伴うPD（MCI-PD）と**認知症を伴うPD（PDD）**は，既にこのような医学用語があるほど認識が高まっています。

認知機能障害が認められるPDは20〜42％と報告されていますが[9-11]，この統計数値の中には，DLBが一部紛れ込んでいると思われます。DLBは日本人研究者が懸命にその独立性を訴えてきましたが，欧米ではPDDとしか認識されていない可能性もあるからです。

①認知症を伴うパーキンソン病とレビー小体型認知症の相違点

PDDとDLBは，病理組織は同じようですが，筆者は臨床的に異なる疾患だと考えています。

PDDがDLBと異なる点は，**薬剤過敏性がないこと**，**幻視は薬剤性に誘発されるものが主体**であること，**あくまでもPD**であること（左右差のある振戦，小刻み歩行，仮面様顔貌，脂顔，前傾姿勢）です。

平均的なDLBは，振戦が少なく，小刻み歩行ではありませんし，表情は結構豊かで，脂顔の患者はほとんど見たことがありません。体幹傾斜は前方より側方が多いです。一方で意識障害があります。

PDDとDLBが変わらないのは，歯車様筋固縮の強さくらいです。ですから**脳内のドパミン欠乏状態だけが共通である**という認識です。

②治療における相違点

PDDではドネペジルは絶対禁止であり，DLBは1.67mg程度なら投与可能な患者がいると考えます。保険薬で認知症を治療するなら，PDDはリバスチグミン2.25mg程度，DLBはリバスチグミン9mg以下が無難でしょう。

アマンタジン（シンメトレル®）は，幻視のリスクが少ないPDDでは比較的大量使用が可能です。DLBでは個別的な特徴を見きわめながら，幻視の出にくい患者で，かつシチコリンで覚醒しない重度患者に対して，シンメトレル®ロケット（アマンタジン朝100mg程度）を試みることがあります。アマンタジンは歩行にも認知機能にもプラスの効果をもたらすと考えます。

PDDは，たとえば5年以上，PD治療薬の常用量に耐えてきた患者群ですが，DLBには薬剤過敏性がありますから，レボドパ・カルビドパ（ド

パコール®)の投与法も少量・頻回にします。

PD治療薬の少量投与でどのように歩行を改善させるのかと言えば，**①ドネペジルを中止する，②コウノカクテル点滴を行う，③フェルラ酸含有食品を推奨する**ことで対応可能です。あるいは，振戦の一部はアロチノロールに担当させて改善をめざします。

DLBの悪化していく認知機能を，ドネペジルの増量で改善させようと考えないことが大切です。脳内ドパミンも低下してくるので，アセチルコリン－ドパミン天秤の関係を考慮すれば，ドネペジルはむしろ減らしていかざるを得ません（ドネペジルをどうしても使用したい場合の話ですが）。

PDDに対するリバスチグミンの投与は，大規模試験で有効であったと報告されています[12]。

③パーキンソン病の認知機能障害を治療する時代へ

PDと診断されてから12年後には60％[13]，20年後には80％[6] が認知症になっていたという報告も出てきています。もちろんこれはDLBではなくPDDについての研究と解釈です。PDDの認知機能をどう治療するかは，神経内科医に突きつけられた課題でしょう。**ドネペジルの使用は，DLB以上に避けたい選択肢**だと筆者は考えます。つまりPDは，今や歩行を改善させればよいという時代ではなくなったのです。

文献

1) Nussbaum RL, et al：Alzheimer's disease and Parkinson's disease. N Engl J Med. 2003；348(14)：1356-64.
2) Wilson JA, et al：Review：drug-induced parkinsonism in elderly patients. Age Ageing. 1989；18(3)：208-10.
3) Yamawaki M, et al：Changes in prevalence and incidence of Parkinson's disease in Japan during a quarter of a century. Neuroepidemiology. 2009；32(4)：263-9.
4) 秋本幸子，他：パーキンソン病患者への対応―パーキンソン病の運動症状の特徴. 老年精神医学雑誌. 2014；25(11)：1214-7.
5) Hoehn MM, et al：Parkinsonism：onset, progression and mortality. Neurology. 1967；17(5)：427-42.
6) Hely MA, et al：The Sydney multicenter study of Parkinson's disease：the inevitability of dementia at 20 years. Mov Disord. 2008；23(6)：837-44.
7) 樽野陽亮，他：パーキンソン病患者への対応―パーキンソン病の疫学と診断. 老年精神医学雑誌. 2014；25(11)：1199-208.
8) 臨床歩行分析研究会, 編：歩行障害の診断・評価入門. 医歯薬出版, 1997.
9) Barone P, et al：Cognitive impairment in nondemented Parkinson's disease. Mov Disord. 2011；26(14)：2483-95.
10) Muslimovic D, et al：Cognitive profile of patients with newly diagnosed Parkinson disease. Neurology. 2005；65(8)：1239-45.
11) Yarnall AJ, et al：Characterizing mild cognitive impairment in incident Parkinson disease：the ICICLE-PD study. Neurology. 2014；82(4)：308-16.

12) Emre M, et al：Rivastigmine for dementia associated with Parkinson's disease. N Engl J Med. 2004；351(24)：2509-18.
13) Buter TC, et al：Dementia and survival in Parkinson disease：a 12-year population study. Neurology. 2008；70(13)：1017-22.

8 脳血管性パーキンソニズム

パーキンソン病（PD）と**脳血管性パーキンソニズム**の鑑別は，患者を多く診てくると，さほど難しいものではありません［ただし，脳血管性かどうかを確定させるには，さすがに画像（CTやMRI）で確認しないとわかりません］**(表Ⅱ-8-1)**[1-3]。

1) 脳血管性パーキンソニズムとパーキンソン病の歩行の相違点

脳血管性パーキンソニズムでは，振戦はみられず，左右の足を閉じた典型的なPD歩行とは異なり，足を開いている（**ワイドベース**）ことが多いです*。

＊ワイドベースになる疾患は，ほかに正常圧水頭症（NPH）がある。NPHの場合，多くの患者がビンスワンガー型の虚血を合併しているため，なおさらオープンスタンスとなる〔**図Ⅰ-1-3** 参照（p.4）〕。

図Ⅰ-1-2（p.4参照）をもう一度見てみて下さい。進行性核上性麻痺（PSP）の患者ですが，足底全体が着地することはなく，マリオネットのように上からぶら下げられているかのように不安定です［マリオネット歩行（河野）］。PSPが早晩歩けなくなる理由がわかると思います。PDの歩行は小刻みで遅いですが，10年近く歩けます。

このように，**極端な歩隔（stance），極端な歩幅（stride）**の患者は，診察室に入室してきた瞬間に鑑別疾患の数が絞れるはずです。

2) 治療における相違点

PD治療薬が奏効せず，急速に症状が進行する患者は，「薬が効かないPD」ではなく，PSPなのだと早く気づいてグルタチオン点滴を行うべき

表Ⅱ-8-1　脳血管性パーキンソニズム

認知症症状	45%に認知症が認められた[1]。
パーキンソン病との違い[2]	1) 両側性である。 2) 主に下肢を障害し歩幅は広く（小刻みでない），それほど前屈にならない。 3) 上肢にはpill-rolling型の振戦や歯車様筋固縮はあまり認めない。
アルツハイマー型認知症との合併	最も多い認知症の原因は，脳血管障害を伴うアルツハイマー型認知症であるという疫学研究結果がある[3]。

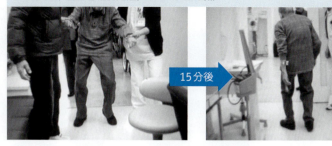

図Ⅱ-8-1　グルタチオン1,000mg点滴で改善した脳血管性認知症の歩行

です。点滴ができない場合はフェルラ酸含有食品の利用を勧めます。

　脳血管性パーキンソニズムに無理にPD治療薬を投与すると，妄想，吐き気が起こりますから，ニセルゴリン，アマンタジン（シンメトレル®ロケット），シロスタゾール（先発品を推奨）を試みましょう。医薬品以外ではルンブルクスルベルス含有食品も有用です。脳血管性認知症（VD）にはガランタミン（レミニール®）を用います。

　図Ⅱ-8-1は脳血管性パーキンソニズムのVD患者で，グルタチオン点滴の15分後に1人でスムーズに歩行したケースです。点滴前は足が前に出ないこともあって，2人の介助が必要でした。

3) 診断のピットフォール

　図Ⅱ-8-2は57歳男性，最初の一歩が出ない，階段を踏み外して転落するといった症状があり，歩行時にアームスイングはあるので，画像所見からVDとの診断でよいだろうと考えたのですが，地元の医療機関ではレビー小体型認知症（DLB）と誤診されており，筆者もPSP-PAGFの合併の可能性も視野に入れて，コウノメソッド実践医の中坂義邦先生（新横浜フォレストクリニック）に紹介しました。

　眼球は動いていましたが，それでPSPを否定するわけにはいきません。

　中坂先生の診察では，起立・着座の拙劣はなく，スクワットも可能，加速・すくみ足パターンはなく，肉親にみな脳卒中の既往があることから，きわめて難治性の**家族性ビンスワンガー病の初期**であろうとの意見が挙がりました（**図Ⅱ-8-3**）。本例の前医（地元の総合病院）が実施していたSPECT検査*では**びまん性の脳血流低下**がみられていたので，変性疾患の

*SPECT検査が行われていたがレビー小体型認知症と誤診されていた。また，リバスチグミン（歩行改善系の中核薬）をドネペジル（歩行阻害系の中核薬）に切り替える処方がなされていた。

57歳男性，脳血管性認知症，HDS-R 14点

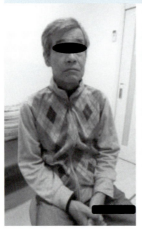
第一歩が出ない。肉親のほとんどに脳卒中の既往がある。

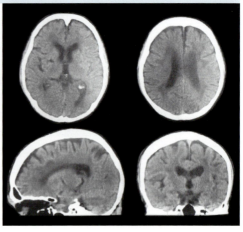
ビンスワンガー型の虚血

図Ⅱ-8-2　遺伝性のビンスワンガー病を疑った男性（診断協力：中坂義邦先生）

57歳男性，脳血管性認知症，HDS-R 14点

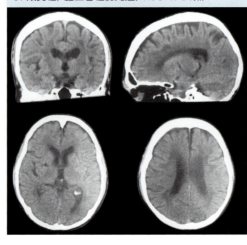

図Ⅱ-8-3
遺伝性（notch3）ビンスワンガー病初期のCT所見
図Ⅱ-8-2の患者のCT像。
（診断協力：中坂義邦先生）

ような症状も起こりうるわけです。筆者はシロスタゾール（プレタール®）100mg，ニセルゴリン（サアミオン®）×2錠を処方しておいたのですが，プレタール®は200mgに増量，ルンブルクスルベルス含有食品を導入したとの報告がありました。

　ビンスワンガー型の虚血は，昔から独立した疾患であるかどうかが議論されており，「ビンスワンガー病」という病名を嫌う研究者が多いのですが，本例は家系的に多発していることから，独立疾患と考えてよいでしょう。筆者は家族歴を聞き出さなかったという大きなミスを犯しました。

　図Ⅱ-8-4のように，虚血病変は常にすべての一次変性性認知症に合併しうるものです。認知症の中で最も多いのは，アルツハイマー型認知症＋

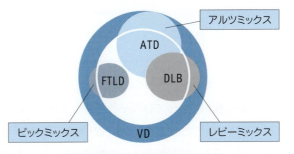

図Ⅱ-8-4 脳血管障害と一次変性性認知症との合併状況（イメージ）
ATD：アルツハイマー型認知症，DLB：レビー小体型認知症，FTLD：前頭側頭葉変性症，VD：脳血管性認知症

脳梗塞と言われるほどです．合併した脳梗塞だけでも認知症を起こす規模であるなら**混合型認知症**と呼ばれます．

しかしDLB＋VDをも混合型認知症とするのは，治療方針が異なることから避けるべきだと思います．そこで筆者は，**アルツミックス，レビーミックス，ピックミックス**と呼びわけることを勧めています．後二者は**ドネペジルが禁止**になるからです．

本例の診断では，第一歩が出にくいという点で，筆者は"PSPミックス"だと思ってしまったわけです．

認知症専門医のもとには，VDの患者はほとんど訪れないものです．なぜならVDは動脈硬化の危険因子（高血圧，糖尿病，脂質異常症など）をもっていることが多いため，普段から内科に通院しており，しかもVDになっても人格が変わるようなことはないので，そのまま通院し続け，よほどのこと（せん妄，幻視など）がない限り，認知症専門医には受診しないからです．

筆者のクリニックでは，最近PSP患者の来院が急増しており，しかも一方でVDの患者はめったに来院しないという状況が続いていたため，ついVDでも第一歩は出にくいのだということを感覚的に感知できなくなっていたのです．こうしたバイアスによって診断が左右されるのは，臨床医として未熟な証拠です．

文献

1) Winikates J, et al：Clinical correlates of vascular parkinsonism. Arch Neurol. 1999；56(1)：98-102.
2) 目黒謙一：脳血管性認知症―遂行機能と社会適応能力の障害．ワールドプランニング，2008．
3) Meguro K, et al：Prevalence of dementia and dementing diseases in Japan：the Tajiri project. Arch Neurol. 2002；59(7)：1109-14.

9 パーキンソン病治療薬

　パーキンソン病（PD）は，レボドパに非常によく反応する疾患です。しかし症例によっては反応性に乏しく，その場合にも病理検査では確かにPDであったと証明される例があるそうです[1]。ですから，レボドパが効かないから進行性核上性麻痺（PSP）ではないか，という除外診断は必ずしも当たらないわけです。

　しかし，患者にとっては処方が自分に合えばいいわけですから，絶対に効くはずだとやみくもにレボドパを増量して幻視や食欲低下といった副作用を出してしまうことは避けなければなりません。そういう意味では，西洋医学の"診断先にありき"は害になります。

　さて，コウノメソッドでは，一般医が神経内科領域の疾患を新たに診るわけですから，遠回りすることなく要点を学ぶ必要があります。中でも障壁になるのが**PD治療薬の種類が多すぎる**点だと筆者は感じています。そこで本書では，これまでの経験から，治療に本当に必要な薬剤とそうでない薬剤を思い切って選別し，使用すべき薬だけを提示しています（後述）。

1）パーキンソン病治療薬の歴史

　PDの治療は，インド伝統医学で用いられていた八升豆から始まりました。先人たちは，この豆を多く摂取すると振戦が止まるというようなことを経験的に知ったのでしょう。この豆には近年レボドパが含まれていることがわかりました（**図Ⅱ-9-1**）[2]。

　その後，アトロピン，抗ヒスタミン薬，抗コリン薬と開発が進みました。
　抗コリン薬には，コウノメソッド推奨薬の**トリヘキシフェニジル（アーテン®）**が入ってきます。もっとも，PD治療薬としてではなく，筆者はもっぱら流涎対策に使用します。副作用に「口渇」が挙がっているくらいですから，流涎も生じにくくなります。認知機能を低下させるという意見が根強くある一方で，現在でもPD治療にぜひとも必要とされています（**表Ⅱ-9-1**）[3]。

　ついで**アマンタジン**が開発され，その後ついに**レボドパ**の登場を迎えたのです。アマンタジン（シンメトレル®）は2015年以降のコウノメソッドでシンメトレル®ロケットとして活躍中です。興奮系の代表的薬剤として貴重な戦力です。

　レボドパの登場で，嗜眠性脳炎の患者がいっせいに覚醒したという事実は，ブルックリンの奇跡と言われ，「レナードの朝」として映画化されま

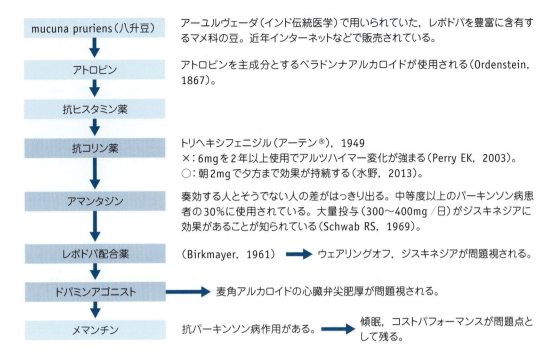

図Ⅱ-9-1 パーキンソン病治療薬の歴史 （文献2を参考に作成）

表Ⅱ-9-1 パーキンソン病治療薬として用いられる抗コリン薬

一般名	主な商品名
トリヘキシフェニジル	アーテン®
ビペリデン	アキネトン®
プロフェナミン	パーキン®
ピロヘプチン	トリモール®
マザチコール	ペントナ®

パーキンソン病治療において補助的に使用する。
2000～2004年においてパーキンソン病患者の43.4％（106/244）に処方されていた[3]。
比較的若年でしっかりしている患者に試みる価値がある。
中止するときは，ゆっくり減量する。

した。この映画の主役級に位置づけられる医師役のRobin Williamsは，皮肉にもレビー小体型認知症（DLB）を発病したのちに自殺していますが，PDとDLBには，もともと内省的・まじめな性格の患者が多く，したがって認知症の中で最もうつ状態になりやすいものです。ドパミンは，ほかの神経伝達物質との関わりが広範で，生命維持の司令塔であり，明るい人生に欠かせないものと言えます。

　レボドパを長く服用していると，ウェアリングオフ（wearing off），ジスキネジアといった副作用が起こります*。このレボドパの欠点を補うために**ドパミンアゴニスト**が開発されました。当初はレボドパとの併用が原則とされましたが，一時期は，ドパミンアゴニストがPDの最初の治療薬と考える研究者もありました。現在では再びレボドパが見直されつつある

*ジスキネジアなどは，「軽度のものは放置してよい」「人からの目が気にならないなら治療対象とはならない」と記している成書[4]もあるほどである。これらについての対策は後述する。

表Ⅱ-9-2 パーキンソン病治療薬として用いられる主なドパミンアゴニスト

一般名	主な商品名	系統	副作用
ブロモクリプチン	パーロデル®	麦角系	心臓弁尖肥厚
ペルゴリド	ペルマックス®		
カベルゴリン	カバサール®		
タリペキソール	ドミン®	非麦角系	傾眠
プラミペキソール	ビ・シフロール® （徐放）ミラペックス®		
ロピニロール	レキップ®		

という流れになっています。

　ドパミンアゴニストには麦角系と非麦角系がありますが（**表Ⅱ-9-2**），麦角系の副作用による心臓弁尖の肥厚が米国で問題化し，日本でも神経科関連の学会を中心に，ペルゴリドの使用に対する注意が喚起されました。筆者も神経内科医などから，コウノメソッドでペルゴリドを推奨し続けるのは疑問であるとの意見をもらいました。

　そこで筆者も非麦角系の投与を試みたものの，その副作用として**傾眠**が問題となり，高齢者を眠くさせることの危険性のほうが重大だと感じ，治療法のないDLBという課題に対して，ペルゴリドの存在は無視できないとの結論に至りました。そこで，ペルゴリドに関しては，心雑音がなければ使用可とし，コウノメソッドにおけるPD治療薬の優先順位は，①**レボドパ・カルビドパ（メネシット®，ドパコール®）**，②**ペルゴリド（ペルマックス®）**または**レボドパ・ベンセラジド（マドパー®）**の3剤となったのです。

　これは，現在ではコウノメソッド実践医である多くの神経内科医からも支持されています。コウノメソッドは，筆者とコウノメソッド実践医を中心に，頻回に慎重な論議を重ねた上で積み上げられてきました。

2）レボドパの毒性に関する懸念

　過去には**レボドパの毒性**が懸念されたこともあります[2]。**図Ⅱ-9-2**[2]に示すように，レボドパ，ドパミンが酸化されて生じるキノン体が細胞毒性をもつことから，レボドパの長期使用はよくないとされたのです。

　たとえばドパミントランスポーターを過剰発現させた遺伝子改変モデル動物に臨床量の10倍以上のレボドパを投与すると，神経細胞死が惹起されます。一方で，健常動物にレボドパを大量に投与しても問題は起こりません。臨床においてもELLDOPA study（1年間）が行われ，レボドパ・DCI 150mg，300mg，600mg/日を試みた結果，むしろレボドパに進行抑制作用があると推測される結果になったとされています[5]。

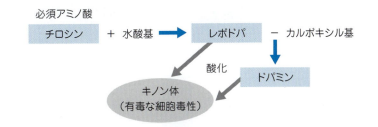

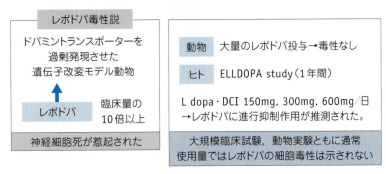

図Ⅱ-9-2 レボドパには毒性があるのか　　　　　　　　（文献2を参考に作成）

表Ⅱ-9-3 パーキンソン病治療薬の副作用として現れる眠気

副作用頻度（コクランライブラリーのメタアナリシス）[6]	ドパミンアゴニスト　約20% レボドパ　　　　　約15%
脳血流[7]	日中傾眠を呈するパーキンソン病患者の脳血流 →大脳皮質血流が低下している。
日中の眠気の危険因子[8]	●高齢，男性 ●重症，長期 ●速い進行速度 ●自律神経不全，腎機能低下 ●夜間睡眠不良
コウノメソッドでは	●シチコリン点滴，シンメトレル®ロケットで覚醒させる。 ●グルタチオン点滴でパーキンソン病治療薬の必要量を減らす（＝ドネペジル中止）。 ●睡眠導入薬をある程度使用する。

　このことから，レボドパ毒性説は忘れられつつあり，最近では初めてPD治療薬を使用する際はやはりレボドパで，という考え方が一般的になっているようです。コウノメソッドにおいても，**まずはドパコール®チャレンジテストから始める**という方針は，大勢から支持されていると思います。

　なお，現在レボドパは，単剤ではほとんど使用されないと思いますが，筆者も配合剤を推奨します。単剤での使用は**表Ⅱ-9-3**[6-8]のようにドパミンアゴニストと同様に眠気（傾眠）が現れますし，認知機能が低下した症例も報告されています（**図Ⅱ-9-3**）[9]。

　以下に主なレボドパ配合薬をまとめておきます。

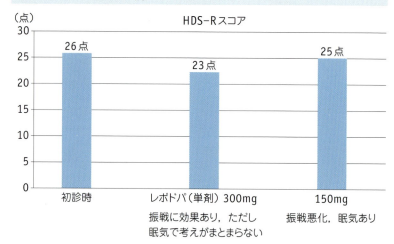

図Ⅱ-9-3 パーキンソン病治療薬（レボドパ単剤）で認知症が悪化した例
（文献9をもとに作成）

〈レボドパ配合薬〉（色文字はコウノメソッド推奨薬）
① レボドパ：ドパストン®，ドパゾール®。後発品なし。
② レボドパ・カルビドパ：ネオドパストン®，**メネシット**®。後発品として**ドパコール**®，カルコーパ®，パーキストン®，レプリントン®
③ レボドパ・ベンセラジド：**マドパー**®，イーシー・ドパール®，ネオドパゾール®。後発品なし。

文献

1) Mark MH, et al：Levodopa-nonresponsive Lewy body parkinsonism: clinicopathologic study of two cases. Neurology. 1992；42(7)：1323-7.
2) 武田 篤：パーキンソン病の初期治療．〈アクチュアル脳・神経疾患の臨床〉．髙橋良輔，編．中山書店，2013, p327-34.
3) 大熊泰之：パーキンソン病治療における抗コリン薬の位置づけは？ あなたも名医！ ここを押さえる！ パーキンソン病診療．服部信孝，編．日本医事新報社，2012, p73-6.
4) 水野美邦：パーキンソン病の診かた，治療の進めかた．中外医学社，2012, p54.
5) The Parkinson Study Group：Levodopa and the Progression of Parkinson's Disease：N Engl J Med. 2004；351：2498-508.
6) Stowe RL, et al：Dopamine agonist therapy in early Parkinson's disease. Cochrane Database Syst Rev. 2008；(2)：CD006564.
7) Matsui H, et al：Excessive daytime sleepiness in Parkinson disease：a SPECT study. Sleep. 2006；29(7)：917-20.
8) 長谷川一子：パーキンソン病の突発睡眠と日中過眠．パーキンソン病―臨床の諸問題2．山本光利，編．中外医学社，2011, p170-82.
9) 秋下雅弘，他：Case2 抗パーキンソン薬による認知機能の変動を認めた女性―日中は眠くて考えがまとまらない．誤診症例から学ぶ認知症とその他の疾患の鑑別〈精神科臨床エキスパート〉．朝田 隆，編．医学書院，2013, p143-4.

> **コラム** コウノメソッド実践医からの報告③

ペルゴリドはやはり少量で使ってみたい

　ペルゴリドの投与について，コウノメソッド実践医（神経内科医）から届いた考察です。

　77歳男性の進行性核上性麻痺（PSP）の患者についてです。処方されていたレボドパを完全にやめて，ペルゴリド（ペルマックス®）もロチゴチン（ニュープロ®パッチ）2.25mgに変更しましたが，やはり用量が足りなかったようで，患者の妻が「以前のペルマックス®のほうがかなり動けた」と言っていましたので，ペルマックス®50μg×4に戻しました（以前は50μg×2）。しばらくはペルマックス®で軌道に乗せてから徐々にニュープロ®パッチに移行させようと思います。リバスチグミン（リバスタッチ®パッチ）4.5mgは続行します。でも，PSPの動作障害に一番効果を示すのはおそらくフェルラ酸含有食品なのでしょう。

　パーキンソン病関連の資料を整理していたところ「パーキンソン病におけるドパミンアゴニストと心臓弁膜症―症例対照研究」（香川県立中央病院神経内科部長 山本光利先生）のパーキンソン病210例を対象にしたNeurology（2006年）の発表を見つけました。

　要旨をまとめると，「カベルゴリン（カバサール®）は高率に弁膜症を発症したが，ペルマックス®に関してはプラミペキソール（ビ・シフロール®）と弁膜症発症頻度に大差はなく，ペルマックス®の1日投与量は日本においては低いために，低用量で用いれば弁膜症につながる炎症線維反応を起こすことはほとんどないことが示唆された」という内容でした。

　コウノメソッドでレビー小体型認知症（DLB）に対して推奨している低用量では弁膜症は問題にならないということを示唆していると思います。

　また今回経験したPSPやLPC症候群においては，パーキンソン病（PD）とは違い，レボドパがむしろ症状を増悪している可能性も考えられました。神経内科の常識ではそういうことは考えもしませんでしたが，私は毎日患者（夫）を長時間観察している妻の言うことを全面的に信じました。我々医師は，外来診療においてはものの10分前後しか患者を観察していないわけですから，患者の実体はそれだけでわかるわけがありません。

　神経内科医が診ているPSPはだいたい初期にPDと診断されて，効果がはっきりしないままにレボドパが処方されているのですが，決してだれもレボドパを自ら減らそうとはしません。レボドパを減らしたらもっと動けなくなるということを必要以上に恐れているからです。

しかし，もしかするとこれらの症候群には，レボドパを漫然と続行することが病状を悪化させている可能性があるのではないかと考えています。ドパミンアゴニストはドパミン受容体だけでなく，セロトニン受容体にも作用するので，大脳皮質が広範囲に障害されているPSPやLPCにはよく効くのかもしれません。とりあえず，ペルマックス®を増量できるところまで増量して経過をみてみます。

コラム

紛らわしい名称の多いレボドパ配合薬

新たにパーキンソン病の治療に取り組み始めたプライマリケア医がまず戸惑うのが薬剤名ではないでしょうか（**表1**）。似た名前の薬剤が多く，紛らわしいのです。名称類似のための誤投薬などが起こらないよう，気をつけたいものです。

表1　レボドパ配合薬の名称

レボドパ	ドパストン® ドパゾール®
	【副作用】 突発性睡眠，見当識障害，錯乱，幻覚，不眠，性欲亢進
レボドパ・カルビドパ （10：1）配合薬	メネシット® ネオドパストン®
レボドパ・ベンセラジド （4：1）配合薬	マドパー® イーシー・ドパール® ネオドパゾール®

10 コウノメソッドが推奨するパーキンソン病治療薬

　前述の通り，パーキンソン病（PD）治療薬は次々と開発されてきたわけですが，医師の処方能力はそれに追いついているでしょうか。新薬は，受容体選択性が高度化されているために副作用が少ないという触れ込みのものが多くありますが，低用量でこそ発揮されるその特性も，治らないからと増量してしまうと意味がなくなることが指摘されています（**表Ⅱ-10-1**）[1]。それで苦しむのは結局患者です。

　コウノメソッドの社会的使命は，まずは**利用価値のあるPD治療薬を選別し，必要なPD治療薬だけを推奨すること**でした。15年の歳月をかけて選定されたPD治療薬が**表Ⅱ-10-2**です。少なくとも，これからパーキ

表Ⅱ-10-1　パーキンソン病の新薬の特性

- ドパミン受容体の種類はD1〜D5までであり，パーキンソン病治療薬は，主にD2受容体をターゲットにしている。
- しかし，意図せずにほかのドパミン受容体を刺激してしまうことがある。
  → **副作用**（眠気，病的賭博癖）
- 新薬は，受容体の選択性の高さを売りに旧薬より優れていると宣伝されるが，この選択性は低用量では発揮されるが，**高用量では発揮されない**。

（文献1を参考に作成）

表Ⅱ-10-2　コウノメソッドが推奨するパーキンソン病治療薬

カテゴリー	推奨薬（先発品名）	一般名	使用方法
レボドパ単剤	なし		
レボドパ配合薬	メネシット®	レボドパ・カルビドパ	後発のドパコール®（50mg錠）を使って最初にドパコール®チャレンジテストを行う。最頻度使用薬。
	マドパー®	レボドパ・ベンセラジド	メネシット®が合わない患者やメネシット®と併用する。
MAO-B阻害薬	なし		
COMT阻害薬	なし		
ドパミンアゴニスト	ペルマックス®	ペルゴリド	補助的に使用する。
	ビ・シフロール®	プラミペキソール	原則レストレスレッグス症候群にのみ使用する。
	（ニュープロ®パッチ）	ロチゴチン	低用量なら使用可とする。
抗コリン薬	アーテン®	トリヘキシフェニジル	流涎に対して使用する。
ドパミン遊離促進薬	シンメトレル®	アマンタジン	覚醒系薬剤。シンメトレル®ロケットとして使用する。
ノルアドレナリン前駆物質	ドプス®	ドロキシドパ	最初の一歩を出すために使用。多系統萎縮症の低血圧などに。

自らこれ以外のパーキンソン病治療薬を処方することはしない。ただし，調子がよいとわかっている前医の処方は中止しない。

ンソニズムの治療に参入する医師にはこれで十分です。

自ら処方する場合，ここにあるPD治療薬以外を処方することは避けます。ただし，前医の処方で患者や家族自身が必要だというものは残します。筆者の経験では，エンタカポン［コムタン®（レボドパ効果持続成分）］などは，残してほしいと要望する患者が多いです。

1) 開始はドパコール®チャレンジテストから

初めてPD治療薬を処方しようと決断する指標は，**患者が前方突進するようになったとき**と決めるとよいでしょう。少しぐらい歯車現象がみられても，歩行に支障がなければ慌てて処方しなくてよいです。

それよりも①**ドネペジルを中止する**，②**スルピリド（ドグマチール®）を中止する**，③**ハロペリドール（セレネース®）を減量する**作業が優先で

50〜79歳の早期パーキンソン病　1,620例		
中央値3年，最長で7年の追跡（Gray R, et al）		
	認知症発症率 施設入所率 死亡率	副作用中断率
(1) レボドパ群	NS	11 例（2%）
(2) ドパミンアゴニスト群	NS	179 例（28%）
(3) MAO-B阻害薬群	NS	104 例（23%）

$p < 0.001$

図Ⅱ-10-1 新規のパーキンソン病に対する過去最大のランダム化比較試験

（文献2をもとに作成）

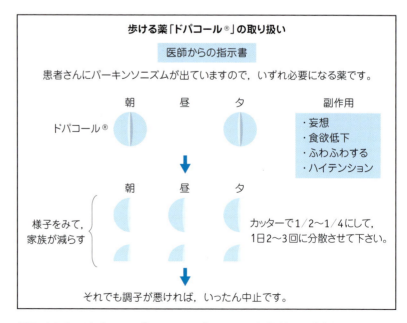

図Ⅱ-10-2 ドパコール®チャレンジテストの患者説明用資料

す。認知症ならリバスチグミンを処方します。傾眠のある患者にはメマンチンは選択せず，食欲がない患者にはガランタミンは選択しません。

ドパコール®は同成分（レボドパ・カルビドパ）のメネシット®の後発品で，メネシット®にはない50mg錠があることから使用します。初めてPD治療薬を使用する患者の場合にはドパコール®が最良であると考えます。図Ⅱ-10-1[2]のように，レボドパ群，ドパミンアゴニスト群，MAO-B阻害薬群を比較した最新の臨床研究では，効果にはいずれも有意差がないものの，副作用中断率がレボドパ群で圧倒的に少なかったという結果が出ています[2]。

しかし，副作用が出現する可能性は非常に高いため，50mg錠の半錠を朝・夕（つまり1日総量50mg）から開始します。なおかつ，副作用出現の際の対応法を紙に書いて家族に渡しましょう（図Ⅱ-10-2）。

文献

1) 河合　真, 著, 香坂　俊, 監：極論で語る神経内科. 丸善出版, 2014, p60.
2) Gray R, et al(PD Med Collaborative Group)：Long-term effectiveness of dopamine agonists and monoamine oxidase B inhibitors compared with levodopa as initial treatment for Parkinson's disease (PD MED)：a large, open-label, pragmatic randomised trial. Lancet. 2014；384(9949)：1196-205.

11　パーキンソニズム治療の心得

コウノメソッドにおけるパーキンソン病（PD）治療薬の三本柱は，開始薬の**レボドパ・カルビドパ（ドパコール®）**に加え，**レボドパ・ベンセラジド（マドパー®）**，**ペルゴリド（ペルマックス®）**です。その他はオプションとして使用します（表Ⅱ-11-1）。

表Ⅱ-11-1　コウノメソッドにおけるパーキンソニズム治療の心得

- 初めはドパコール®で。
  ①ドパコール®（メネシット®），マドパー®，ペルマックス®が三本柱。
  ②オプションにシンメトレル®，ドプス®を使う。
  ③ビ・シフロール®は一部の症状にのみ使う。
- **パーキンソン病治療薬を節約する**方法を考える。
  βブロッカー（アロチノロール）やリボトリール®（0.25mg×3）で振戦を抑える。グルタチオン点滴で振戦，歩行を改善させる。
- **パーキンソン病治療薬の危険分散**をする。
  1回投与量を減らして投与回数を増やす。
  （ジスキネジアの予防法，治療法でもある）

さらに，PD治療薬に依存する割合を80％から60％に下げるために，ドパミン系以外，すなわちフェルラ酸含有食品，グルタチオン点滴を併用します。その理由は言うまでもなく，長期的に起こってくる副作用を抑えるためです。患者高齢化の時代には必須の心がけになります（**図Ⅱ-11-1**）[1]。

PD治療薬による副作用としては，**①妄想・幻視**，**②ハイテンション（易怒）**，**③ジスキネジア**の3つをまず覚えておきましょう。前二者は急に出現してくる副作用，ジスキネジアは数年経過してから出現してくる副作用です。**表Ⅱ-11-2**[2]には，ジスキネジアの動きのタイプを掲げました。

いずれの副作用とも，PD治療薬の1回投与当たりの血中濃度のピーク値を下げれば起こりにくくなるわけですから，**1日3回の服用を5回とか6回に小分け**すれば起こりにくくなります。

このような工夫をすれば1日総投与量は減らないので，動けなくなるということは防げます。危険分散と言ってよいでしょう。この技法は，神経内科医の間では熟知された，昔から知られている手法です。

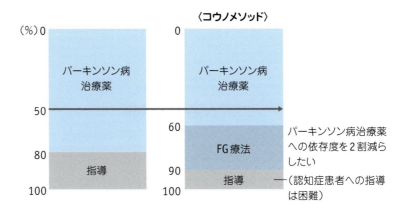

図Ⅱ-11-1　パーキンソン病の歩行改善のための治療手段
指導：「下肢をなるべく大きく前方に振り出して歩行しましょう」[1]
FG療法：フェルラ酸含有食品＋グルタチオン点滴

表Ⅱ-11-2　パーキンソン病におけるジスキネジア

	タイプ
1	舞踏運動様
2	舟をこぐように上半身を前後に動かすもの
3	つけ根から上下肢を投げ出すバリスム様
4	筋肉がつっぱるジストニア型

ジスキネジア：パーキンソン病治療薬の使用に伴う過剰な動き。
（文献2を参考に作成）

1） ジスキネジアを治す

ジスキネジアは神経内科学の成書に「治療困難」と書かれたものもあるほど恐れられている副作用です。しかし，水野美邦先生の著書[3]には臨床医を勇気づける記述があります。すなわち，患者を**「いったん動けなくする」**と書かれてあるのです。動けなくてよいのです。つまり，ジスキネジアを治療するためには，**いったんADLが下がることを家族に説明する**必要があります。

ジスキネジアは，線条体でのドパミン貯蔵顆粒が減少するために，必要なときにだけドパミンが放出されるのではなく，シナプス間隙にドパミンがあまっている状態です（**図Ⅱ-11-2**）[3]。つまりPDは"動けない疾患"であるのに対して，ジスキネジアとは"勝手に動いてしまう病態"です。

図Ⅱ-11-3の患者（77歳女性）は，激しいジスキネジアで身体をくねらせて踊っているような状態でしたが，PD治療薬をコウノメソッド推奨薬に移行し，家族からの「エンタカポン（コムタン®）は必要」という情報に基づいてコムタン®は残し，妄想にハロペリドール（セレネース®）0.3mg隔日と，クロルプロマジン（ウインタミン®）4mg，認知機能の低下に対してリバスチグミン（リバスタッチ®パッチ）4.5mgを処方して，10カ月後には歩行できるようになったPD患者です。

セレネース®，ウインタミン®，リバスタッチ®パッチは，いわばドパミン阻害薬ですから，これらを処方することは理論的にありえないことと思われるでしょうが，コウノメソッドでは，数多くの高齢患者の経験から，**「この低用量なら副作用は現れない」という安全域**が把握されているため，躊躇なく使えます。

薬の成分や名称だけで使用を禁止すると，使用できる薬はなくなりま

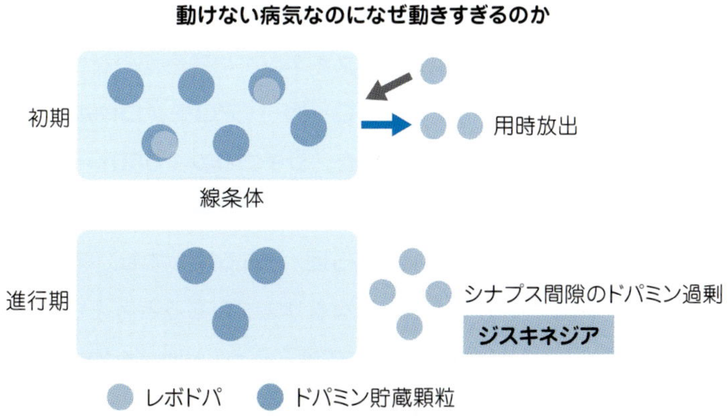

動けない病気なのになぜ動きすぎるのか

初期　線条体　→　用時放出

進行期　シナプス間隙のドパミン過剰　**ジスキネジア**

● レボドパ　● ドパミン貯蔵顆粒

図Ⅱ-11-2　ジスキネジアが起こる理由　（文献3を参考に作成）

77歳女性，家族性パーキンソン病，HDS-R 27.5点

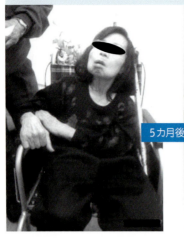
初診時の様子。激しいジスキネジアがみられた。

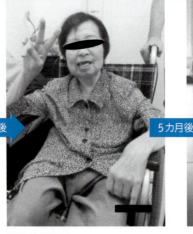
5カ月後
笑顔が出てきた。

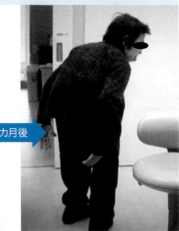
5カ月後
ついに歩行できるようになった。

メネシット® 50mg-100mg-0mg
マドパー® 3錠
リバスタッチ®パッチ 4.5mg
リントン® 0.3mg（夕，隔日）
ペルマックス® 50μg（朝）
コムタン® 300mg
ウインタミン® 4mg（朝）

図Ⅱ-11-3　歩行改善まで10カ月を要したパーキンソン病

す。「緑内障だから抗コリン作用の薬は使えません」と言ってしまえば，「何も使う薬はありません」と言っているのと同じなのです。

① 症例紹介1

図Ⅱ-11-4は，進行性核上性麻痺（PSP）と思われる女性患者です。本例のジスキネジアは激烈です。にもかかわらず，前医はドネペジルまで処方していました。コウノメソッドにおいてマドパー®は第二選択薬で，第一選択はドパコール®です。マドパー®で調子の悪い患者は，だいたいドパコール®がマッチします。

筆者はまず患者の家族に**「いったん動けなくなりますが，ご心配なく」**と説明し，ジスキネジアに悪影響のないPD治療薬である**アマンタジン**を処方し，**βブロッカー（アロチノロール）**と**ウインタミン®**で震えを止めようとしました。**シチコリン1,000mg静注**も行いました。

本例をコウノメソッド実践医に症例として示したところ，ある実践医から「心拍数が75回/分あるにしても，アロチノロールによって夜中に低下して心不全になるリスクがあると考えられるので，**クロナゼパム（リボトリール®）**にしてはどうか」と助言を頂き，その後半量をリボトリール®に移行しました。

リボトリール®は，強い眠気を生じさせますが，半錠以下で処方すれば

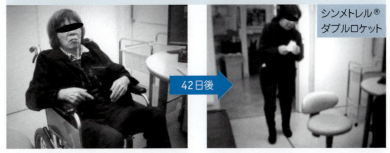

図Ⅱ-11-4 ジスキネジアを克服した進行性核上性麻痺

70歳女性，進行性核上性麻痺（PSP-P）＋ジスキネジア

いったん歩けなくしても，なお両側の激しい振戦は続いた。

42日後 → シンメトレル®ダブルロケット

マスクを外しながら歩いて来る余裕さえある。FG療法なし。保険薬のみで完全に改善させることができた。

前医の処方
アリセプト® 10mg
メマリー® 10mg
マドパー® 3錠

ドパコール® 250mg
マドパー® 3錠
ウインタミン® 8mg

アマンタジン 200mg
アロチノロール 15mg

よい薬です。一般医にはあまり馴染みのない薬だと思われますが，レストレスレッグス症候群などの治療にも用いられるので，ぜひ覚えましょう。結局本例は5カ月半でジスキネジアの症状を改善させることができました。

表Ⅱ-11-3[4]にはアマンタジンの立ち位置をまとめました。中等度以上のPDに対しては，患者の3割にアマンタジンが処方されています。利点はジスキネジアを起こさないこと，ジスキネジア・薬剤性パーキンソニズムの治療に使えることです。また後発品を使用することにより医療費は大きく削減できます。

表Ⅱ-11-4[5]は，抗精神病薬によってパーキンソニズムが生じたときの対処法です。クエチアピン（セロクエル®），トリヘキシフェニジル（アーテン®），アマンタジン（シンメトレル®）はすべてコウノメソッドの推奨薬になっています。

②症例紹介2

図Ⅱ-11-5，**図Ⅱ-11-6**は，PSP-PAGF（最初の一歩が出にくいタイプの進行性核上性麻痺）ですが，ドネペジルによって歩行が阻害されていたことは明らかです。いくら認知症でも，PDと同様**PSPにドネペジルは禁止**です。

残念ながらPSPの患者は前医によって正しい診断がついていないことが往々にしてあります。確かに，PSPの全員が垂直性注視麻痺（眼球を上下方向に動かせない）を示すわけでもありません。ハミングバードサイン（中脳の萎縮）はマルチスライスCTでは観察しにくいです。しかし，アー

表Ⅱ-11-3　アマンタジンの活用

信頼	アマンタジンは，日本・欧米ともに，中等度以上のパーキンソン病症例では約30％に用いられている。
安全	●アマンタジンで，ジスキネジアが改善される。 ●ジスキネジアに対して長期の抑制効果がみられる（Wolf E, et al）[4]。 ●抗精神病薬でパーキンソニズムを起こしたときに使える。 ※透析患者は1日100mgまでとすること。
効果	シンメトレル®ロケット：シチコリン静注でも効かない傾眠に奏効することがある。
低コスト	複数の後発薬があり，医療費も抑えられる。

表Ⅱ-11-4　抗精神病薬でパーキンソニズムを起こした場合の対応

優先順位	対策
1	原因薬剤を中止する。
2	できるだけ非定型の抗精神病薬に変更する。 （例）セロクエル®
3	抗コリン薬，**シンメトレル**®を用いる。 （例）アーテン®
4	メネシット®など通常のパーキンソン病治療薬を用いる。

（文献5を参考に作成）

ムスイングがある，PD治療薬が奏効しにくい，雰囲気は暗くなく，深刻さがない（ピック症状）というイメージをもっていれば，初診からPSPと気づけるようになります。

また，仮に診断できなくても，**歯車現象の有無をきちんと調べ，強い陽性ならドネペジルは処方しない**という取り決めを守ればそれでよいのです。画像診断ができない環境の開業医や一般医であっても，高齢の患者に対しては必ず歯車現象を調べるというコウノメソッドの約束事（筆者はこれを，医師としての義務だと考えています）を日々励行することで，誤治（病態に合わない処方をして病態を悪化させること）を防ぐことができるのです。

③ジスキネジアを完治させるために必要な要素

筆者が，神経内科学の素養もなく，PDの経験数も非常に少ないにもかかわらず，重症のジスキネジアを3例全例で完治させられたのはなぜでしょうか。

1つは，新薬の洪水に翻弄されることなく，長い年月をかけて副作用の少ないPD治療薬を厳選して自己防衛していたこと，そして，これら最終選考に残ったPD薬を**コウノメソッド推奨薬**として，前医の処方から少しずつ置き換えていったことが最大の理由だと考えます。

前述の水野美邦先生の著書[3]には，ジスキネジアが生じた際に最初に中

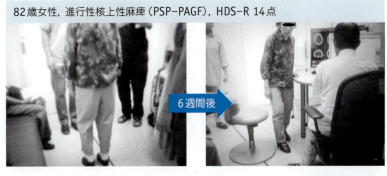

図Ⅱ-11-5 ドネペジルによって歩行できなくなっていた進行性核上性麻痺

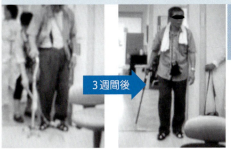

図Ⅱ-11-6 ドネペジル中止により翌日から歩行が改善した進行性核上性麻痺

*最初に中止していくべき薬剤には，①セレギリン（エフピー®），②エンタカポン（コムタン®），③ゾニサミド（トレリーフ®）が挙げられている[3]。

止していくべき薬剤のリストが掲載されていますが*，筆者が推奨してきた薬剤はこのリストに入っていませんでした。たくさんの患者を診て経験を積ませてもらったおかげと思います。

次の理由として，グルタチオン点滴，フェルラ酸含有食品を利用して，**PD治療薬の必要量を減らす努力**をしたことです。今や自費診療を毛嫌いする時代ではありません。患者の高齢化，脳内病変の複雑化，新薬の無節操とも言える増加，臨床教育の立ち遅れといった現実がある中で，患者にはせめて副作用を解消させるのに必要な半年間だけでも自費診療に賛同してもらい，1日も早い回復をめざすべきではないでしょうか。早く治さなければ，高齢者ですから廃用症候群で本当に歩けなくなります。

医療機器の発達は，**患者に触らない医師**を確実につくり出しているように思いますが，患者に触れ，肘の歯車現象を確認する，ただそれだけのことをまずは行ってほしいと切に願います。

2）オプションのパーキンソン病治療薬

　純粋なPDの治療は神経内科に任せるとして，プライマリケア医が認知症患者のパーキンソニズムを担当するにあたっては，先にも述べた通り**レボドパ・カルビドパ（ドパコール®，メネシット®），レボドパ・ベンセラジド（マドパー®），ペルゴリド（ペルマックス®）**を三本柱として使用していきましょう。

　この3剤は，歯車現象が陽性の患者（ドパミン系歩行障害の患者）にしか使用しません。使用対象は，レビー小体型認知症（DLB），認知症を伴うパーキンソン病（PDD），PSP，大脳皮質基底核変性症，脊髄小脳変性症とともに，各種認知症の第3期に起こる二次性パーキンソニズムです。

　コウノメソッドではこの3剤に加え，オプションとして以下のPD治療薬の使用を許可しています。コウノメソッドで推奨するPD治療薬はこのように数少ないですが，**FG療法（フェルラ酸含有食品＋グルタチオン点滴）**を併用すれば，ほかのPD治療薬を加える必要はなく，患者にはほぼ満足してもらえます。無理に処方してもFG療法以上の成果を出すことは難しいでしょう。

①プラミペキソール（ビ・シフロール®）

　プラミペキソール（ビ・シフロール®）は副作用として眠気を訴える患者がいるため，日中に使用するレギュラー薬としては推奨していません。もちろん，前医から処方されていて減量すると調子が悪くなるという患者に対しては，無理に減量することはしません。

　一般には，**レストレスレッグス症候群**に対してのみ使用しましょう。下肢の痛みがあるならサプリメントの**ヘム鉄**を勧めます。

　レストレスレッグス症候群のため安眠できない場合は，ビ・シフロール®，リボトリール®，睡眠導入薬1種の組み合わせを試みます。

②ドロキシドパ（ドプス®）

　ドロキシドパ（ドプス®）はオプションの位置づけではありますが，コウノメソッドにおいてなくてはならない薬剤です。最初の一歩が踏み出せない場合，血圧が低すぎる場合に使用します。幻視・妄想の副作用は起こりにくい薬剤です。

③トリヘキシフェニジル（アーテン®）

　トリヘキシフェニジル（アーテン®）は，レボドパが登場するまでの間，PDに最も有効な薬物として使用され，現在でもレボドパ，ドパミンアゴニストについで有効な薬物となっています[3]。

　PDにみられる姿勢異常にピサ症候群（側方傾斜）がありますが，PD治

療薬に抵抗性がありドパミンアゴニストがこれを誘発することがあります。この場合，ドパミンアゴニストは中止しなければならず，アマンタジンやトリヘキシフェニジルなどドパミン賦活とは違ったアプローチで効果を示す薬剤は，"武器"のひとつとして残しておく必要があります。

④ **アマンタジン（シンメトレル®）**

アマンタジン（シンメトレル®）は，PD系の患者に限らずあらゆる認知症の**アパシー**に対して活用できます。中にはシチコリン2,000mg静注でも覚醒しなかった患者が，**シンメトレル®ロケット**＊で覚醒したケースもあります（**表Ⅱ-11-5**，**図Ⅱ-11-7**）。

DLBの診療からPD診療の領域に参入した筆者にとっては，アマンタジンは妄想必発の"怖い薬"でした。ですからDLBにはアマンタジン

＊シンメトレル®ロケット：医療費の増大を防ぐため後発品を適宜使用すべきではあるが，先発薬として開発されたことに敬意を表して，コウノメソッドにおける表Ⅱ-11-5のようなアマンタジンの使い方を「シンメトレル®ロケット」と命名した。日中の生活リズムに合わせるために，15時以降は使用しない。朝・昼に投与する場合は，シンメトレル®ロケットダブルと呼んでいる。

表Ⅱ-11-5 シンメトレル®ロケット（2015，河野）

コウノメソッドにおける名称	シングル	ダブル	
	朝	朝	昼
シンメトレル®サブロケット	75mg	75mg	75mg
シンメトレル®ロケット	100mg	100mg	100mg
シンメトレル®メガトンロケット	125mg	125mg	125mg

目的：覚醒
副作用：ハイテンション，妄想，虚脱など

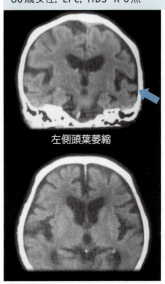
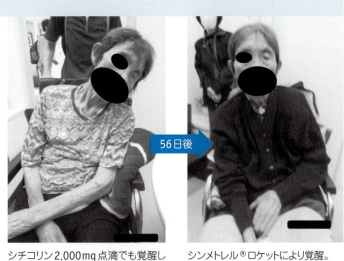

86歳女性，LPC，HDS-R 0点

左側頭葉萎縮

シチコリン2,000mg点滴でも覚醒しなかった。
ドグマチール® 50mg（隔日）
ドパコール® 25mg×2

56日後

シンメトレル®ロケットにより覚醒。
アマンタジン 100mg（朝）
ドパコール® 25mg×2

図Ⅱ-11-7 シチコリン2,000mgよりもシンメトレル®ロケットが著効したLPC

50mg×3を最大量とするよう推奨してきました。

しかし，薬剤過敏性のない第3期の患者に対しては，少し用量を増やしてみようと思い，朝に集中させて処方してみたのがシンメトレル®ロケットの始まりです。1回75～125mgを使うと驚くほど覚醒が得られます。失敗することも少なくはありませんが，試みてみる価値は十分にあります。

3）シンメトレル®ロケットの使い方

①シンメトレル®ロケットの著効例

2015年8月～2016年2月の約半年間におけるシンメトレル®ロケットの著効患者のリストが**表Ⅱ-11-6**です。陰性症状，中でもアパシーに対して使用するため，いかなる認知症にも応用範囲が広いことが特徴です。

図Ⅱ-11-8は，シンメトレル®ロケットが奏効したPDDの患者です。筋肉が硬いため，両腕はいつも身体の前にありました。胸が苦しいなどの不定愁訴が多く，訪問看護も開始されています。DLBではないので，ドパコール®200mgでも幻視は誘発されません。ここで筆者はアマンタジン75mg×2（朝・昼）を追加しました。"サブロケットダブル"（**表Ⅱ-11-5**

表Ⅱ-11-6 シンメトレル®ロケットの著効16例

年齢（歳）	性別	疾患	HDS-R（点）	1回量（mg）	1日投与回数
82	男性	SD	4	100	2
80	女性	DLB	16.5	100	1
85	女性	SD-NFT	19.5	100	1
92	女性	Pick, VD, NPH	0	100	1
86	女性	LPC	0	100	1
76	女性	PSP	18	100	1
70	女性	SD	0	100	2
74	男性	PSP	27	100	2
75	男性	DLB	22	75	1
66	男性	PSP-PAGF	17	75	2
80	女性	ATD, VD, NPH	—	100	1
81	女性	VD	15	100	1
70	女性	PSP，ジストニア	—	75	2
54	男性	MSA	28	100	2
87	女性	ATD	11	100	2
64	男性	PSP	0	125	2

SD：意味性認知症，DLB：レビー小体型認知症，SD-NFT：神経原線維変化型老年期認知症，Pick：ピック病，VD：脳血管性認知症，NPH：正常圧水頭症，LPC：レビー・ピック複合（Lewy-Pick complex），PSP：進行性核上性麻痺，PAGF：pure akinesia with gait freezing，ATD：アルツハイマー型認知症，MSA：多系統萎縮症　　　　　　　　　　　　（名古屋フォレストクリニック，2015年8月～2016年2月）

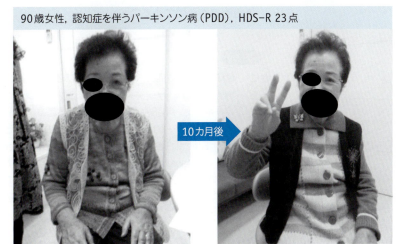

図Ⅱ-11-8 シンメトレル®サブロケット（ダブル）が奏効した認知症を伴うパーキンソン病

参照）です。

　アマンタジンを朝に投与することで，昼夜逆転が解消します。本例も睡眠薬が不要になりました。顔もふっくらし，振戦は消え，化粧もしっかりするようになって，自分から「よくなった！」「快調！」とはっきり大きな声で伝えてくれました。

②シンメトレル®ロケットの副作用

　シンメトレル®ロケットは，言うなれば失敗覚悟の作戦です。朝に薬剤濃度を集中させるわけですから，**必ず介護者に副作用の際の対処法を伝えておきます**。

　シンメトレル®ロケットの副作用は，興奮とは限らず，逆に身体がだるい，食べられない，歩けないといった抑制的な症状も起こりえます。ですからシンメトレル®ロケットの開始後に，**原因不明の体調不良が生じたら，それはロケットのせい**だと気づくよう家族に説明しておきます。

　腎機能低下者では薬剤が体内に蓄積して，食事が十分に摂取できなくなるため，特に気をつけて下さい。その場合は，やはりシチコリン静注が推奨されます。

　PSPの第3期にも，ぜひシンメトレル®ロケットを試みて下さい。少なくともゾニサミドのような高価な薬剤よりも有効率は高いと思います。アマンタジンは，特に後発品なら驚くほど安価な薬剤です。費用が気になる

施設等でも活用できるでしょう。

文献

1) 臨床歩行分析研究会, 編：歩行障害の診断・評価入門. 医歯薬出版, 1997.
2) 藤本健一：パーキンソン病におけるジスキネジアへの対応は？ いきなり名医！パーキンソン病Q&A. 服部信孝, 編. 日本医事新報社, 2009, p74-7.
3) 水野美邦：パーキンソン病の診かた, 治療の進めかた. 中外医学社, 2012.
4) Wolf E, et al：Long-term antidyskinetic efficacy of amantadine in Parkinson's disease. Mov Disord. 2010；25(10)：1357-63.
5) 村田美穂．Ⅶ．二次性パーキンソニズムとその他の変性疾患　薬剤性パーキンソニズム．パーキンソン病と運動異常〈アクチュアル脳・神経疾患の臨床〉．髙橋良輔, 編. 中山書店, 2013, p419-20.

12　二次性パーキンソニズムの治療

図Ⅱ-12-1に，四大認知症の症例写真と患者割合を示しました．筆者は自験例などから，その割合を**アルツハイマー型認知症44％**，**前頭側頭葉変性症16％**，**レビー小体型認知症（DLB）22％**，**脳血管性認知症10％**程度であろうと考えています．

　このうち，運動障害系認知症としてパーキンソン病（PD）治療薬が必要なのはDLBだけと考えがちですが，そうではありません．どのタイプの認知症でも進行すると歩行障害が出現してきて，PD治療薬が役立つ場合があります．もちろん，治療手段はPD治療薬だけではありませんし，PD治療薬を使ってはならない場合もあります．

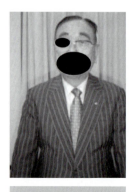
アルツハイマー型認知症
44％

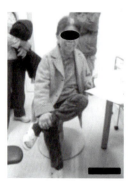
ピック病（前頭側頭葉変性症）
16％

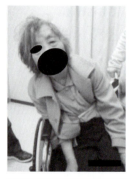
レビー小体型認知症
22％

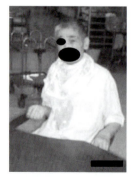
脳血管性認知症
10％

その他　8％

図Ⅱ-12-1　四大認知症とその割合（筆者らによる）

1) レビー小体型認知症の場合

図Ⅱ-12-2の患者はDLBですから，歩けなくなってきたときに最も歩行改善に効果的なのはPD治療薬であることが多いです。その確認は歯車現象の有無で察知します。

歯車現象が軽いならPD治療薬だけでは治せないかもしれません。再度画像検査を行い，正常圧水頭症などの合併がないか確認しておきましょう。仮に読影が不得意な医師でも，以前の所見と違うこと（頭頂部の脳溝の消失など）はわかるはずです。

2) 前頭側頭葉変性症（ピック病）の場合

図Ⅱ-12-3は，改訂長谷川式スケール（HDS-R）14点の比較的軽症だったピック病患者が，2年半後に二次性パーキンソニズムをきたした様子です。この体幹傾斜の状況においては，歯車現象は調べるまでもなく陽性であるはずで，万が一ドネペジルなどの歩行を阻害する薬剤を服用していたら中止し，**ドパコール®チャレンジテスト**を行います。一度，グルタチオン2,200mg程度の点滴（自費）＊をしておくと回復が早いです。

図Ⅱ-12-4は介護施設で生活している患者で，陽性症状（性的逸脱行動）

＊自費による点滴は，保険診療日には行わない。

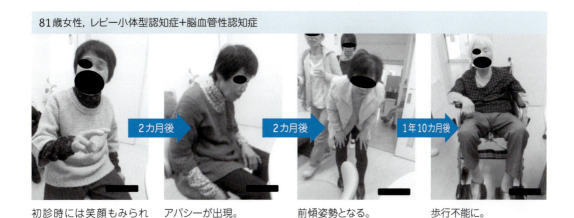

81歳女性，レビー小体型認知症＋脳血管性認知症

初診時には笑顔もみられた。 → 2カ月後 アパシーが出現。 → 2カ月後 前傾姿勢となる。 → 1年10カ月後 歩行不能に。

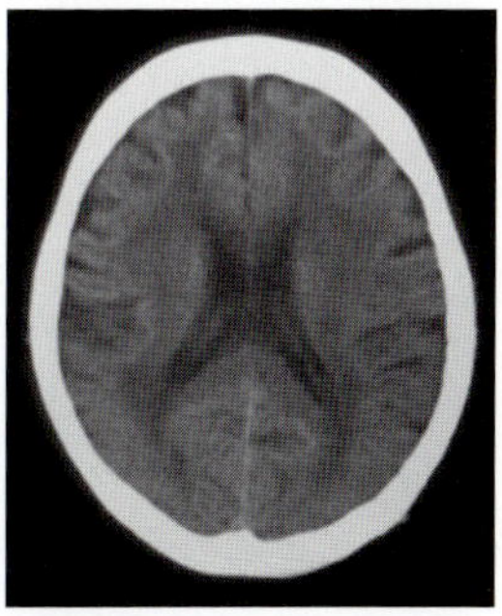

図Ⅱ-12-2 レビーミックスの歩容の悪化

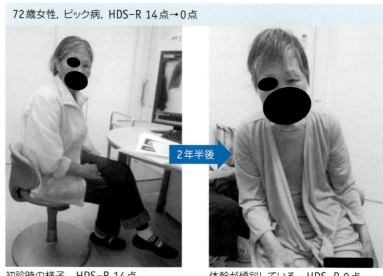

初診時の様子。HDS-R 14点。　　体幹が傾斜している。HDS-R 0点。

図Ⅱ-12-3　初診から2年半で二次性パーキンソニズムをきたしたピック病

　が問題化していたピック病ですが，最初は抑制系薬剤がほどよく奏効したものの，体内蓄積によって副作用が出現してきました。しかしこのときには，PD治療薬を新規に導入することなく，減薬により改善させることができました。

　図Ⅱ-12-5もピック病の患者ですが，「足が重くなってきた」との訴えがあったときに，歯車現象がしっかり確認できたために，ドパコール®チャレンジテストを決断しました。しかし，さすがに純粋なピック病なので，副作用が起きた場合は，1/2錠をさらに半分にカットして1/4錠を1回投与量とするように，家族に説明しておきました。

　案の定，妄想の悪化とハイテンション（毎日買い物）が起こりましたが，家族がすぐに1/4錠に減薬して事なきを得て，しかも歩行は改善したのです。もともと妄想があってハロペリドール［リントン®（ドパミン阻害薬）］0.3mg（夕）を処方していたのですが，これを中止せずに済みました。

　それならば，レボドパ・カルビドパ（ドパコール®）を開始せずにハロペリドールを中止するのが処方の基本ではないのかと疑問をもたれるでしょう。しかし家族の一番の要請は，「妄想は非常に困る」という点だったのです。このようにコウノメソッドでは，「それはしかたがない，我慢して下さい」と言わねばならない場面を極力なくすための技術を開拓しています。

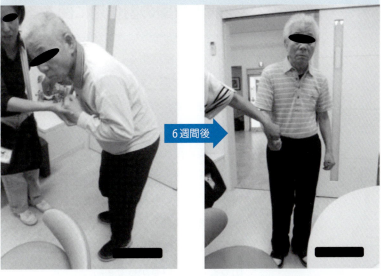

図II-12-4 ピック病に生じた薬剤性パーキンソニズム

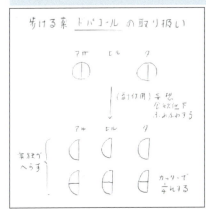
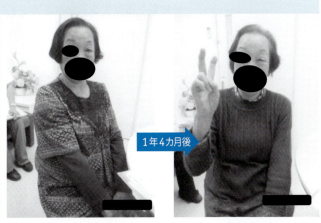

図II-12-5 ドパコール®チャレンジテスト＋家庭天秤法が奏効したピック病の二次性パーキンソニズム

13 パーキンソン病治療薬の副作用に関するまとめ

ドパミンを賦活するということは，ドパミン過剰による精神症状を惹起するリスクを伴います。市販薬のテレビコマーシャルでは，「薬は用法・用量を守って」と必ずアナウンスが入りますが，高齢者では，用法・用量通りに処方するとほとんどの場合に副作用を起こします。薬剤過敏，体内蓄積，薬物相互作用，服薬コンプライアンスの低下など，いろいろな問題が出てきます。**改善して一度は調子がよくなっても，2 カ月後には過剰になっている**という状況があることを認識しておかなければならないでしょう。患者が再診するたびに筆者が最初に家族に尋ねることは，「よくなりましたか？」ではなく「副作用は大丈夫でしょうか？」です。副作用は必ず出ると考えているからです。

1) パーキンソン病治療薬の使い方と副作用

これまで述べてきた通り，初めてパーキンソン病（PD）治療薬を服用する患者に対しては，レボドパ・カルビドパの**ドパコール®（50mg錠）**と決めています。そして，その副作用として**吐き気，浮遊感，妄想**に注意します。レボドパは投与期間が長期になるとジスキネジアを起こす要因となります。日頃から1回投与量は必要最低限とし，投与回数を増やすことで1日総量を確保する工夫が必要です。なお，レボドパ・カルビドパ（ドパコール®やメネシット®）よりレボドパ・ベンセラジド（マドパー®）が合う患者もいます。

ドパミンアゴニストは，あえて麦角系の**ペルゴリド（ペルマックス®）**を推奨しています。ただし投与前に心雑音がないことは確かめておいて下さい。非麦角系は眠気を生じさせるため，高齢者には不向きです。

2) パーキンソン病治療薬の副作用への対応

プライマリケア医を訪れるドパミン系歩行障害患者には，①神経内科に通院していて，PD治療薬の副作用が出現している患者，②妄想の治療をしてもらえずにどうにかならないかと思って来院する患者，の2パターンがあると思います。

まずは典型的なレボドパ過剰の副作用の例を紹介しましょう。

①せん妄を生じた患者への対応

図Ⅱ-13-1は，前医（精神科医）が不慣れなPD治療薬を投与したことが原因となり，せん妄が生じたことから来院した82歳の女性患者です。筆

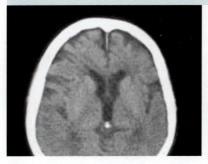
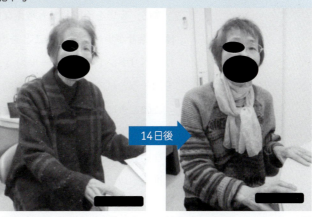

82歳女性，レビー小体型認知症，HDS-R 実施不可

高度せん妄でHDS-R実施不可。前医がメネシット®を6錠（600mg）処方していた。食事が摂れず，筆者の手をこするのみ。

14日後

流動食から普通食に変わり，2週間で体重が2.5kg増加（食欲改善）。身だしなみも整い，スカーフを自分で巻いてきた。

メネシット® 3錠
アリセプト® 0.5mg
抑肝散 1包
コンスタン® 1.2mg
ジェイゾロフト® 25mg

図Ⅱ-13-1　パーキンソン病治療薬によって高度せん妄をきたしていたレビー小体型認知症

者の手をこすって「だめだ，だめだ」と，まるで夢遊病者のように唱えていました。

　疾患はレビー小体型認知症（DLB）でした。DLBと診断できたことと高齢であったことから，生理的にも神経伝達物質が多系統に低下しているであろうというイメージをもって，アセチルコリン（ドネペジル0.5mg），セロトニン（セルトラリン25mg）を加えて3系統の神経伝達物質を一気にそろえるという，やや冒険的な処方をしたのですが，しっかり改善させることができました。

　食事がまったく摂れなくなっていたので，早く治さないと生命の危険もありました。こういう"荒療治"は，ドネペジルの投与量を通常の1/10にまで抑えた安全域でカクテル処方したために行えたのです。コウノメソッドに習熟していない場合には，5日程度ごとの頻回の診察で処方を微調整していったほうがよいでしょう。本例にはフェルラ酸含有食品や点滴は使用していません。

　また，初診時の血液検査では，低ナトリウム血症や低血糖などの内科的な問題はまったく認められませんでした。PD治療薬（メネシット®600mg）というのが，いかにも本例にとっては過剰だったのです。

②妄想を生じた患者への対応

次に，妄想を治療してもらえない患者への対応です．一部の神経内科医は，患者が歩けなくなることを恐れて，ハロペリドール（セレネース®），リスペリドン（リスパダール®）を使いません．抑肝散で何とか妄想・幻視を消そうと試みるのですが，奏効しない患者が多いです．

このときに真っ先にすべきことは，**ドネペジルを中止すること**です．同時に，**不要なPD治療薬も中止**することです．コウノメソッドで推奨していないPD治療薬が投与されていないかをまず確認しましょう．

推奨薬以外のPD治療薬が投与されていれば，1種類ずつ減らしていきます．減量・中止していく過程で，患者や家族から「あれはやっぱり必要でした」といった声が出てきますから，その薬剤については復活させます．また，できればシチコリン1,000mg静注を行います．

そのあと，セレネース®0.3mg/回または0.5mg/回を投与し，この量でもパーキンソニズムが増強するなら，一部はクロルプロマジン（ウインタミン®）4mgまたは6mgに代用させます．たとえば，朝：ウインタミン®4mg，夕：セレネース®0.5mgといった具合です．

つまり，**せん妄・妄想に対する第一選択はセレネース®**ですが，患者はドパミン系歩行障害があるわけですから，投与にはリスクが伴います．投与後，実際に歩行が悪化するなら，本来は攻撃性に対して使い，よりドパミン阻害作用の弱い**ウインタミン®に代行させる**という危険分散の手法です．

③症例紹介

図Ⅱ-13-2は，PD治療薬の過剰によって病的に賭博をするようになったと思われる男性患者です．初診時，杖を使用し，無表情で脚を引きずりながら診察室に入室してきました．8年前（66歳時）にPDを発病し，以後PD治療薬を服用しているそうです．

認知機能が低下してきたのはここ半年以内のことであり，薬剤過敏性もなく，CT検査で確認できる脳萎縮は確かに軽いので，DLBではなく明らかに**認知症を伴うパーキンソン病（PDD）**です．

ところが，本例は診察中にもかかわらず眠ってしまいました．この理由として主治医が処方している**プラミペキソール（ミラペックス®LA）**1.5mg×3錠を朝にまとめて服用しているからだろうと考えました．本例の妻はこれまでたびたび主治医にPD治療薬を減らしてほしいと頼んできたそうです．その結果として処方されているのが，マドパー®4錠，エンタカポン（コムタン®）100mg×4錠，ミラペックス®LA1.5mg×3錠，ゾニサミド（トレリーフ®）25mg×1錠，ドロキシドパ（ドプス®）100mg×4錠，それにリスパダール®1mg（夕）でした．ドネペジルが処方されて

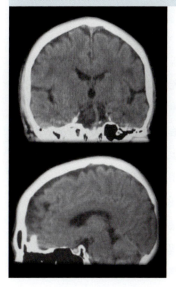
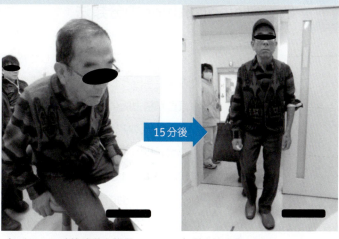

74歳男性，認知症を伴うパーキンソン病（PDD），HDS-R 16点

パーキンソン病治療薬を使用して8年目。認知症症状が現れ始めたのは初診の3カ月前から。傾眠，前傾姿勢，強い歯車現象。杖使用。病的賭博癖と易怒も出現した。

15分後

無料点滴直後に杖なしでスムーズに歩けるようになった。パーキンソン病治療薬を減量して様子をみることにした。

図Ⅱ-13-2 パーキンソン病治療薬によって病的賭博癖を生じた認知症を伴うパーキンソン病

いないのがせめてもの救いです。

　本例の改訂長谷川式スケールは16点でした。ところが，本例の妻が治してほしいのは記憶ではなく病的な賭博癖でした。周囲から"ロト6親父"と呼ばれるほどはまっているそうです。本例は筆者にも「1,000円だけでいいんだ。くれ」と言い，断ると怒りだしました。前頭葉機能も低下してきている様子です。

　ほぼPDの患者ですから，グルタチオンは間違いなく奏効するはずです。グルタチオン1,600mg（＋シチコリン250mg）点滴によって，15分後にはあっさり歩行が改善し，杖は不要になりました*。ここでたとえばシチコリン1,000mgを投与して覚醒させれば，興奮性を高めてしまうことになります。

　本例の妻には，希望通り，抗酸化系薬剤で代用することでPD治療薬を減らしてみようと提案しました。コムタン®4錠→3錠，ミラペックス®LA3錠→1錠，トレリーフ®→中止，リスパダール®→ウインタミン®6mg15時（夕方症候群対策）とし，フェルラ酸含有食品（弱）を開始しました。グルタチオン点滴は10日ごとに行うことにして診察を終えました。その後，病的賭博の症状は和らぎました。

*筆者のクリニックでは，初回のグルタチオンを含む点滴を無料化して実施しており，これを「スターターパック」と呼んでいる。スターターパックの配合は，グルタチオン1,600mg＋シチコリン250mg＋ソルコセリル®4mLであり，投与に慣れない医師でも失敗のない安全性の高い配合としている。

14 proteinopathiesの分類法

変性疾患の同定や分類，そして将来完成するであろう根本治療の標的疾患の決定手段として，これまで多くの研究者によって，脳内に蓄積する異常蛋白が精力的に調べられてきました。

その結果，疾患特異的な不溶性蛋白の蓄積が確認されています。すなわち，アルツハイマー型認知症（ATD）では，**老人斑**に**アミロイドβ**，神経原線維変化では**リン酸化タウ**が蓄積します。

進行性核上性麻痺（PSP）や大脳皮質基底核変性症（CBD），ピック病には老人斑がなく，もっぱらタウが蓄積する**タウオパチー（tauopathy）**です。嗜銀顆粒性認知症，神経原線維変化型老年期認知症（SD-NFT），石灰化を伴うびまん性神経原線維変化病は**高齢者タウオパチー**です。これら6疾患のうち，SD-NFTを除く5疾患がピック症状（脱抑制などの前頭葉症状）を示します（図Ⅱ-14-1）[1]。

筆者はこれまで，未破裂動脈瘤のクリップ手術や頭部外傷の既往のある患者，またボクサーが後年ピック病を発症する，あるいはピック症状を呈してくる例を多く経験してきましたが，パンチドランカー（chronic traumatic encephalopathy，慢性外傷性脳症）でもタウが蓄積します。

また，外傷後の筋萎縮性側索硬化症（ALS）発症も多いと指摘されていますが，筆者はFTD-MNDタイプ（認知症を合併したALS）をこれまで2例しか診察した経験がなく，詳細は不明です。もっとも，1人はオートバイ事故の既往がありました。

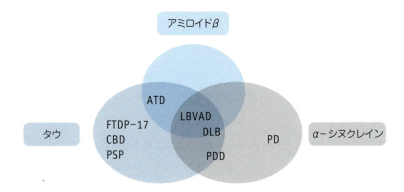

図Ⅱ-14-1 不溶性蛋白と変性疾患

ATD：アルツハイマー型認知症，PD：パーキンソン病，LBVAD（Lewy body variant of Alzheimer's disease）：アルツハイマー型認知症レビー小体亜型，CBD：大脳皮質基底核変性症，PSP：進行性核上性麻痺，DLB：レビー小体型認知症，PDD：認知症を伴うパーキンソン病，FTDP-17：家族性前頭側頭型認知症

（文献1より引用）

	タウ	α-シヌクレイン
	FTDP-17 CBD PSP AGD DNTC	PD PDD DLB MSA
共通キャラクター	ピック症状, 多幸	まじめ, 歩行障害系
改善しやすい処方	ピックセット	歩行セット
コウノカクテルの配合	グルタチオン主体 シチコリン禁止	グルタチオンも シチコリンも必要

図Ⅱ-14-2　蓄積蛋白とキャラクター分類
ピックセット：ウインタミン®＋フェルラ酸含有食品（弱）
歩行セット：リバスチグミン（HDS-R 25点以下に使用）＋フェルラ酸含有食品（強）
FTDP-17：家族性前頭側頭型認知症, CBD：大脳皮質基底核変性症, PSP：進行性核上性麻痺, AGD：嗜銀顆粒性認知症, DNTC：石灰化を伴うびまん性神経原線維変化病, PD：パーキンソン病, PDD：認知症を伴うパーキンソン病, DLB：レビー小体型認知症, MSA：多系統萎縮症

　ヒト胎児脳では3リピートタウ，齧歯類の成体脳では4リピートタウ，ヒト成人脳では6種類すべてのアイソフォーム（isoform）が認められます。そのため，ピック病は胎児脳，PSPやCBDは齧歯類の脳，ATDは成人脳に似ているとも言えます。

　もう1つの大きなグループが，**α-シヌクレイン**が蓄積する変性疾患群です。パーキンソン病，レビー小体型認知症，多系統萎縮症がこれに当たります[2]。

　こういった蓄積蛋白の研究は，認知症の研究領域で最先端かつ根源的な欠くことのできない探索であるため，筆者もその説明を欠いてはならないと思い，ここに説明しましたが，残念ながら現代の医学レベルではまったく治療に関係しません。

　ただ，**タウ蓄積患者**と**α-シヌクレイン蓄積患者**の臨床的な共通点，あるいは相違点はないかと考えてみると，**前者は陽証，後者は陰証**のイメージが浮かびます。すなわち，タウオパチーはピック系で，α-シヌクレインがまじめ系です。よってこの分類に基づけば，比較的治療方針が想起しやすくなるのではないかと思います（**図Ⅱ-14-2**）。

文献

1) Moussaud S, et al：Alpha-synuclein and tau：teammates in neurodegeneration? Mol Neurodegener. 2014；9：43.
2) 浅沼光太郎, 著, 秋口一郎, 監：Generalist 神経診療力腕試し〈総合診療ライブラリー〉. 金芳堂, 2015.

III レビー小体型認知症

　レビー小体型認知症（DLB）は日本人研究者によって発見された疾患であることは皆さんもご存知だと思います。DLBは，患者の個人差が非常に幅広く，語り始めたらきりがないほど奥深い疾患ですが，最も注意して頂きたい点は，**薬剤過敏性**があるということです。これはもちろんドネペジルに対しても同様で，比較的元気でパーキンソニズムが軽度の患者であれば，ドネペジルの規定量（5mg）に耐えられる患者もゼロではないと思いますが，DLBがドネペジル（アリセプト®）の適応症として認められているからといって，ただやみくもに，個人差を考慮せず規定通りに処方してしまうことだけは，避けて頂きたいと思います。

　筆者は，多くの医師にはDLBの奥深さが十分に知られていないという前提に立って，コウノメソッドにおいては**DLBにドネペジルは原則投与禁止**としています。仮に投与直後には副作用が現れなくても，その患者の2年後，5年後にはどうなっているかを考慮する視点が必要です。

　ドネペジルを処方した医師が患者の観察を続け，ある日パーキンソニズムや幻視の悪化が起こったときに，それは病状の進行によるものではなく，副作用によるもので，ドネペジルを減量すべき，あるいは中止すべき時期が来たのだと気づくことができるでしょうか*。筆者は**ドネペジルを処方することの責任**に，医師がより自覚的である必要があると思いますが，特にDLBに対しては，ドネペジルを効果的に用いるのは難しいことだと知って頂きたいと思います。

　なぜなら，ドネペジルは間接的にほかのドパミン阻害作用のある薬剤（ハロペリドール，スルピリド，チアプリドなど）を使いにくくさせる薬でもあるからです。ドネペジルとこれらの薬剤を併用すると，低用量でもすぐにパーキンソニズムが引き起こされます。**つまりDLBにドネペジルを使ってしまうと，あとが非常に大変になる**のです。たとえば，処方した最初の1カ月だけ調子がよくなることはあるでしょう。しかしその後，い

＊実際にコウノメソッド実践医の多くが，「コウノメソッドを知るまで，ドネペジルの副作用の詳細を知らずに処方してきた」と話している。
2016年に厚生労働省は，専門医等からの意見をふまえて「かかりつけ医のためのBPSDに対応する向精神薬使用ガイドライン」を変更し，抗認知症薬の副作用に関する記述も加えられたが，依然として薬物療法の冒頭は抗認知症薬となっている。

つかはドネペジルを中止しなければ，抑うつや歩行障害といった症状が次々に出てきたときに，それらを治療するための薬剤の効果が打ち消され，袋小路から逃れられなくなります。

認知機能をリバスチグミンに担当させておけば，ハロペリドール，スルピリド，チアプリドも副作用なく併用が可能です。つまり，あとから生じてくる症状に対して選択肢を広げておくことができるのです。しかし，そのようなことを説いた医学書はほかにないでしょう。だからこそ筆者は何度も繰り返しこの点を強調したいのです。

歩行障害系認知症を扱う本書においては，DLBに限らず，**進行性核上性麻痺，大脳皮質基底核変性症，多系統萎縮症にもドネペジルを投与禁止**としています。

中核薬4成分において，ドネペジルは歩行障害系，リバスチグミンは歩行改善系と，両極の特性をもっています。海外では認知症を伴うパーキンソン病（PDD）がリバスチグミンの適応症として認められていますが，これはしごく当然のことです。一方，ドネペジルのDLBへの投与については，筆者は疑問を感じざるをえません。

臨床医には患者を守る義務があり，それは用法・用量や適応症を厳守することよりも優先されなければならないことだと考えます。この点に同意して頂けないとしたら，おそらく本書を読む意味はないでしょう。

コラム

祖父江逸郎先生との思い出

名古屋大学に第一内科神経研究室が創設されたときの初代教授が祖父江逸郎先生でした。筆者が所属した老年科とはあまり交流もなく，遠い存在でしたが，初代からその研究室は医学生たちに人気がありました。筆者が研修した名古屋第二赤十字病院（愛知県名古屋市）には神経内科医が13名いたこともあり，名古屋の神経内科を勢いづけたのは祖父江先生だったことは間違いありません。

祖父江先生は戦艦大和の軍医でしたが，医学部のトップだったため，最後の特攻の際に「徳山で下船し日本のために生き残るように」と言われたという逸話は，名古屋の開業医なら大抵は知っています。その話を，幸運にもある研究会後に夕食をお供させて頂き，直接教えて頂ける機会がありました。

また筆者は以前，日本老年医学会の東海地方会で，レビー小体型認知症に

はドネペジルを少量投与としておかないと問題が起こる旨の発表をしました。発表後，フロアから質問の手が挙がらず肩を落としかけていたところ，静まり返った会場の後方の座席から"神様"が手を挙げて，「患者の個体差を考えて処方量を調整することは非常に大事ですね」とコメントして下さったのです。

　祖父江先生と筆者の接点は，以上の2回のみです。その後，先生は愛知医科大学の学長になられ，授業料を下げるなどの英断で一気に大学の偏差値を上げ，優秀な学生を集めるという大改革をされました。先生はご退官後も財団理事長を務められるなど，お元気にまっすぐな姿勢で活躍されています。先生が筆者のことを万が一にも覚えておられることはないかと思いますが，筆者にとっては神経内科学の高い壁を象徴するような，筆舌に尽くしがたい輝ける存在であることは今後も変わりません。

1 "副作用多発疾患"としてのレビー小体型認知症

1）神経疾患はプライマリケア医にも治せる

　前述の通り，レビー小体型認知症（DLB）には**薬剤過敏性**という特徴がある一方で，**DLBに精通している医師は多くはない**という現状があります。特に高齢化が進み，長生する患者が増えている現在では，ますます副作用に対して注意深くある必要があります。

　たとえばドネペジルとリスペリドンの併用などは，あってはならない処方だと考えますが，筆者のもとを訪れる患者を診ていると，こうした処方がなされているケースは少なくありません。高齢で，薬剤過敏性のあるDLBに対してドパミン阻害作用のある薬剤を2剤使っていることになるわけですから，最悪の組み合わせと言えます（**図Ⅲ-1-1**）。

　こうしたいわば"問題症例"に対して筆者がやってきたことは，①**ドネペジルを中止または減量する**，②**リスペリドンを中止する**，③**パーキンソン病（PD）治療薬を少しずつ減量していく**，④**抗うつ薬を減量または中止する**（DLBの暗い表情に対して，抗うつ薬が処方されているケースがあ

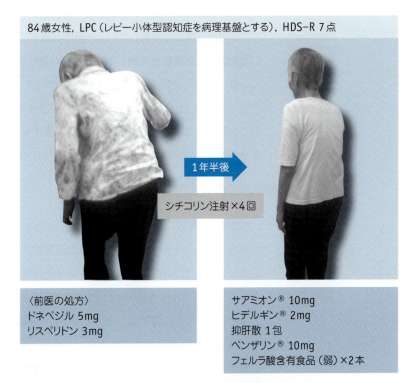

図Ⅲ-1-1　レビー小体型認知症におけるドネペジル，リスペリドンの副作用

る），という地道な作業であり，どの患者に対しても，**本当に必要な薬剤だけを見きわめて残していった**のです。もちろん，薬剤の急激な減量は悪性症候群の引き金になるため要注意ですが，とにかく減薬しなければ亡くなってしまいそうな症例ばかりでした。

　筆者は神経内科学を専門的に学んではいませんが，ドネペジルを国内で最も多くの患者に処方しており，家族の声を真剣に聞き，介護施設スタッフの意見を聞くことで，まずは早期にドネペジルの副作用に気づくことができました。さらに，近隣のケアマネジャーに対してDLBについての講習会を開き，症例写真を数多く見せたことで，理解あるケアマネジャーが，利用者の中から，薬剤による副作用が現れているDLB患者を，時に医師よりも早く・深く理解して，筆者のもとに誘導してくれたことで，DLBに対して行われている処方の問題点に気づけました。**DLBの治療は，PD治療の延長線上にあるものではない**のです。

　また，グルタチオン点滴を取り入れた直後の2年間は，筆者が以前運営していた「認知症ブログ」に著効例を掲載することで，進行性核上性麻痺（PSP），大脳皮質基底核変性症（CBD），多系統萎縮症（MSA），皮質性小脳萎縮症（CCA）の患者が続々と当院に集まり，患者を通して勉強させてもらいました。

　大勢の患者から必死で学んでたどり着いた結論は，神経疾患患者や認知症患者が急増しているこの時代には，単に前医の誤った処方を正しているだけでは事態は決して改善しない，**一般内科医が立ち上がって，これらの疾患に積極的に立ち向かって治していかなければならない**，ということでした。

　コウノメソッドに蓄積された手法によれば，12年前発病のPD患者の歩行でさえも15分で改善させることができます（**図Ⅲ-1-2**）。神経疾患に対して臆病になることはなく，**一般内科医でも十分に改善させることができる**のです。本書はそれを伝えるためのものです。

2）"前頭葉の時代"を意識した治療へ

　PDの歩行障害において，①すくみ足，②逆説的動作，③歩行指導で歩行が改善することの3点は，**前頭葉の関与**が非常に大きいことを表していることから，前頭葉賦活（フェルラ酸含有食品など）によって症状を改善させることができます。

　つまりPDの歩行障害は，**ドパミン系歩行障害とフロンタルアタキシアの混在**と言い切ることができます。それをドパミン系薬剤（すなわちPD治療薬）のみで治そうというのは，やはり無茶なことです。つまり歩行障害＝PD治療薬という処方の考え方が副作用を必発のものにしているので

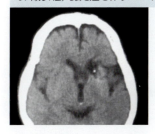
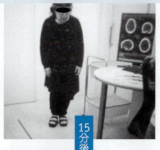
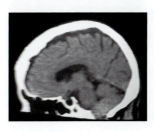
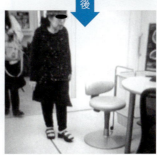

67歳女性，認知症を伴うパーキンソン病（PDD），HDS-R 17.5点

マドパー® 3錠
アーテン® 6mg
アマンタジン 150mg
アリセプト® 3mg

典型的なクローズドスタンスで激しい小刻み歩行がみられた。

15分後

〈点滴〉
グルタチオン 2,000mg
シチコリン 250mg

勢いよく歩いてきた。家族にも笑顔がみられた。

図Ⅲ-1-2 グルタチオンが歩行に即効した罹病期間12年の認知症を伴うパーキンソン病

す（**図Ⅲ-1-3**）。

図Ⅲ-1-4はコウノメソッド独特の手法を表したものですが，認知症には**"前頭葉の時代"**が到来しているということをはっきり述べておこうと思います。たとえばKerteszは，PSPやCBDのことを"Pick complex"と呼んでいますし，これらの疾患は前頭側頭葉変性症（FTLD）の一種だとする研究者すらいるのです。

3）症例紹介

さて，"副作用多発疾患"と冒頭に掲げた通り，DLBは薬剤の副作用が非常に現れやすい疾患です。PDと誤診されたり，誤った処方によって急激に状態が悪化するのも特徴的です。以下に2つの例を紹介しましょう。

①多発する副作用を少量カクテル処方で回復させた例

図Ⅲ-1-5は70歳女性。PDと誤診され，薬剤の副作用が多発していました。1年前までは家事もきちんとできていた人が，肺炎をきっかけに体調を崩し，加えてかなりの量の薬剤を処方されていたため，亡くなる寸前とも言えるような状態になっていました。前医の処方は**表Ⅲ-1-1**の通りです。

ひどい幻覚があり，食事は摂取不能でした。手を握ると，骨を直接触るような感じがするほど痩せており，強皮症もあり，舌は萎縮し，話すこともままならず，改訂長谷川式スケール（HDS-R）も実施不可能です。振戦

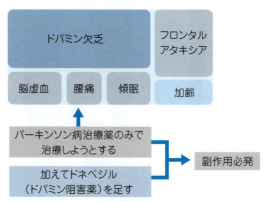

図Ⅲ-1-3　歩行障害の原因はいろいろあるはずだが…

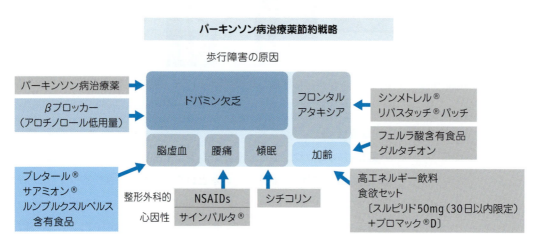

図Ⅲ-1-4　多系統にアプローチするコウノメソッド

はありませんでした。

　処方を変更した3週間後には改善がみられ，Vサインで写真を撮ることもできるようになり，その後も着々と回復して，8カ月で歩行が可能になりました。今，このときの処方を振り返ると，筆者も苦労して，相当知恵を絞ったことが思い出されます。誤った処方を正し患者を回復させることがいかに大変か，理解して頂けるでしょう。

- **ポラプレジンク（プロマック®D）**：75mg（朝）。舌が萎縮しており，強皮症のため逆流性食道炎もあり。食欲を回復させるために必須だった。薬剤が多いため，2錠→1錠に減量して処方。
- **ニセルゴリン（サアミオン®）**：1錠（朝）。下肢筋力を回復させるために3錠としたいところだったが，食事ができないので朝1錠のみとした。
- **アマンタジン（シンメトレル®）**：1錠（昼）。幻視を悪化させずに元気にさせるなら，シンメトレル®は1日100mgまで。薬剤が多いので，

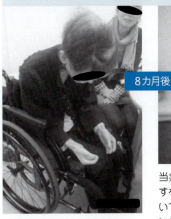
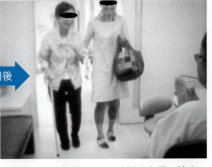

70歳女性，レビー小体型認知症，強皮症，HDS-R 実施不可

8カ月後

典型的なパーキンソン姿位。小声でHDS-R実施も不可能。ひどい幻覚がある。

当然車いすを使用しているだろうと思い診察いすを右によけて待っていたところ，すたすたと歩いて入室して来た。拍手をする筆者。その場にいた全員が笑顔になった。

リバスタッチ® パッチ 9mg
ジェイゾロフト® 12.5mg（夕）
メネシット® 100mg×3
ウインタミン® 4mg（夕）
シンメトレル® 50mg（昼）
サアミオン® 1錠（朝）
ペルマックス® 50μg（朝）
プロマック®D 75mg（朝）
ロゼレム® 8mg（就寝前）
フェルラ酸含有食品（弱）×2本

図Ⅲ-1-5 副作用による歩行障害から8カ月かけて回復したレビー小体型認知症

表Ⅲ-1-1 前医の処方からの変更（図Ⅲ-1-5の症例）

	前医の処方	コウノメソッド（歩行改善時の筆者の処方）
認知機能対策	アリセプト® 5mg （最も問題のある処方。最悪の場合死に至る）	リバスタッチ®パッチ 9mg （歩行改善作用のある中核薬）
歩行対策	マドパー® 2錠 （コウノメソッドにおいては第三選択である）	メネシット®100mg×3錠（300mg） （DLBの第一選択薬）
	トレリーフ® 25mg （非常に高価だが十分な効果は見込めない）	ペルマックス® 50μg （DLBの第二選択薬）
	レキップ®CR錠 1錠（2mg） （DLBには合わない）	シンメトレル® 50mg錠 （50mgなら幻視は悪化しない）
		サアミオン® 1錠 （元気を出させ筋力を増強させる）
うつ対策	なし	ジェイゾロフト® 25mg錠 半錠（12.5mg） （DLBの高度うつに使用）
不眠対策	リスミー® 2mg，セディール® 10mg （抗うつ薬で寝させるのは禁止）	ロゼレム® 8mg （最も生理的な睡眠薬）

DLB：レビー小体型認知症
その他：食欲対策にプロマック®D 1錠（75mg），夕方症候群対策にウインタミン®4mg，総合的な観点からフェルラ酸含有食品（弱）×2本

内服の少ない昼に1錠とした。

- **リバスチグミン（リバスタッチ®パッチ）**：9mg。ドパミン欠乏者を歩行させるために必須。PD治療薬の必要量を減らすのにも役立つ。13.5mgまで増量する必要のある患者はほとんどいない。本例は強皮症もあるので，かぶれも危惧し，9mgで十分と判断した。
- **レボドパ・カルビドパ（メネシット®）**：100mg×3錠。幻覚の強い

DLBに3錠は多いほうだが，多発していた副作用からの回復を図るのには必要だった。

- **ペルゴリド（ペルマックス®）**：50μg（朝）。メネシット®を300mg以上には増量できないと感じたので，第二選択薬であるペルマックス®を1錠のみ加えた。
- **セルトラリン（ジェイゾロフト®）**：12.5mg（夕）。長年の強皮症罹病で疲弊し強いうつ状態が現れたと判断し，食欲を失わせないために25mg錠の半錠だけ処方。
- **ラメルテオン（ロゼレム®）**：8mg。コウノメソッドにおいて，認知症に対して使用する睡眠薬の第一選択。効果は弱めだが生理的であり，ロゼレム®のみで睡眠が得られれば理想的。
- **フェルラ酸含有食品（弱）**：2本の摂取を推奨。保険薬で改善傾向が得られるなら，急速にADLが低下していかない限り，強タイプでなく弱タイプで様子をみてもよいと判断。特に保険薬を増やさず，弱タイプを増量しなくても，長期的に摂取していると着実に大脳機能が改善してくる（シナプス構築）。

筆者の処方は，このように不均等で少量のカクテルであるため，調剤は非常に煩雑です。しかし，長年の経験から，最適な薬の組み合わせ，用量，相性などを判断しています。前医では初診時から**表Ⅲ-1-1**の6剤を開始したそうです。本例が当院を初診したのはその4日後です。つまり**誤処方によりたった4日でまるで廃人のようになってしまう**のです。そして本例が歩行を回復するのには8カ月かかりました（ただし本例は，グルタチオン点滴を導入する前の患者であり，今なら2カ月程度で回復させられると考えます）。

②ドパミン阻害薬2剤使用で現れた副作用を改善した例

図Ⅲ-1-6は70歳女性。コウノメソッドを知っている医師からみれば，典型的な"医療過誤"とも言える処方によって副作用が現れていた例です。

本例は初診時，車いすを使用していました。手引きで5m歩くのがやっとという状態です。HDS-Rは12.5点で，DLB＋脳血管性認知症（VD）と思われました。介護保険はまだ利用していないとのことで，薬剤の副作用によって急激に歩けなくなったことがうかがえました。

前医からはドネペジル5mgとスルピリド6錠（300mg）が処方されていました。「食欲がないうつ状態」ということで，スルピリドが処方されています。幻覚が出現したことがあるといい，肘には歯車現象があります。声は小さく，小刻み歩行です。PSPを裏づける所見は認められませんでした。

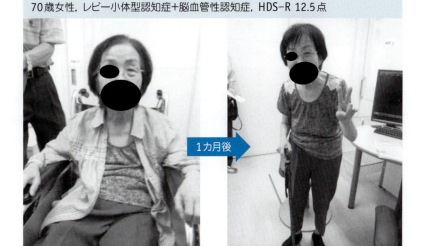

図Ⅲ-1-6 レビーセットに切り替えて奏効したレビーミックス
FG療法：フェルラ酸含有食品＋グルタチオン点滴。

　筆者はまずフェルラ酸含有食品（強・粒タイプ）朝1粒＋昼1粒を推奨しました。加えて，グルタチオン2,200mg＋シチコリン250mg＋ビタミンC1,000mgの点滴を行うと，15分後には早く歩けるようになりました。

　ドネペジルは中止とし，代わりにリバスタッチ®パッチを開始。サアミオン®（朝1錠・昼1錠），プロマック®D（2錠）を加え，スルピリド（ドグマチール®）は減量して1錠（50mg）で継続としました。強いうつ状態がある可能性を考慮してのことです。妄想対策にはハロペリドール（リントン®）0.3mg（夕）を開始しました。

　1カ月後，本例は杖歩行で笑顔で来院しました。ただし，幻覚に近い妄想があり，夫のことがわからないときもあるというので，リントン®0.3mg（夕）は継続とし，リバスタッチ®パッチは規定通り9mgに増量して，合わなければパッチをカットするように説明しました。

　この例からもわかるように，**ドネペジルさえ併用していなければ，パーキンソニズムのある高齢患者の幻覚に対してドパミン阻害薬を使用して解消させることが可能**です。コウノメソッドにおいては基本的な理論ですが，多くの医師はこのことを理解していません。ドネペジルにしがみつい

てしまうと，治せないのです。

また，本例の場合，家族から「背中の曲がりが気になる」との訴えがあったため，ドパコール®チャレンジテストを実施することを決めました。半錠（25mg）×2で開始し，副作用（妄想，食欲低下，ふらつき）が現れたらさらに半分にカットするか中止するよう伝えました。本例はおそらくドパミンが徐々に低下してきた時期にちょうど来院されたのだろうと思います。当院への来院が1カ月遅れたら，おそらく寝たきりになっていたでしょう。

本例は，前述の症例と異なり，筆者が点滴療法を覚えた以後の患者であったため，より早期に回復させることができました。

コラム

アセチルコリン-ドパミン天秤の復習

アセチルコリンは認知機能を維持・向上させますが，歩行できなくさせます。**ドパミン**は歩行を可能にしますが，妄想を誘発します。これがアセチルコリン-ドパミン天秤の基本的な考え方です（**図1**）。

レビー小体型認知症（DLB）は，アセチルコリンもドパミンも脳内で低下している状態であるため，両方を賦活しないと改善させることはできません。一方で，副作用を防ぐには，その賦活を軽めにしておくことが肝要です。つまり，ドネペジルもレボドパ・カルビドパ（メネシット®）も，通常の1/5や1/3の量で開始して頻回に診察・薬剤量の調整を繰り返せば，失敗は起こりません。筆者はこのように細かく用量をさぐっていくことを**センサリング**と呼んでいます。

「よくならなければ薬剤を増量する」という考え方は，認知症の診療にはまったく合いません。その手法ではパーキンソン病は治せても，DLBは治せないのです。

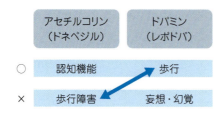

①ドネペジルが過量だと歩行できなくなる。
②パーキンソン病治療薬のみで歩行を改善させようとすると妄想・幻覚が出現する。

①ドネペジルは低用量ならよい薬である。
②パーキンソン病治療薬以外のものも加えて歩行を改善させようと考える必要がある。

図1 アセチルコリン-ドパミン天秤

2 最優先される意識障害の治療

1) レビー小体型認知症における意識障害の治療の位置づけ

　　コウノメソッドによる治療効果をにわかには信じがたい方には，レビー小体型認知症（DLB）の著効例をみて頂くのが一番です．もともと脳萎縮は軽いため，**意識障害系**というとらえ方をすれば，著明に改善する底力をもっている患者群だからです．

　　コウノメソッド実践医の加入条件は，①ドネペジルの少量投与ができる，②シチコリン注射液をそろえている，の2点ですが，実はこれらはDLB治療にこそ欠かせない2点でもあります（このことは，裏を返せば，DLBを治療できない場合は実践医継続は難しいということを表してもいます）．

　　筆者はコウノメソッドにおいて，DLBの治療手段は既に完成していると考えています．すなわち，**薬剤過敏性を逆手にとって，低用量薬剤で改善させる**ことこそが，DLB治療の根幹です．つまり，いわゆるアルツハイマー型認知症（ATD）に対する用法・用量通りの処方をやみくもに行うと，著明に悪化する疾患であるとも言えます．そして，こうしたDLBの治療に優先して行われるべきものが**意識障害**の治療です．

2) 意識障害の治療を優先させて改善に導くコウノメソッド

　　図Ⅲ-2-1は77歳女性．傾眠が強く，被害妄想から易怒を起こしていたDLB患者で，パーキンソニズムはまだ現れていませんでした．本書の主題である歩行障害系の患者ではありませんが，診察中に寝てしまうような意識障害系の患者です．

　　本例にみられている妄想の消失，食欲回復，転倒防止のために，筆者はまずシチコリン1,000mgを静注しました．すると改訂長谷川式スケール（HDS-R）は21点から26点にすぐに跳ね上がりました．

　　アセチルコリンを補うことを云々する以前に，意識を覚醒させることがいかに大切かわかると思います．つまり，本例の実力ではHDS-Rは26点なのです．DLBですから，ドネペジルはパーキンソニズムがなくても使用するべきではなく，リバスチグミン（リバスタッチ®パッチ）4.5mgを処方しました．今後の本例の人生も考えれば，ドネペジルという選択肢はありません．

　　加えて，潔癖で激しい被害妄想に夫が疲弊していたため，抑肝散2包だ

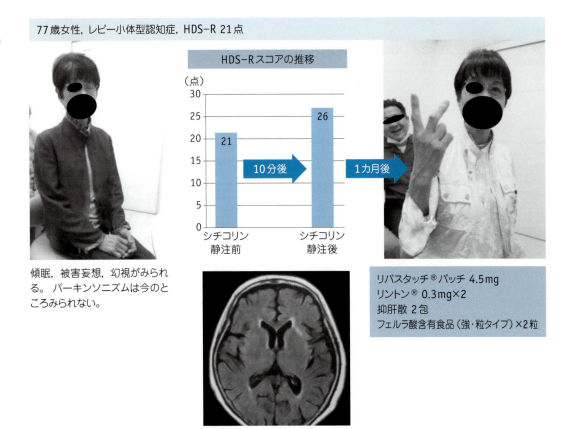

図Ⅲ-2-1 シチコリン1,000mg静注後10分でHDS-Rが5点上昇したレビー小体型認知症

　けでは症状を解消できるとは思えず，ハロペリドール（リントン®）0.3mg×2を処方しました。抑肝散3包なら解消できるのではないかとは考えません。筆者は**高齢患者に抑肝散3包は処方しません**。低カリウム血症のリスクを高めてはならないと考えるからです。それよりも，**ハロペリドールを微量加えるほうがよほど内科的に安全**です。もちろん，ハロペリドールを躊躇なく使えるのは，ドパミン阻害薬であるドネペジルを併用しないという約束事が成り立っているからです。

　もし，認知機能の担当薬としてドネペジルを選んでしまうと，ハロペリドールによってパーキンソニズムの出現に拍車がかかります。DLBの**負のトライアングル**[**図Ⅱ-3-3**参照（p.26）]に陥ってしまうのです。筆者がDLBにドネペジルを禁止するのは，このような理由があるからです。

　なお，本例にはフェルラ酸含有食品の摂取も推奨しました。通常，陽性症状（妄想，易怒）のあるDLBにはフェルラ酸含有食品（弱）が適していますが，本例にはフェルラ酸含有食品（強・粒タイプ）×2粒を推奨しました。興奮系薬剤であるドネペジルを併用しておらず，ハロペリドールでしっかりと抑制しているという背景があるため，ガーデンアンゼリカ（興

奮系に働くハーブ成分）が2.5倍多いタイプを選択しても問題ないのです。

1カ月後の来院時，本例は明るくふっくらとして，力強く筆者にお礼を言ってくれました。家族も「目が大きく開いて，ものすごくよくなりました」と評価しています。初診から再診までの1カ月間にシチコリン点滴は受けに来ていません。

さて，2回目の処方はどうすべきか。もちろんリバスタッチ®パッチを増量しないという原則を守ります（**「効いたらとめろ」**はコウノメソッドにおける鉄則です）。

DLBは，歩行障害系の認知症の中で最も頻度の高い疾患です。一方で，意識障害が起こりやすい疾患でもあります。**意識障害がある場合は，まずは覚醒させることから始める必要がある**ことを説明するために本例を提示しました。

コラム

▶ MIBG心筋シンチグラフィの解釈

MIBG心筋シンチグラフィは日本とドイツでさかんに行われている検査です。糖尿病や心臓疾患さえなければ，心臓へのアイソトープの取り込みが少ない患者では，**パーキンソン病（PD）**，**認知症を伴うパーキンソン病（PDD）**，**レビー小体型認知症（DLB）**である可能性が80％程度の精度で判定できます。また，**進行性核上性麻痺（PSP）**，**大脳皮質基底核変性症（CBD）**，**薬剤性パーキンソニズム**，**アルツハイマー型認知症**，**ピック病**はH/M比が正常値（大方2.0以上）となるので，鑑別診断に有用な検査であると言えます。患者によっては症状（パーキンソニズム，幻視，認知症）が出そろう前にDLBの診断が可能である場合があります。

①MIBG心筋シンチグラフィが有用な例

図1は78歳女性。改訂長谷川式スケール（HDS-R）は29点であり，さすがに認知症とは言い切れない状態です。歯車現象なし，振戦なし，あるのは強い寝言と傾眠のみです。診断はレビー小体病とするほかありません。**MIBG心筋シンチグラフィのH/M比は非常に低く，1.23**しかありません。完全にDLBの数値と言えます（DLBはPDよりさらにH/M比が低く，この値はだいたい自律神経機能と相関すると考えられます）。

前医は，ドネペジル3mgを1週間で5mgに引き上げたそうです。家族はDLBの知識をもっていたので，この処方に疑問を覚え，2.5mgに減らして当

78歳女性，レビー小体病，HDS-R 29点，MMSE 28点

レビー小体型認知症の症状	
認知機能低下	−
幻視	−
傾眠	++
寝言（叫び）	++
パーキンソニズム	−
薬剤過敏性	−

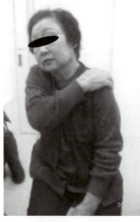

語義失語はない。

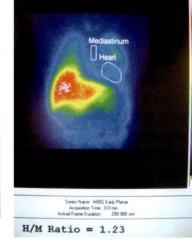

H/M Ratio = 1.23

図1　意識障害型のレビー小体病にMIBG心筋シンチグラフィが有用だった例

院を受診されました。筆者は，抑肝散1包，ハロペリドール（リントン®）細粒0.2mg，プラミペキソール（ビ・シフロール®）0.125mg（すべて夕）を処方しました。もちろん，薬が合わなければ中止してよいことも言い添えました。

こうした症例こそが，MIBG心筋シンチグラフィが有用なケースであると言えるでしょう。

②検査結果を診断にどう活かすか

　図2は4年半前に初診した当時68歳の女性です。介助での尖足位の小刻み歩行，傾眠がありました。当時の筆者の知識では典型的なDLBで，H/M比は2.5でしたが，MIBG心筋シンチグラフィの信頼度は80％程度であることから，**例外的に高値なのだろうと推測**しました。

　今改めて，本例の姿を撮影した動画を見返すと，HDS-Rは2点しかとれず，歯車現象が強く，錯語や前頭葉眼窩面萎縮もあり，ピックキャラクターであることは明らかです。尖足位歩行はPSPの代名詞ですし，言葉の乱れにはCBDらしさがあります。つまり，**MIBG心筋シンチグラフィの結果は正しかった**と言えます。

　こういった機能的画像診断の所見から盲目的に診断することと，多くの診察経験に基づいて検査の結果に納得するのとは意味が異なります。結果として，本例については最初から検査結果を信じてDLBではないと診断すればよかったものを，PSPとCBDの経験患者数が少ないうちに，"DLBの典型例"と考えてしまったことは，恥ずかしいことです。筆者はいつも昔の自分の診断を省みて背筋を寒くするのです。

68歳女性，進行性核上性麻痺（疑い），HDS-R 2点

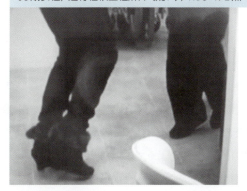

尖足位で小刻み歩行がみられる。

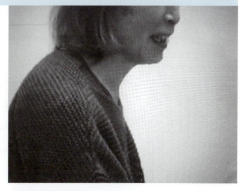

多幸ですぐに笑う。

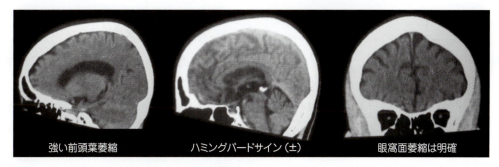

強い前頭葉萎縮　　　　　ハミングバードサイン（±）　　　　眼窩面萎縮は明確

図2　H／M比2.5のパーキンソニズム症例
ハミングバードサイン：中脳被蓋の萎縮を表す画像所見。

3 意識障害の治療の実際

　筆者は勤務医時代（共和病院勤務時代）に，ケアマネジャーに対して当時はめずらしかったレビー小体型認知症（DLB）の講義を行いました。2003年のことです。患者の姿を多くのスライドで見せることで，医師でなくても自分の担当患者がDLBであって，薬剤の副作用が加わっている場合があることを理解してもらえたようです。

　その後，筆者の外来には，薬剤の副作用が問題化しているDLB患者が次々に初診するようになり，それらをどのように治していくかが喫緊の課題になりました。中でも意識状態を改善することがまずは何しろ最優先だと考え，シチコリン500mg静注を多用するようになりました。

　コウノメソッドにおいて，認知症の一部の患者にみられる意識障害に対する治療は，治療にあたって必ず最初にすべきことです。特にDLBでは意識障害を伴うケースが多くみられますが，まずは意識障害を取り除かなければ，DLBの複雑な病態と薬剤過敏性，幅広い個体差に対処することはできません。DLBを制する者は，認知症治療を制する――**DLBは老年医学の縮図のような疾患**であり，片山壽先生（広島県尾道市元医師会長，コウノメソッド実践医）の言葉を借りるならば，DLBは**「きちんと患者を診察しない医師に対する警告」**とも言える疾患なのです。

1) シチコリン静脈注射

①シチコリン導入の経緯

　前述の通り，筆者は勤務医時代にシチコリン500mg静注で患者を覚醒させようと思いつきました。その後，小関洋先生（古川病院，横浜市）から1,000mgでないと効果が十分に出ないのではと助言を頂いたことをきっかけに，**シチコリン1,000mg静注がコウノメソッドにおける基本**になりました。

　筆者がシチコリンの投与を思いついた原点は，研修医時代に遡ります。当時，脳外科病棟で昏睡状態の患者にシチコリンを投与している状況を見て，「まったく効かない薬だ」というイメージをもったのですが，そこから20年が経過して，レビー小体型認知症（DLB）という新しい疾患と出会ったとき，昏睡ほど重篤でない傾眠なら，シチコリンで目覚めるのではないかとふと思ったのです。

　図Ⅲ-3-1は，筆者の著書にも度々登場している患者ですが，非常に印象に残っているDLBです。本例のおかげで，DLBの傾眠がいかに患者の

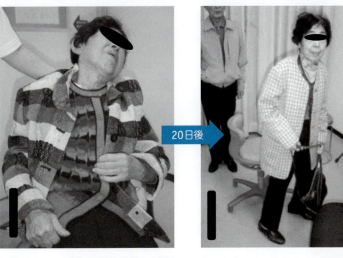

図Ⅲ-3-1 シチコリン500mg静注とドネペジル（2.5mg）で意識障害が改善したレビー小体型認知症

生活を奪うかということを学び，また，シチコリン500mgとドネペジル2.5mgで覚醒させられたことで自信を得ることができました．患者が寝ていては認知症の治療どころではない，すぐに確実に覚醒させるにはシチコリン静注しかないと思ったのです．

また，あるとき，認知症治療病棟に入院していたDLB患者が，まったく食事をしなくなり，入浴やすべての介護も拒否し始めたときには，「このままでは患者は死んでしまう」と焦りました．すべてを拒否するということは，単に食欲がないからではない，被害的な妄想があるのではないかと思い，シチコリン500mgを栄養剤に混ぜて点滴したところ，翌日には何事もなかったかのように食事を全量摂取し，自ら歯磨きもし，筆者を驚かせました（**図Ⅲ-3-2**）．

本例はその後無事に退院し，他県の施設に移ったのですが，筆者はその県にある医院のもの忘れ外来に出向いていたため，その後も2年ほどフォローすることができました．結局**本例に投与したシチコリンは，後にも先にも1回きり**なのです．その1回の投与によって，命の危険さえあった本例がその後も元気に外来に訪れるという，奇跡とも言えるような体験をし，シチコリン注射の魅力を改めて感じました．

この経験があったので，筆者が往診していた94歳の女性（グループホーム入所者）が，半年ほどで食事量が少なくなってきていると聞いたとき，入院してもらい，シチコリン500mg静注を1週間続けてみました．すると，**5日目くらいから食事量が増え**，退院に至りました．その後も毎月往診し，本書が出版される頃には103歳になります．今でも普通食を自分で食べています．94歳と言えば，老衰だろうとあきらめる年齢ですが，

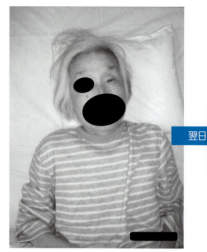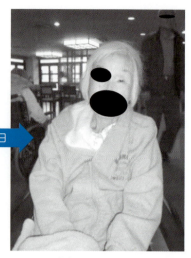

食事も介護も拒否し，1日中横になっている状態だった。

シチコリン投与の翌日から食事を全量摂取。退院し，施設に移っていった。その後も1年以上，介護拒否は出現せず。

妄想 ➡ 意識障害 ➡ シチコリン 500mg

図Ⅲ-3-2　シチコリン点滴で翌日から食事可能になったレビー小体型認知症

それから**9年も元気でいる**ということを考えると，おいそれと"限界"を決めつけてはいけないと思い知らされます。

　グルタチオン主体のコウノカクテル（後述）が確立された現在でも，シチコリンは欠かせないコンポーネントとしてコウノメソッドの改善率に寄与しています。シチコリンを用いると，**"老衰"はある程度は人工的に回避できる**ということを体感できます。

②シチコリンの投与方法

　シチコリンの投与は，**点滴，静注，筋注のいずれでも可能**です。ただしシチコリン単独で点滴手技をレセプト請求するとカットされることがあるため，請求は静注ですることを勧めます。血管が出にくい患者には原液を筋注してかまいません。筋注による刺入部の皮膚トラブルを起こした経験はこれまでにありません（**-3-3**，**-3-4**）。

　投与回数に決まりはありません。重症の場合は連日，一般的には間欠投与とします。レセプト上は，脳梗塞急性期の意識障害に1,000mgを2週間連日投与（静注か筋注），脳卒中後片麻痺の上肢機能回復促進（発症後1年以内）に1,000mgを4週間連日投与（静注）することが認められています（いずれも経験上，点滴手技は認められないことがあります）。つまり，シチコリンは高濃度をワンショットで投与しても危険はないということです。ただし筆者の経験では，注射時の迷走神経反射によって「気持ちが悪

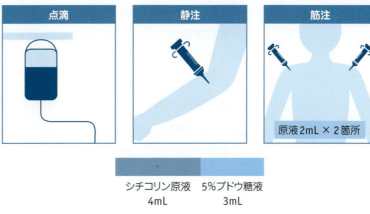

図Ⅲ-3-3　シチコリンの投与方法（1,000mgの場合）

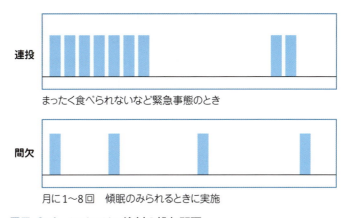

図Ⅲ-3-4　シチコリン注射の投与間隔

い」と訴える患者が年に2～3人います。

　シチコリンの使用量に関して，1回最低量は100mgと設定されていますが，これでは少なすぎますし，単独使用では250mgでも効果は期待できません。ただしグルタチオン高用量にシチコリン250mgを加えるのは効果的です（後述）。実際に筆者がシチコリン単独で効果を期待するのは500mg以上です。自費診療なら**シチコリン単独投与は2,500mgを上限**としています。

2) コウノカクテルにおけるシチコリンの位置づけ

①シチコリン単独療法とコウノカクテルの使い分け

　コウノカクテルとは，グルタチオン，シチコリン，幼牛血液抽出物（ソルコセリル®）を混合した注射液で，歩行障害などに対して著明な効果を発揮します。本書では第Ⅳ章（p.125～）で詳しく解説していきます。

　シチコリンは，コウノカクテルの要素のひとつではありますが，前述の

通り，シチコリン1,000mg程度（500〜2,500mg）の単独静注（**シチコリン単独療法**）は一部の患者ではぜひとも必要で有用なものです。この場合，グルタチオンの併用はむしろ邪魔になります。また，グルタチオンは粉末ですが，シチコリンは液体なので原液で静注，筋注することが可能である点は，非常に便利です（ただし，看護師は原液での静注を好まないことが多く，その場合5％ブドウ糖液か生理食塩水で適度に稀釈して静注します）。

筆者の経験では，シチコリンが皮膚を赤くさせた患者がこれまでに2例あったので，その場合には次回の投与を避けて下さい。グルタチオンでは身体が温かくなる（逆レイノー現象）と同時に顔面がかすかに赤くなることがありますが（無害で，むしろよいこと），シチコリンの場合は，アルコールアレルギーが生じているような印象でした。

②**グルタチオンを併用する場合**

グルタチオンを併用する場合（**歩行を改善させたい場合**）は，グルタチオン1,000mg以上になると，前頭葉機能障害のある患者（ピック病，進行性核上性麻痺など）ではハイテンションになることがあります。その場合は，グルタチオンを600mgに抑えます。

多系統萎縮症の場合は，反対にグルタチオン3,000mg程度にシチコリン250mg程度を配合することが歩行改善に有効です。この配合の割合は多数の経験から，患者の様子をみて決めていきますが，できるだけ知識として理解できるように第Ⅳ章（p.125〜）で解説しています。

なお，コウノメソッドにおいて患者を覚醒させるための治療法には，**シチコリン注射**のほか，**アマンタジン（シンメトレル®ロケット）**，**リバスチグミン低用量（2.25〜4.5mg）**，の3つがあります（**図Ⅲ-3-5**）。

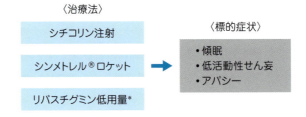

図Ⅲ-3-5 覚醒系薬剤による治療
＊リバスチグミン低用量は，主に脳卒中や術後のケースに対して，覚醒を促す方法として知られている（平川 亘先生の手法）。

> **コラム** コウノメソッド実践医からの報告④

シチコリンによるハイテンションの経験

　　　コウノカクテルの使いこなしにまだ慣れていなかったコウノメソッド実践医（病院勤務医）が，患者を入院させてしまった事例を紹介します。実践医の状況としては，シチコリンは保険が通るので使いやすい一方，グルタチオンは保険で通すには200mgしか使えない，という立場です。このような状況で起こりやすいのが，シチコリン過量投与によってハイテンションを起こしてしまうケースです。

○月23日 実践医より

　第2回認知症治療研究会で，コウノカクテルの威力に感動し，これから始めようとモチベーションが高まりました。

　82歳男性のLPC（レビー・ピック複合）です。5年前にパーキンソニズムが出現し，最近になって幻視，妄想，**易怒**が加わったことで当院に紹介されてきました。そこで，シロスタゾール（プレタール®）とクロルプロマジン（ウインタミン®）を開始しました。

　昨日は2回目の外来で，易怒は治まっていましたが，幻視が残ったのでグルタチオン200mgを点滴。終了後本人は「すっきりした」と言い，歩行も即座に改善しました。幻視，妄想も消えたのでびっくりしていました。その後，臨時で来院して，「今日も打ちたい」と言うので，保険診療でできるぎりぎりの400mgを点滴しました。いっそう歩行もよくなり，病院中を歩いてみせてくれました。

　保険診療でできる範囲で，ダメもとでやってみたのですが，200mgで奏効する症例があることをご報告したくてメールしました。グルタチオンはすごいですね。

○月24日 筆者の返信

　その用量で効く患者もいるのですね。また今後も報告して下さい。

○月29日 実践医より

　○月23日から毎日5日間グルタチオンを点滴し，1日休んだら**不穏になり**，2日続いたためウインタミン®10mgを12mgに増量したところ良眠してくれました。本日ご家族から「自由診療でたくさん点滴してほしい」と言われたので，グルタチオン1,600mg＋**シチコリン500mg**を点滴しました。次回は3日後の診察です。グルタチオン200mgが効いたときはうれしかったのですが，それなりに効果持続が短いです。入院患者なら，毎日200mgで保険診療内ということが可能でしょうけれども。

○月30日 筆者の返信

　グルタチオン200mgが効いたということは，その患者は薬剤過敏なのですから，**もともと易怒があるのにシチコリンを500mgも投与すると大爆発するかも**しれませんよ。シチコリン単独500mgならまだしも，併用のグルタチオンが1,000mgを超えたところでシチコリンハイテンションを起こした事例を横浜（研究会）で示しましたよね。

翌月1日 実践医より

　シチコリン500mgは多いのではとの先生からのお返事に冷や汗をかきましたが，本日来院し，「とても調子がよい，もう少し効果が続きそうなので今日来る必要はないと感じたが，予約日だったので来ました」とのこと。ご家族も本人も笑顔でほっとしました。それで**シチコリンを今日も500mg入れました**。

翌月1日 筆者の返信

　もちろん，予想通りには反応しないものですが，平均的な考え方で実施したほうが安全ということです。

翌月3日 実践医より

　残念ながら，例の患者さんが本日緊急入院になりました。今日の昼まで安定していたそうなのですが，昼寝から目覚めてから，娘を人物誤認して暴力を振るい大興奮したのです。同じ病状（LPC）の妻も一緒に興奮したので収拾がつかなくなり…という顛末です。やはり**シチコリン500mgは多すぎました**。入院中は，グルタチオン200mg毎日とします。本人は入院拒否もなく，幸い，私には信頼をおいてくれていますので助かりました。今後は慎重にやります。

　コウノカクテルを自ら試みてみて，第1号で著効が得られたために実践医は有頂天になりました。家族もうれしくなって，効果が持続するよう用量を増やすように頼みました。このときに起こった医師の間違いは，**グルタチオンだけを増量すればよかった**ところを，幻視を消失させるために，シチコリンも入れようと思ってしまったことです。ハロペリドール（セレネース®）低用量でもよかったはずです。

　患者は**病歴からしてレビー小体型認知症が病理基盤**としてあるわけで，グルタチオン200mgが奏効したことは単なる幸運ということではなく，**薬剤過敏の予兆として慎重さを要求されるという警告**でもあったのです。シチコリンで幻視を消失させようとするなら，グルタチオンは休薬して，シチコリン単独500mgにしておけばおそらくよかったはずです。そして筆者の助言にもかかわらず，**蓄積効果を想定できず**，2回目のシチコリンも500mgを投与してしまいました。

この医師は，規模の大きな病院に勤めていたからよかったですが，無床診療所でこれをやってしまうと受け皿がありません。一方で，勤務医だからこそ，保険が通るシチコリンで対応しようとしたのが仇になりました（コウノメソッドを存分に活用するために，病院勤務の実践医が次々開業に踏み切るのは，こういった点も影響しているのだろうと思います）。

　グルタチオンが200mgで奏効したという実践医の喜びから始まった"落とし穴"でした。これからコウノカクテルを始めようとする医師には非常に参考になるシチコリンハイテンションの事例です。

III-4 患者を起こさないとどうなるか

レビー小体型認知症（DLB）や脳炎のように，眠ってばかりいる高齢者を覚醒させなければどうなるかについては，あえて説明する必要もないとは思いますが，以下に簡単にまとめておきます。

まず，**覚醒させないと，患者は死の転帰をとります**。食事を摂れない，薬を飲めない，水分を摂れないとなると，脱水，腎不全，栄養障害で生命維持が難しくなることは明らかです*。

アマンタジン（シンメトレル®ロケット）では，シチコリン静注よりも覚醒する患者が多くみられますが，これにしても内服ができない状態では意味をなしません。

パーキンソニズムの「無動」のために睡眠時の寝返りがない状況は褥瘡を発生させますが，この場合はドパミン補充で身体が動かせるようになる可能性があります。しかし，傾眠はまた別の話です。

やはり，圧倒的に成功率が高いのは**シチコリン静注**であると思いますし，頭部打撲後の意識障害などに対しては保険適用となっていることも強みです。

パーキンソニズムによって咽喉頭の無動が起こると**流涎や喀痰の増加**につながり，肺炎を起こせば日頃の栄養不良による**低アルブミン血症**が抗菌薬を効かなくさせてしまい，悪循環となります。多くは肺炎，場合によっては敗血症で命を落とします。

仮に延命しても，低アルブミン血症を補正するために骨格筋が動員されて萎縮を起こし，**廃用症候群**とともに二度と歩けない状態になります（**図Ⅲ-4-1**）。「要介護5」と判定されるようになり，介護者の肉体疲労も増大

*リバスチグミン低用量の貼付により覚醒するという平川亘先生（池袋病院，埼玉県）の研究があるが，これは主に脳卒中や術後のケースである。

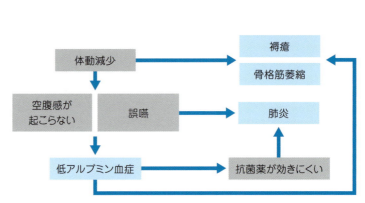

図Ⅲ-4-1　患者を起こさないとどうなるか
患者は死の転帰をたどることになる。医療費は増大し，介護者のモチベーションも上がらない。

し，医療費もまた増大していきます。

　何より，介護をしていても，**何の返事もしない，目を合わせないという状況のつらさ，虚しさは介護経験者にしかわからない**でしょう。反対に，少しでも改善すれば，いずれは亡くなるにしても，介護者には一定の納得や満足が残ります。

　「どうせ死ぬのだから」という発想をかかりつけ医がもつことは許されないと思います。コウノメソッドでは，介護者が患者の延命を希望する場合には，胃瘻造設を行ってでも回復の道をサポートします。フェルラ酸含有食品の注入によって，経口摂取が回復する可能性は7割を超えるからです。

　いずれにしても，まずは患者が**目を開けている状態にする**ことが大切なのです。

5 意識障害の気づき ── 視線を合わさない

1）意識障害の存在に対する気づき

　ここまでで，意識障害を治療することの必要性はご理解頂けたと思います。

　診察をしていると，図Ⅲ-5-1のように，医師のほうをいっさい見ない患者がいます。レビー小体型認知症（DLB）などでは特に多いでしょう。医師のほうから大きな声で「こちらを見て！」と言うと一瞬見るのですが，またすぐに"夢の世界"に戻っていきます。

　ピック病の第3期もそうです。身体を触ったり音を聞いたりしたときに

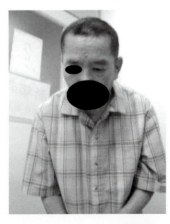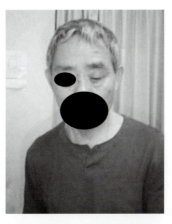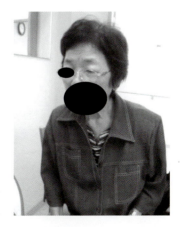

図Ⅲ-5-1　レビー小体型認知症の「相手を見ない」様子（意識障害）

身体がぴくつく患者は，ほとんど医師のほうを見ていません。こういった状態は**「意識障害なのだ」と認識することが大事**です。

つまり，単に「重度の認知症」という漠然とした認識ではなく，**「意識レベルが低いのだから，覚醒させる必要がある」**と認識することで，少しずつ患者を改善の方向に導くことができます。覚醒させる方法は，**シチコリン静注**あるいは**アマンタジン（シンメトレル®ロケット）**です。

2）意識障害に由来する症状

図Ⅲ-5-1の左側と右側の患者では，両腕が横ではなく身体の前に出ています。パーキンソニズムのために筋肉が硬くなり，両腕が前に出てくるのです。こうした患者の腕を持って筋固縮を調べると，全例で歯車現象が確認できるはずです。ドパミン賦活でもある程度は覚醒すると考えられますが，効率が悪く，すぐに覚醒させるためにはシチコリン静注をその場で実施すべきです。

DLBは，アルツハイマー型認知症より10倍介護が難しいと言われます。その理由は，頻回に転倒する，誤嚥する，昼夜が逆転する，食事を食べてくれない，といった症状のためであり，これらの症状の一部は意識レベルの低さに由来しています。ドパミン欠乏で無動のために転倒する，誤嚥するという面に加えて，**意識状態が低いから起こる**ことなのです。

パーキンソニズムをもった患者にパーキンソン病（PD）治療薬を投与することは従来から当たり前に行われていますが，ここ15年ほどで急増したDLBの場合は，もともと妄想・幻視があることに加え，薬剤過敏性もあるわけですから，PD治療薬を必要最低限に抑える必要があります。そこで，コウノメソッドが構築してきたDLBに対する治療戦略において，画期的かつ最も大事な治療手法が**シチコリン静注**です。ですからコウノメソッド実践医の加入条件に，「シチコリン常備」の項目があるのです。

覚醒させないままに認知症の内服治療を開始しても，非常に効率が悪いです（**図Ⅲ-5-2**）。覚醒させれば，ハロペリドール（セレネース®）などのリスクの高い薬で妄想を消失させようとしなくても消えてくれるかもしれませんし，少なくともハロペリドールの必要量は減り，安全域の中で病状コントロールが可能になるでしょう。

本書で繰り返し述べている通り，コウノメソッドにおいて躊躇なくパーキンソニズムのある患者にハロペリドールを勧められるのは，①**ドネペジルとチアプリドを併用しない**こと，②**ハロペリドールの1回最大量は0.5mgとする**こと，の2点を徹底しているからです。

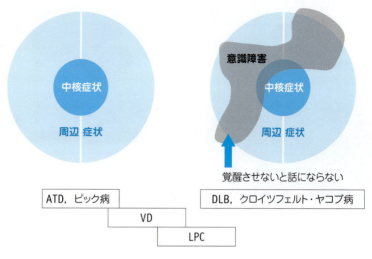

図Ⅲ-5-2 覚醒系認知症と意識障害系認知症の違い
意識障害系認知症にはシチコリンを多用する。抑肝散が奏効する。
ATD：アルツハイマー型認知症，VD：脳血管性認知症，LPC：レビー・ピック複合，
DLB：レビー小体型認知症

3）"DLB学"で治療するレビー小体型認知症

DLBは，あるとき一気に死の転帰をとります。そこに，**医師の誤った治療**が加わることでまさに致命的な被害を受けます。内科系の診療は外科系（手術）と異なり，ある意味では"密室の医療"で，患者に副作用が起ころうと，用法・用量を守っていれば医師は罪に問われません。しかしだからこそ，医師は自らを律し，責任をもって処方せねばなりません。

①**PD治療薬の過剰**，②**ドネペジルの投与**，③**抗うつ薬の投与**が，DLBへの誤った治療の代表です。DLBの治療は，PD治療の延長ではうまくいきません。いわば"DLB学"を身につけねば患者を回復させられません。

筆者は，①**覚醒させること**，②**DLBへの推奨トライアングル**〔リバスチグミン（**リバスタッチ®パッチ**），レボドパ・カルビドパ（**ドパコール®**），**抑肝散**〕**を中心に使用する**こと，をかねてよりDLB治療の中心として提唱しています[1]。

なお，**図Ⅲ-5-3**に示すように，意識障害を示すのはDLBだけではありません。こういった**傾眠のある患者に加え，老衰についてもシチコリン静注の適応**になります。

> **文献**
> 1） 河野和彦：レビー小体型認知症―即効治療マニュアル. 改訂版. フジメディカル出版, 2014.

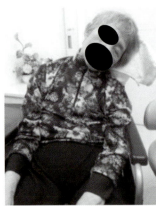
意味性認知症第3期

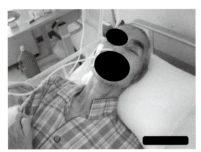
クロイツフェルト・ヤコブ病

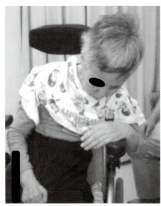
脳血管性認知症

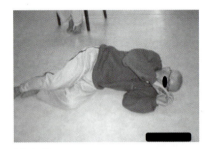
ピック病

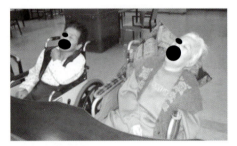
レビー小体型認知症　　アルツハイマー型認知症

図Ⅲ-5-3　傾眠（意識障害）がみられるのはDLBだけではない

6　リバスチグミンの性質と特徴

1) リバスチグミンの使用状況

リバスチグミン（リバスタッチ®パッチ，イクセロン®パッチ）は，中核薬4成分の中で，歩行障害のある患者の認知機能を支える薬剤としては第一選択となります。海外では認知症を伴うパーキンソン病（PDD）にも適応が認められており，世界的にみるとアルツハイマー型認知症（ATD）に対する治療薬としては4成分中最も使用されている薬剤です。

2) 副作用からみえるリバスチグミンの性質と特徴

リバスチグミンの発売当初は筆者も増量規定を守らざるをえず，多くの副作用を経験しました。**図Ⅲ-6-1**は2013年12月13日までに筆者が経験した副作用と，改善者の関係を表したグラフです。リバスチグミンにどのような"クセ（性質）"があるのかが一目瞭然であり，リバスチグミンを処方する際の参考になるでしょう。

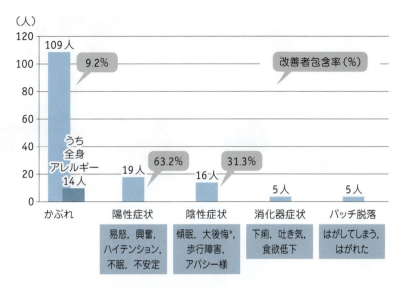

図Ⅲ-6-1 リバスチグミンの副作用（154人の内訳）
*大後悔：一度改善をみたのにさらに増量したことで，以前より悪化したパターン（増量不利益パターン）。　　（名古屋フォレストクリニック，2013年12月13日までの集計）

　副作用を生じた154人中，圧倒的に多いのが「**かぶれ**（109人，70.8％）」で，うち「全身アレルギー」が14人（かぶれの12.8％）でした。全身アレルギーは**図Ⅲ-6-2**のように，**パッチを貼付していない部位にまで皮疹が広がるタイプ**で，もはや貼付の中止以外に打つ手はありません。

　かぶれを生じた患者のうち，改善者は9.2％しかないことから，貼付してすぐにかぶれが現れることがわかりますし，皮膚過敏と大脳への効果の鋭敏度には関連性がないようだということもわかりました。

　「陽性症状」を呈した患者は19人いましたが，このうち63.2％の患者で改善が得られたことから，**改善とハイテンションは同じ部類**として生じることがよくわかります。なぜなら，「陰性症状」は16人でみられ，改善者は31.3％しかいないからです。

　「消化器症状」を呈した患者は予想以上に少なく，ガランタミンの激烈な嘔吐，ドネペジルの軟便より頻度が低い印象です。

　かぶれとは逆に，パッチがはがれてしまった患者（「パッチ脱落」）がいましたが，パッチの粘着力は日本人の皮膚には強すぎるくらいですから，ほとんど問題になることはありません。むしろ，ピック病患者が，かゆくもないのにパッチをはがしてしまうという事例が目立ち，そのような場合にはガランタミンに切り替えました。

　図Ⅲ-6-3はめずらしい例で，リバスチグミンによって薬剤性パーキンソニズムを生じたLPC症候群*の患者です。13.5mgまでは問題なく使用でき，18mgで嘔吐，下痢，前方突進が一気に現れたそうです。

*LPC症候群：コウノメソッドにおいて，前頭葉機能低下とパーキンソニズムを合併した患者群を指す〔第Ⅴ章3（p.158）参照〕。

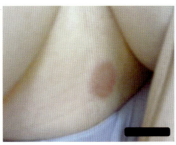
4.5mgによる遅発性（30日後）アレルギー

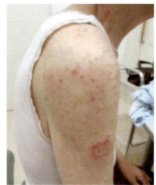
9mgによる感作状態

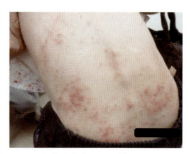
4.5mgによる全身アレルギー

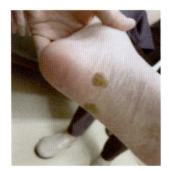
足底に水疱が形成される症例も複数みられた。

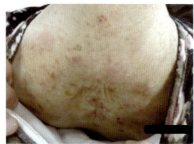
9mgによる全身アレルギー

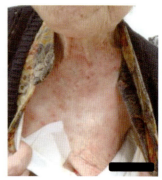
9mgによる全身アレルギー

図Ⅲ-6-2 リバスチグミン（パッチ）による皮疹

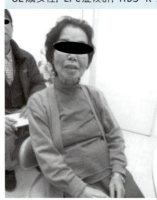

軽度体幹傾斜（右側），小声，易転倒性，軽度鉛管様筋固縮がみられた。リバスタッチ®パッチ18mgでボーッとした様子となり嘔吐，下痢，前方突進が生じた。パッチの中止により翌日には改善した。

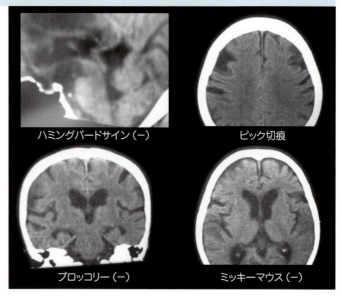

82歳女性，LPC症候群，HDS-R 12.5点，ピックスコア 4点，レビースコア 3点

ハミングバードサイン（−）　ピック切痕
ブロッコリー（−）　ミッキーマウス（−）

図Ⅲ-6-3 リバスチグミン18mgでパーキンソニズムを呈したLPC症候群

ハミングバードサイン：中脳被蓋の萎縮を表す画像所見。ブロッコリー：語義失語を反映する画像所見で，側頭葉外側の脳溝が切れ込んだ様子を指す。ミッキーマウス：前頭葉内側の実質が萎縮することで，CT画像の水平断において側脳室前角が丸く拡大して見えるさま。以上はいずれもコウノメソッド独自の表現。

コラム

認知症は釣鐘状の薬剤反応性を示しやすい

「効かなければ増やせ」の純粋なパーキンソン病に対するような従来的な薬剤の投与手法について，筆者が何度となく注意を促しているのは，認知症患者の多くが用量依存性に改善するのではなく，たとえば図1のレビーミックスの患者が示すような，釣鐘状の薬剤反応性をもっているからです。

本例は79歳女性。前医が処方していたドネペジルを中止してリバスチグミン（リバスタッチ®パッチ）を開始したところ，4.5mgで非常に改善しました。独居ですが，娘が電話してもいつも薬を飲んでいなかったものが，きちんと飲めるようになり，歩行も目にみえて改善していきました。

コウノメソッドでは，高齢者の体内蓄積も考慮して「効いたらとめろ」を原則としていますが，診療報酬上の問題（愛知県では当時，リバスチグミン，ガランタミン，メマンチンを減量したり低用量で維持すると，ただし書きの有無にかかわらず，おしなべてレセプトがカットされる事態が生じていました）から，増量による悪化を懸念しつつもひとまず9mgに増量しました。

すると患者の好調は消え，病状はもとに戻ってしまったということでした。なぜそうなったのかは，もちろん断定はできませんが，たとえば投入されたアセチルコリンが4.5mgならドパミンをも引き上げたが，9mgではドパミン天秤を傾斜させてしまい，相対的なドパミン欠乏，つまり，当初処方され

79歳女性，レビーミックス＋正常圧水頭症，HDS-R 10.5点

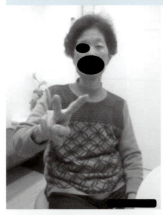

HDS-Rは遅延再生2/6，数字関係1/4。うつ状態の既往あり。夫を介護している。右肘の歯車現象陽性。

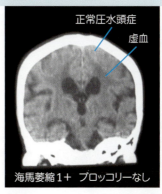

海馬萎縮1＋　ブロッコリーなし

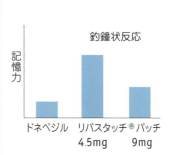

初診からドネペジルを中止。独居で薬を指示通りに飲めていなかったが，リバスチグミン4.5mg開始から7日で目にみえて飲み忘れが減り，早く歩けるようになった。ところが9mgに増量したところ，症状は逆戻りしてしまった。

図1　リバスチグミンに釣鐘状反応を示したレビー小体型認知症

ていたドネペジルと同じことをしてしまったのではないかということも，考慮しなければならないでしょう．

このように，単純に用量を増やせばその分症状が改善するというわけではないのが認知症なのです．

コラム

▶ リバスチグミン 9mg が最適と思われた高齢者 2 例

愛知県内のある介護施設からは，遠路にもかかわらず，利用者が続々と当院に来院します．施設の嘱託医が利用者全員にドネペジルを処方したことで，施設スタッフが大変な思いをしたことがきっかけです．最初に受診した 1 人の利用者の歩行が著明に改善したことで，施設スタッフの意識が変わりました．筆者は，「脳梗塞でない限り認知症患者はみな歩ける！」と常々言っています．

図1は，施設入居者の 84 歳と 92 歳の女性です．いずれも LPC ですが，身体は硬く，話すこともなく，アパシー（無為）の状態で，このまま一生車いすを使用する生活なのだろうとだれもが思うような様子でした．

84 歳女性は，何でも手づかみするという凶暴性があり，ピック病の片鱗があるため興奮系薬剤によって歩行させるのは危険です．抑肝散，クロルプロマジン（ウインタミン®）を併用しながらリバスチグミン（リバスタッチ®パ

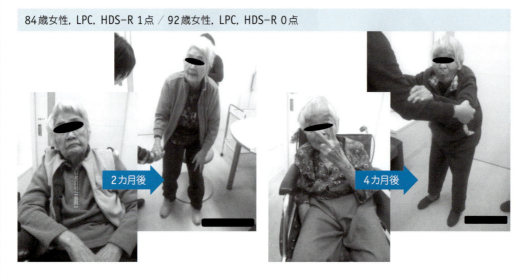

84歳女性，LPC，HDS-R 1点 ／ 92歳女性，LPC，HDS-R 0点

図1 リバスチグミン 9mg で車いすが不要になった 2 人の LPC

ッチ)を9mgで維持とすると，みごとに歩き始めました．本例は**9mgピーク現象**〔9mgに用量を引き上げたときに，効果はみられるが同時に副作用(易怒)も現れる現象〕を示しており，施設スタッフには，様子を見ながらパッチを25％程度カットしてもよいと伝えました．

　92歳女性は，ドネペジル5mgを4年間も服用していました．一度ドネペジルを2.5mgに落としてからリバスタッチ®パッチにスイッチし，その後13.5mgまで増量したものの，泣き上戸になったため，9mgに減量したところで歩き始めました．

　後日，2人は同時に再診日となり来院しましたが，このとき，車いすは使用しなくなっていました．

III-7 レビー小体型認知症の治療 —— 総括

レビー小体型認知症（DLB）の治療方針を図III-7-1にまとめました。DLBには標的症状が複数あるため，とにかく家族に何を治してほしいかを聞き，医師が独り相撲しないことです。

1) 対症療法で症状を抑える

陰性症状（傾眠）があればシチコリンは必ずその日に打つべきです。500mgでは効果が得られないこともあります*。

無気力，認知機能低下，歩行能力低下にはリバスチグミン（リバスタッチ®パッチ）を用います。9mgでも歩行が改善せず**歯車現象**が明らかにあるなら，レボドパ・カルビドパ（ドパコール®チャレンジテスト）を試みます。

妄想・幻視には抑肝散で，効果が得られなければハロペリドール（セレネース®）少量（1回0.3〜0.5mg）を使用しましょう。**介護抵抗，横着な様子がある，寝言が大声**の場合は，ピックスコア（表III-7-1）を実施し直し，

*このとき，レセプトには，「頭部打撲後の意識障害」と記すことが求められる（ただし静注のみ。点滴はカットされることがある）が，心配なら自費にすることを勧める。当院では1,000mgで1,000円程度としている。自費の場合は最大2,500mgまで増量が可能である。

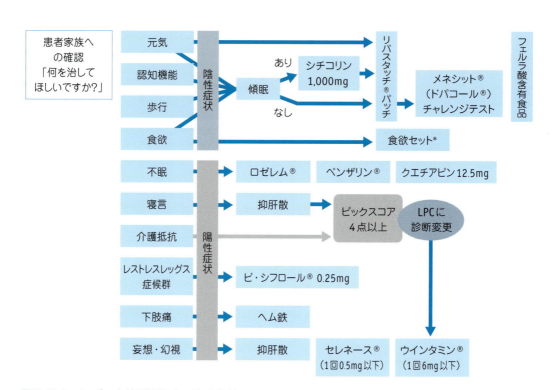

図III-7-1　レビー小体型認知症の治療方針
＊食欲セット：スルピリド（ドグマチール®）50mg＋ポラプレジンク（プロマック®D）75〜150mgの組み合わせの処方セット。ドグマチール®は30日以内での使用に限る。
LPC：レビー・ピック複合

表Ⅲ-7-1　ピックスコア

場面	分類	状況	加重	スコア	迷ったときの採点
態度	機嫌	診察拒否傾向，不機嫌，採血を異常に怖がる	1		
	横柄さ	医師の前で腕や足を組む，二度童（子どものようなしぐさ），ガムを嚙む	1		
	集中力	なかなか座らない，立ち上がる，座る場所が違う，勝手に出て行く	1		視力が悪いなら0.5
診察	語義失語	FTLD検出セット：①左手で右肩をたたいて，②利き手はどちら？，③「猿も木から落ちる」の意味は？，④「弘法も筆の」の続きは？	2		できるが遅いなら1
	語義失語，反復	知能検査中に「どういう意味？」と聞く。相手の言葉をオウム返しする	2		
	被刺激性亢進	勝手にカルテを触る，口唇傾向（吸引，口鳴らし，鼻歌），人混みで興奮する	2		
	失語	ADLが良好なのにHDS-R 7点以下	1		
問診	反社会的行動	盗癖，盗食，無銭飲食（これら1回の既往だけでも陽性）	1		
	食事・性行動異常	病的に甘いものが好き，過食，異食，かき込み，性的亢進	1		もともとなら0.5
	衝動性	スイッチが入ったように怒る，急にケロッとする	1		いつも易怒なら0.5
	依存性	シャドーイング（家族の後ろをついてくる），1人にされると逆上する	1		1人を怖がるなら0.5
CT	左右差	大脳萎縮度に明らかな左右差がある（側頭葉や海馬）	1		微妙なら0.5
	前頭側頭葉萎縮	ナイフの刃様萎縮*か，強い前頭葉萎縮	1		微妙なら0.5
合計（4点以上でFTLDの可能性が高い）			16		

*ナイフの刃判定基準（下図）：ナイフの刃とは，古典的ピック病において，肉眼的病理所見として側頭極が先細りした様子を指す。CT所見としては，①角度35°以下，②脳溝の切れ込みがある，③頭蓋骨内側から側頭葉が乖離，のうち2項目以上当てはまる場合に陽性と判定する。

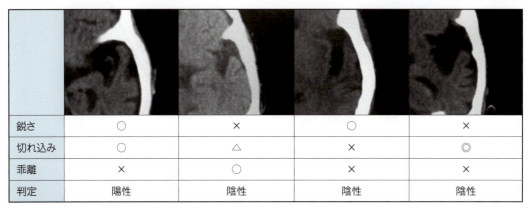

鋭さ	○	×	○	×
切れ込み	○	△	×	◎
乖離	×	○	×	×
判定	陽性	陰性	陰性	陰性

重度の場合は，発病後元気だった頃のことを聞く。重度すぎて採点不能，CT撮影をしていない場合はスコア+αで表記。2015年から変更となった点：「右手で左肩をたたく」を「左手で右肩をたたく」に変更。「人混みで興奮する」を依存性から被刺激性亢進の項（いずれも問診ではあるが）に移動。

4点以上ならLPCに診断を変更してクロルプロマジン（ウインタミン®，1回4～6mg）を主体に抑制していきます。

LPC系の不眠は，睡眠薬2種では効かない場合がありますが，その際にはクエチアピン（12.5mg）やウインタミン®（6mg）を追加する必要があります。**抗うつ薬は禁止**です。

2) レビー小体型認知症と他疾患の鑑別

LPC症候群の中には，大脳皮質基底核変性症（CBD），進行性核上性麻痺（PSP），多系統萎縮症（MSA）が入ってくることは忘れないようにしましょう（後述）。

パーキンソン病治療薬が効果を示さない，歯車現象の軽い筋力低下がみられる，構音障害がみられる，といった症状がある場合にはDLBではない可能性が高いです。

3) レビー小体型認知症の幻視の治療

コウノメソッドにおいては，**図Ⅲ-7-2**に示す通り，幻視の治療に**シチコリン静注やセレネース®低用量を躊躇なく使用**します。

ただしドネペジルを併用しているなら，副作用が増強するためドパミン

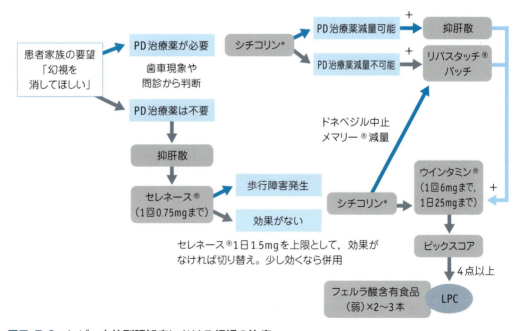

図Ⅲ-7-2　レビー小体型認知症における幻視の治療

＊シチコリン：シチコリン1,000mg（原液4mL）＋5％ブドウ糖液3mLで静注。
PD：パーキンソン病，LPC：レビー・ピック複合

表Ⅲ-7-2 レビー小体型認知症に対する推奨薬

標的症状	推奨薬, サプリメント(選択順)	備考
意識障害, 歩行障害	グルタチオン 1,600〜3,600mg ＋ シチコリン 250〜2,500mg	自費となる。
認知機能障害	①リバスチグミン 4.5〜9mg ②ドネペジル 0.5〜5mg(慎重投与) ③レミニール® 4〜16mg	HDS-R25点未満なら低用量で開始
パーキンソニズム	①メネシット®(ドパコール®) 50〜600mg ②ペルマックス® 25〜300μg ③マドパー® 1〜3錠	歩行障害がみられるようになってから開始
妄想・幻視	①抑肝散または抑肝散加陳皮半夏 2.5〜7.5g ②セレネース® 0.3〜1.5mg ③ウインタミン® 4〜25mg	肝障害には③は禁止
総合	フェルラ酸含有食品(強)×1〜4本 フェルラ酸含有食品(弱)×2〜6本(易怒のある患者に)	自費となる。

阻害薬は使用できません。

コウノメソッドにおいては，DLBにドネペジルは慎重投与です。医学会では，DLBに対してドネペジルを「10mgまで増量しないと効かない」「脳血流が増えていないから，ドネペジルがまだ足りない」などと議論されていますが，臨床では理論先にありきではなく，日々の患者の**診察・問診(歯車現象のチェック，副作用のチェック)が重要**です。

表Ⅲ-7-2には，DLB治療における推奨薬を掲げました。これ以外の薬は極力使用せずに患者を治療することを勧めます。

コラム

コウノメソッド実践医とは

　コウノメソッド実践医とは，コウノメソッドに基づいて治療することを約束する医師のことで，全国で200名ほどの医師が公開登録しています（2016年11月現在）。

　登録条件は，①ドネペジルの少量投与ができる，②シチコリンを常備している，の2点で，名古屋フォレストクリニックのウェブサイトから登録申し込み用紙をダウンロードできます。

　登録に際しては，氏名，所属などを公開するか否かを選択できます。特典は，筆者にメール相談ができること，費用が発生しないことです〔ただし，氏名・所属などを非公開とする開業医は，2年経過後に相談の権利を失います。勤務医は勤務先の都合で公開できないことが多いため，権利は失われません（2017年1月1日より）〕。実践医の義務は，筆者の発信する新しい治療法をリアルタイムにフォローすること，紹介状がなくても筆者が1度診察した患者を受け入れること，としています。脱会はいつでも可能ですが，脱会後の復帰は認めていません。

　また，患者やほかの実践医から悪評などがあった場合，筆者が直接本人に確認し，事実と判断したら除名または数年間の非公開化とする，また，定期的に知識のチェックをすることで，実践医の質の担保を図っています。

Ⅳ 第3の歩行改善薬 ──抗酸化系薬剤

　グルタチオンは3つのアミノ酸からなるトリペプチドで，「タチオン®（先発薬の商品名）」と聞くと，多くの内科医が肝臓の薬だと思い出すことでしょう。しかし，肝機能を改善する特異的な作用ではなく，**抗酸化作用**というきわめてgeneralな作用によって，たまたま肝障害，蕁麻疹に適応を認められた薬ということにすぎませんでした。

　保険診療で認められている200mgの用量では，10年の罹病歴のあるパーキンソン病（PD）患者の歩行を15分で著明に改善させるなどということは思いもつかぬことです。しかし600mg以上となると話は別です。柳澤厚生先生（SPIC Salon Medical Clinic総院長，元・杏林大学教授）が，わが国で初めてグルタチオン高用量点滴をPD患者（点滴開始当時79歳男性）に実施し，10年後には考えられないような状態になっていたという事実は，にわかには信じられないような出来事でした。すなわち，罹病19年目となった89歳のPD患者において，PD治療薬が不要になり，タクシー運転手から70歳代と見誤られるほど若々しくなったという事実です。医学書において"奇跡"とか"事件"といった言葉で表現するのはおかしな話でしょうが，それ以外の言葉でこれをどう表現すればよいのか筆者にはわからないほど衝撃的でした。柳澤先生は患者の同意を得て実名を公表することで，この"奇跡"が広く周知されるよう，気迫をもって1冊の単行本[1]を出版されました。

　グルタチオンは，2015年からコウノメソッドに取り入れられています。以下，本章では，歩行障害に著明な効果を示すグルタチオンを中心とした点滴療法について詳述します。

文 献
1）　柳澤厚生：グルタチオン点滴でパーキンソン病を治す．ジー・ビー，2014．

1 グルタチオン

グルタチオンは，動物，植物，微生物を含め，自然界，生体内全般に広く存在し，非常に重要な働きをもつペプチドです。製剤も安価で容易に入手できるにもかかわらず，認知症診療の場で長らく活用されてこなかったことは驚きであり，きわめて残念なことです。

筆者は2014年にグルタチオン高用量点滴の情報を得てから，外来でレビー小体型認知症（DLB）やLPC症候群の患者に試みたところ，7割近い確率で15分の点滴終了直後から歩行などが改善することを確認できました。

パーキンソニズムをもつ認知症の治療を説く本書において，グルタチオン注射について詳細な情報を提供することは多くの読者が期待する点であると思われるため，以下になるべく詳密に述べていきたいと思います。

1) グルタチオンとは

トリペプチドであるグルタチオンが発見されたのは1921年のことです。グルタチオンは生命の基幹物質とも言われ，わが国では協和発酵工業の加藤記念バイオサイエンス研究所でのシンポジウムで取り上げられたのを契機に，1985年には講談社より『グルタチオン』（木下祝郎，坂本幸哉，編。絶版）が出版されています。

生化学的な背景を簡単にまとめておくと，1888年，De Rey-Pailhadeがビール酵母のアルコール抽出液で得た有機化合物を硫黄に作用させると硫化水素が発生し，これと同じ物質がウシ肝臓，ヒツジ脳，仔ウシ小腸，魚やウシの筋肉にも存在していたので，**フィロチオン（philo-thion）**と名づけました。これがすなわち**グルタチオン**なのですが，学問的に確立させたのは英国のHopkinsとされ，1921年にグルタチオンに関する最初の論文を発表しています。

1953年に米国・コネチカット州でグルタチオンに関する初会合が開催され，有機化学的性質を中心に議論が交わされました。その後グルタチオンがグリオキサラーゼの補酵素であることを利用した定量法が大きく進歩して，グルタチオンの化学，生物化学が発展していきました。

2) グルタチオンの生理活性

グルタチオンの生理的役割をまとめると**表Ⅳ-1-1**[1]のようになります。
1970年にMeisterがγ-グルタミル回路を報告しました。γ-GTP（γ-グルタミルトランスペプチダーゼ）がグルタチオンの代謝に関与すること

表Ⅳ-1-1　グルタチオンの生理的役割

役割		具体的な働き
Ⅰ	補酵素	マレイルアセト酢酸イソメラーゼ
		ホルムアルデヒドデヒドロゲナーゼ
Ⅱ	防御機構	放射線障害の防御
		細胞膜の維持（赤血球，水晶体）
		酵素のSH基の維持
Ⅲ	代謝	解毒（メルカプツール酸生成）
		エイコサン系の生成・代謝（ロイコトリエン，プロスタグランジン）
		デオキシリボヌクレオチド形成
Ⅳ	アミノ酸輸送	"γ-グルタミル回路"
Ⅴ	栄養的役割	L-システインの貯蔵型および輸送型

（文献1より引用）

でアミノ酸の細胞内への取り込み，代謝回転に活躍するとしています。これらのことは，グルタチオンが肝機能を改善することに関係してきます。

　グルタチオンはDNA合成にも関与します。DNA合成の際に効率のよい水素供与体としてグルタレドキシンがありますが，この還元にグルタチオンが働いています。また，**心血管疾患，脳梗塞を生じた患者の血中グルタチオンは有意に低値である**ことが明らかにされており[2]，その関係の深さは数字を見ても明らかです。

　しかし，今日までに具体的にグルタチオン高用量点滴で症候を改善させるものとして知られているのはパーキンソン病（PD）のみのようです。

3）グルタチオンと中枢神経系

　グルタチオンを臨床で活用することに関して日本語論文を検索した結果は**表Ⅳ-1-2**の通りです。歩行障害への応用についてはまだ多くないようです。

　1980年代に，PD患者の脳内でグルタチオンが不足していることが発見され，それを補うことで歩行が改善されることが明らかになりました。

　PDの歩行が15分ほどで改善する理由としては，**図Ⅳ-1-1**のように，黒質からドパミンが産生されるときに生じる活性酸素によって黒質が傷害されるのを，脳内グルタチオンが阻止する機構において，何らかの原因でグルタチオンが低下したヒト脳内においては，黒質への傷害が進行し，PDを発病する，という説明がなされています。

　たまたまその場が黒質であればPDの発症機序になりますし，皮膚であれば美容に関連する要素になります。**図Ⅳ-1-2**に示すように，抗酸化作

表Ⅳ-1-2　グルタチオンに関する日本語論文件数

検索ワード	ほかの検索ワード	ヒット件数
グルタチオン	歩行障害	0件
	パーキンソニズム	51件
	認知症	24件
	パーキンソン病	50件

医学中央雑誌にて検索
（2016年10月31日現在）

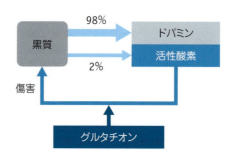

図Ⅳ-1-1　グルタチオン欠乏からすべての神経変性疾患が始まる？

パーキンソン病患者の脳内にグルタチオンが欠乏している → 米国・フロリダ州の病院で治験開始 → 2006年に柳澤厚生先生が国内で初めてグルタチオン点滴を導入。

用とはアンチエイジングそのものであり，多くの生活習慣病が加齢に伴って増加することを考えると，グルタチオンは疾病と老衰が混在する高齢者の変性疾患において，いずれにも奏効する理想的な"武器"となりえます。

　そして，歩行障害系患者に対する歩行改善率の高い順に並べると，**表Ⅳ-1-3**のように，①**グルタチオン点滴**，②**フェルラ酸含有食品**(強)，③**レボドパ・カルビドパ**(ドパコール®)，④**アマンタジン**(シンメトレル®ロケット)，⑤**リバスチグミン**(リバスタッチ®パッチ)，⑥**ニセルゴリン**という順になるでしょう。

　もちろん，疾患や患者の個人差によって，どれが最も奏効するか，あるいは用量によってもその順位が変わるのは当然です。また，残念ながら上位2つは保険適用外であるため，患者家族が歩行改善の可能性を高めるために自費であっても利用しようと考えるかどうかによって使用の可否が決まります。

　ただ，上位2つの手法を筆者が強く推奨する理由は，いずれも**副作用のリスクがほとんどなく，生理的で，数十年の長期使用に耐えられる**という点です。ですから，たとえば患者が仮に5歳であろうとも，患者の将来に悲観的になる材料がありません。その意味で画期的な手法と評価されてよいと思います。iPS細胞が実用化されてもなお，必要とされるものであろうと思います。

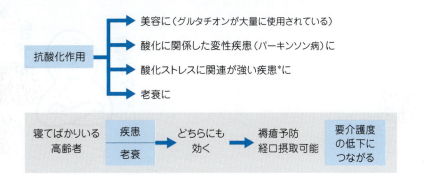

図Ⅳ-1-2　抗酸化作用＝アンチエイジング作用
＊白内障，がん，心筋梗塞，気管支喘息，リウマチ様関節炎，非アルコール性脂肪性肝炎など．

表Ⅳ-1-3　歩行障害系の治療に用いる薬剤

改善率順	薬剤，サプリメント	副作用リスク
1	グルタチオン点滴	
2	フェルラ酸含有食品（強）	
3	ドパコール®	高い ◎
4	シンメトレル®ロケット	やや高い ○
5	リバスチグミン9mg以下	
6	ニセルゴリン	

　たとえば45歳の自分が変性疾患だったら，どの方法を選ぶでしょうか（図Ⅳ-1-3）．筆者なら今現在のQOLを高めるPD治療薬を必要最低限使い，あとはできるだけ抗酸化系の治療（グルタチオンとフェルラ酸含有食品）を併用するという選択をするでしょう．コウノメソッドでは常に最高レベルの改善率をめざしていることから，その治療法が保険適用であるか否かにかかわらず，改善率の高い手法を推奨します．保険制度が日本のようには整備されていない米国では，このような自由診療は当たり前ですが，国民皆保険制度のある日本では，自由診療であるというだけで怪しい目でみられる空気があり，それは非常に残念なことです．

　いかなる医学書にも治療法がまだ明示されていない疾患を筆者は治そうと日々模索しています．そして実際に，いくらかの患者では確かに改善をみている──この事実から目をそらさないで頂きたいと思います．諸般の事情があるとはいえ，改善する方法を知っているのに行わないという姿勢に患者は納得するでしょうか．患者不在の医療から，ぜひとも脱却して頂きたいと思います．

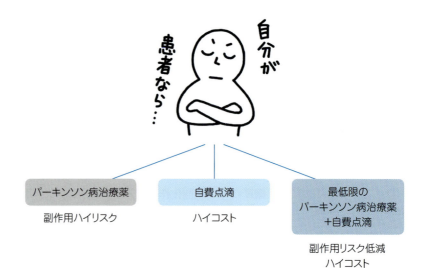

図Ⅳ-1-3　どれを一生使うのか？

4) グルタチオン点滴

①投与方法と改善率

　筆者は，グルタチオンを初めて投与する患者には，**15分かけて点滴**を行っています．なぜ静注で手早く済ませないかと言えば，15分経過すると歩行改善の効果が確認できる場合が多いからです．

　当院は院外処方であるため，診察が終わると患者は10分以内に当院を出ます．遠方からの初診患者は2回目の診察がないため，点滴が奏効したか否かを地元の実践医に申し送りしなければなりません（十分な効果が得られなかった場合は用量を増量する必要があります）．

　こうした理由から，50mLボトルにグルタチオン1,600mg以上を入れて，15分後に歩行能力の変化を診察します．**自験例では約6割の患者で歩行状態が改善**します．**残りの約2割は帰宅してからよくなった**と感じ，残りの**約2割では無効**となります．

②対象となる疾患

　グルタチオンが最も効きにくい疾患は大脳皮質基底核症候群で，治療法は現在模索中です．反対に**グルタチオンが効果を示しやすいのは，PD，認知症を伴うパーキンソン病（PDD），進行性核上性麻痺（PSP），脊髄小脳変性症**です．患者によっては**レビー小体型認知症（DLB），脳血管性認知症，前頭側頭葉変性症第3期**にも効果を示すことがあります．DLBは患者個々のバリエーションが広いため，一概に効きやすい・効きにくいと言いにくい部分があります．

　全体的な印象としては，**PD系と小脳失調に対して第一選択**となる治療

法と言えるでしょう。

③投与量と投与頻度

グルタチオンは蕁麻疹や肝障害などに対して200mgであれば保険適用になりますが，歩行の回復に必要な最低量（600mg）となると自由診療となります。シチコリンは保険診療でも比較的使いやすいですが，グルタチオンとシチコリンのカクテル点滴の場合は同一日の投与となるため自由診療とせざるをえません。なおこのカクテル処方も静注での投与でも問題はありません。

グルタチオンは，タチオン®（先発品）のほかに後発品もあり*，いずれも1アンプル200mgです。

> *グルタチオンにはアンチエイジング作用があり，美容領域でも使われるため，後発品が手に入りにくくなる時期もある。筆者はその時々でどちらも購入し使用しているが，効果に差はない。

点滴頻度としては，毎日行っても問題はありませんが，自験例では**平均で4日**ほど効果が持続するので，頻回の患者でも**週に1回**，多くの場合**月3回を目安**にしてもらっています。患者自身で効果が切れてきたことがわかりますので，それに合わせて行ってもよいでしょう。

レスポンダーの患者は，たとえば7日ごと，10日ごと，20日ごとといったように，続けるうちに次の点滴までの間隔を空けられるようになっていきます。最も持続する患者では2カ月点滴せずに済んでいます（罹病10年目のPDD）。

筆者は**1,600mgから開始**して，効果がみられない場合は**400mg（2アンプル）ずつ増量**し，**3,600mgを最高量**として，これで効かなければグルタチオンのノンレスポンダーと判定し，シチコリンか幼牛血液抽出物（ソルコセリル®）に活路を見出します（後述）。早く治さなければならない症例の場合は一気に1,000mg増量することもあります。

④ノンレスポンダーに対するカクテル点滴

ノンレスポンダーなどへの対処として，筆者は**コウノカクテル**を考案し，グルタチオン（G），シチコリン（C），ソルコセリル®（S）の3成分を採用しました。どの成分がその患者に対して奏効するかわからないので，"スターターパック"として**グルタチオン1,600mg＋シチコリン250mg＋ソルコセリル®4mL**を推奨しています（**表Ⅳ-1-4**）。

そのためこのカクテルを「GCS点滴」と呼ぶ実践医もいます。時にビタミンC 2,000mgを加えることもありますが，ビタミンCはグルタチオンの作用時間の延期を期待して加えるものですので，カクテル点滴が有効な患者か否かを見きわめることだけが目的なら，ビタミンCの添加は不要です。ビタミンCは要冷蔵であるため，持ち帰りにも適しません。

⑤症例紹介

図Ⅳ-1-4は妄想の強いDLBの患者です。本例はグルタチオン点滴（グ

表Ⅳ-1-4　コウノカクテルのスターターパック

コンポーネント	用量	配合・用量の根拠
グルタチオン	1,600 mg	600 mgでも効果は見込めるが、重症でも効きうる最低量。
シチコリン	250 mg	単独なら500 mgは必要だが、グルタチオンと混注なら奏効するため。
ソルコセリル®	4 mL	単独なら8 mL必要だが、最初は最低量で使用。

時にビタミンC 2,000 mgを加えることもある（グルタチオンの作用延長を期待）。

ルタチオン＋ソルコセリル®）によって、15分後には歩行、立ち上がりが改善し、歯車現象とアプローズサイン（拍手徴候）が消失しました。このことは、グルタチオンがどう効いているのかを考えるヒントになると思いました。すなわち、歯車現象が消失したことから、黒質からのドパミン放出をサポートしたように思いますし、「素早く3回拍手して下さい」という指示に対して余分にたたいてしまうという前頭葉機能不全が調整されたことから、フロンタルアタキシアに対しても作用していると思われます。このことから筆者は、グルタチオンがPD系患者の歩行を改善させるメカニズムとして、**「ドパミン伝達」と「前頭葉機能」の少なくとも2系統が貢献している**と考えています。

図Ⅳ-1-5は、グルタチオンの用量依存的に効果を示したPSPの患者です。効果がみられないのに6回連続で同量を点滴しており、効果が発現する量を発見するのに時間がかかったのは反省点です。なぜ同量投与としてしまったかというと、自由診療日に来院するために、家族に効果があったかどうかを十分に確認していなかったからです。

その反省から、アンケートを毎回家族に渡して、「前回の点滴は、①まったく効かなかった、②以前のほうが効いた、③効いた感じがする」のどれかに○（マル）をつけてもらうようにしました（**表Ⅳ-1-5**）。その結果、「①まったく効かなかった」とした患者では配合を変更するようにして、改善の"鍵穴"を探しています。このようにすることで、患者が改善する時期が明らかに早く訪れるようになります。

⑥ 実施における注意点

グルタチオンは、時に**インスリン自己免疫症候群**を引き起こすとされています。コウノメソッド実践医から低血糖になった2例（ともに鹿児島県）の報告がありましたが、いずれも**易怒の強い患者でクロルプロマジン（ウインタミン®）を内服しており、肝機能障害が起きていたときにグルタチオン点滴を行った**という条件が共通していました。

この場合、しばらくはブドウ糖点滴を行いますが、やがて3回の食事に

71歳女性，レビー小体型認知症

〈点滴〉
グルタチオン 2,400mg
ソルコセリル® 4mL

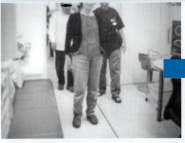
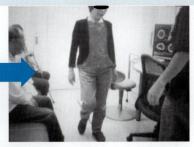

歩行改善

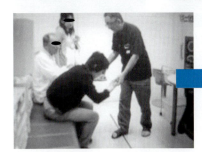
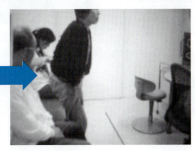

立ち上がり改善

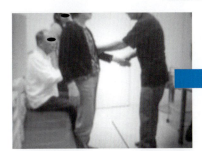
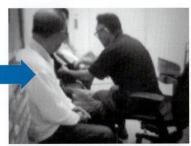

歯車現象消失

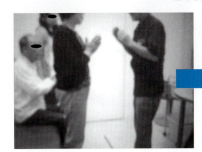
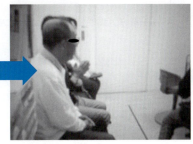

アプロウズサイン（拍手徴候）陰性化

図Ⅳ-1-4　コウノカクテルによる四症候の改善

加えておやつを設けることで低血糖は起こらなくなります。また，自己免疫症候群ですから，グルタチオンの投与をやめれば起こらなくなります。

なお，グルタチオン自体の作用で，**点滴直後には血糖が若干上昇する傾向**がありますが，心配であれば生理食塩水で稀釈して下さい。

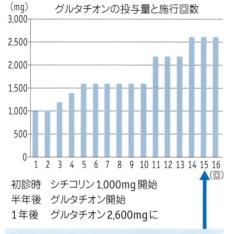

80歳女性，進行性核上性麻痺，HDS-R 実施不可

グルタチオンの投与量と施行回数

初診時　シチコリン1,000mg 開始
半年後　グルタチオン開始
1年後　グルタチオン2,600mgに

〈グルタチオン2,600mgに増量してからの変化〉
・点滴が月1回で済むようになった。
・表情が明らかに豊かになり，自ら話すようになった。

体幹傾斜，びっくり眼がみられた。知能検査も実施できず。

1年後

ここまでしっかりした眼を初めて見た。

〈点滴〉
グルタチオン 2,600mg
シチコリン 500mg
ビタミンC 1,000mg

図Ⅳ-1-5　グルタチオン2,600mgで著効が得られた進行性核上性麻痺

表Ⅳ-1-5　点滴後に実施するアンケート

点滴アンケート （いずれかに○をつけて下さい）
①まったく効かなかった
②以前のほうが効いた
③効いた感じがする
④その他 （　　　　　　　）

「①まったく効かなかった」と答えた場合には配合を変更する。

文献

1) 木下祝郎, 他編：グルタチオン. 講談社, 1985, p6, 絶版.
2) Shimizu H, et al：Relationship between plasma glutathione levels and cardiovascular disease in a defined population：the Hisayama study. Stroke. 2004；35(9)：2072-7.

2 ソルコセリル®

1) ソルコセリル®とは

　コウノカクテルの要素である**ソルコセリル®（幼牛血液抽出物）**についても少し解説しておきましょう。

　組織呼吸賦活作用をもつソルコセリル®は，スイスのソルコバーゼル社（当時）が開発したことからこの商品名がついた薬剤ですが，米国，英国，ドイツといった医療先進国が採用していないため，あまり有名ではないと思われます（**表Ⅳ-2-1**）。

　生物由来製品（幼牛の血液成分）であるため，mgでなくmLで用量が表示されます。1アンプルは4mLで，胃・十二指腸潰瘍などが適応症となっています。蛋白であるためアナフィラキシーショックが心配されることから，筆者は念のため，ソルコセリル®を初めて投与する患者には，**静注ではなく50mLボトルに入れて15分点滴で行う**よう指導しています（**表Ⅳ-2-2**）。

2) 導入の経緯

　筆者は研修医時代の2年間を含めて，これまでソルコセリル®を使用している医師を見たことがありません。しかしながら，日本老年精神医学会雑誌にしばしば広告が掲載されているので，販売元の製薬会社に問い合わせたところ，かつてわが国においてアルツハイマー型認知症を対象に行われたオープン試験で，**4～8週後に精神症状が改善する率が非常に高い（約8割）**という結果が示されていること[1]がわかりました。

　そこで筆者もさっそくコウノカクテルにソルコセリル®を導入することにしました。スターターパックには4mLのみの配合ですが，グルタチオンにもシチコリンにも反応しない患者にソルコセリル®が奏効するかどうかを確認する際には，最低8mLでないと効かないだろうと推測したところ，その通りでした（稀に12mLで改善する患者もいます）。

　このように**ソルコセリル®に反応を示す患者群**を，筆者は便宜的に"**ソルコ組**"と呼んでいます。コウノカクテルが効果（覚醒，認知機能改善，歩行改善）を示す患者うちの**約1割**を占めます。改善する理由は，ミトコンドリアレベルからの脳代謝賦活を想定しています。

　グルタチオンやシチコリンで十分効果を示す患者において，ソルコセリル®4mLを併用し続ける意義があるかどうかについては，10日ごとの間

表Ⅳ-2-1　ソルコセリル®（2mL，4mL）

開発の経緯	1955年Jaeger KHらが幼牛血液中から組織呼吸促進物質として発見，抽出される。
日本への導入	1961年8月11日輸入承認，1963年に2mL，1987年に4mLが薬価収載となる。
海外での発売	オーストリア，ロシア，スイス，ポーランドなど35カ国
動物実験	ミトコンドリアの呼吸促進→組織機能賦活，低酸素状態における糖代謝改善　など
臨床試験	二重盲検試験を含む成績の集計 ●頭部外傷後遺症：52.6%（72/137） ●脳梗塞：56.0%（61/109） ●脳出血：53.4%（55/103）　など
臨床実験	脳梗塞・心筋梗塞12例に対し，10mLを2週間投与→健康人におけるHtと粘度の正常相関に到達 脳血管障害10例の血液に添加→赤血球変形能改善
臨床論文 （鈴木ら）[1]	認知症35例（VD：29例，ATD：5例，ARD：1例）に対し，4mL静注（連日） ●改善率：2週後34.3%，4週後71.4%，8週後82.9% ●副作用：なし ●精神症状で高い改善率：幻覚75.0%，抑うつ気分70.8%，無表情69.0%，不穏・興奮・攻撃・妄想・不安・焦燥　各66.7% ●8週で軽度改善以上（神経症状）：失語80%，筋強剛73.3%，振戦40.9%
毒性試験	LD_{50} ●マウス：静脈内投与で50mL/kg以上 ●ラット：10mL/kg（50kg125Ap）
特殊毒性	溶血性なし，組織障害性なし，アナフィラキシー反応などの抗原性なし
用法・用量	通常，成人1日2～4mLを筋肉内または静脈内注射する。症状により適宜増減する。

VD：脳血管性認知症，ATD：アルツハイマー型認知症，ARD：アルコール関連認知症

表Ⅳ-2-2　コウノカクテルへのソルコセリル®の導入

有名でない理由	①米国，英国，ドイツの医師の間で十分に知られていない。
	②海外では胃潰瘍の薬として認識されている。
	③連日静注が必要で手間がかかる。
	④脳血管障害，認知症の和文論文が英文化されていない。
国内で普及しない理由	もっぱら消化器科で使用され，神経科医が注目しなかった。
メリット	興奮性がない。認知症に効果がある。
コウノメソッドでは	スターターパックとしてなら，まずは4mLで投与。
	1回静注で効かせるなら8～12mLが必要。
	念のため初回は4mLで15分点滴とすること。
	グルタチオン，シチコリンとも効果がなくソルコセリル®8mL以上で効果がみられた患者群を便宜的に"ソルコ組"と呼ぶ。LPC，DLB，PSPなどが該当する。

LPC：レビー・ピック複合，DLB：レビー小体型認知症，PSP：進行性核上性麻痺

欠投与なら不要と思われますが，入院患者で**2週間以上連日点滴する場合**は，論文に報告されている通り，配合しておくと，あとになって効果が発現する可能性があると考えています。

> **文 献**
> 1) 鈴木英夫，他：脳血管性認知症およびアルツハイマー型痴呆に対するソルコセリルの効果．Geriatr Med. 1988；26：271-89.

3 グルタチオンとシチコリンの関係

多くの患者にコウノカクテル点滴を行っていると，時折「**点滴のあとで脚がかえって重くなる**」と訴える患者がいます．その理由のひとつとして，**シチコリンが効果を邪魔している**と思われる場合があります（**図Ⅳ-3-1**）．

明確な理由は不明ですが，グルタチオンが奏効していると思われる患者に対してシチコリンの相乗効果を狙いたい場合は，**シチコリンは250mgまで**とするとよいと思います（250mgは後発品アンプルの最少単位）．

たとえば脊髄小脳変性症（SCD）に保険適用となっている薬剤には，タルチレリン（セレジスト®）と日本で開発された甲状腺刺激ホルモン放出ホルモン（TRH）であるプロチレリン（ヒルトニン®注射液）があります．

TRHは生体内に存在するホルモンで，もともと意識障害の治療薬として開発された経緯があり，その点で筆者がシチコリンに期待している覚醒作用と共通するものがあります．

セレジスト®はSCDの全例に効果を示すわけではなく，小脳そのものよりも小脳とネットワークを形成する脳内の別の部位に主に作用すると予想されています[1]．

筆者は，多系統萎縮症（MSA，SCDの一部）の患者は，レビー小体型認知症（DLB）のように眠そうにはしていないものの，小脳，脳幹が萎縮する疾患であるならシチコリンも神経伝達に対して作用を発揮するのではないかとイメージして**シチコリン250mgをコウノカクテルに配合**しています．もちろんMSAの場合は歩かせることが主目的ですから，配合は

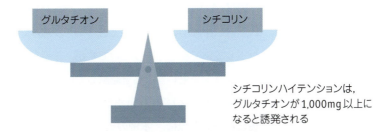

図Ⅳ-3-1 グルタチオンとシチコリンの必要量は天秤の関係

グルタチオンを主役にします。

一方，幻視のみで歩行障害のないDLBの場合には，歩行改善成分である**グルタチオンは不要**です。シチコリンで覚醒させたいので，グルタチオンはないほうがよいようです。

特例ですが，患者によってはグルタチオン1,000mg＋シチコリン1,000mgなど，ほぼ同量の組み合わせがよい患者がいますが，その場合もグルタチオンは600～1,000mgにして下さい。つまり**歩行にはグルタチオンが効いており，覚醒にはシチコリンも必要という患者**です。

文献

1) 武田 篤，他：治療法の現状．脊髄小脳変性症のすべて．月刊『難病と在宅ケア』編集部，編，水澤英洋，監．日本プランニングセンター，2006．

4 シチコリンハイテンションについて

1) シチコリンが原因となり生じるハイテンション

大せん妄のある患者（暴れる患者）にシチコリン1,000mgを単独で投与すると，いっそうハイテンションになる場合があります。こうした場合，500mg単独ならほどよく覚醒して穏やかになります。

一方，**シチコリンにグルタチオンを配合すると，シチコリンは低用量でもハイテンションを起こす要因になります**。グルタチオン量がどのくらいの量になると起こるかというと，1,000mgです。

そのため，シチコリンがぜひとも必要だが，ハイテンションは困るという場合は，**シチコチン単独で500～750mgにしておくか，グルタチオン600～800mgにシチコリン1,000～1,600mg**とします。

2) 併用するグルタチオンの用量に注意

図Ⅳ-4-1は72歳女性，強度のシチコリンハイテンションを起こしたPSP-C（小脳型の進行性核上性麻痺）の患者です。もともと前頭葉機能が低下していて易怒があったのですが，筆者がまだシチコリンによってハイテンションが生じることを認識していなかった頃の症例です。

グルタチオン1,200mg＋シチコリン500mgを点滴したところ，25日後に再診した際に，本例の夫は「活気が出て速く歩けるようになったし，改善した」と言ってくれましたが，当の本人は診察室でまるで夢遊病者の

72歳女性，進行性核上性麻痺（PSP-C），HDS-R 0点

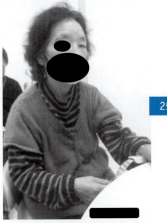
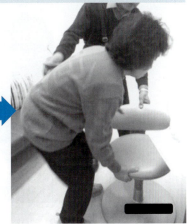

25日後

痩せ，流涎，幻覚，妄想，歯車現象あり。

〈点滴〉　グルタチオン 1,200mg
　　　　　シチコリン 500mg
　　　　　ソルコセリル® 4mL

夫は非常によくなったと評価したが，興奮しており着座しない。慌ただしく診察いすを移動させ始める（仮性作業）。結局2回目の点滴はやめておいた。

図Ⅳ-4-1　グルタチオン＋シチコリンで強い興奮を生じた進行性核上性麻痺

ように振る舞い，重い診察いすをずるずると動かし始めました（仮性作業）。軽いせん妄もみられます。この日，本例への点滴は中止としました。次の配合をどうすればよいのかわからなかったからです。

　その後筆者は，このハイテンションの原因を示唆する患者と出会いました（図Ⅳ-4-2）。74歳男性のレビー小体型認知症（DLB）患者です。本例に対しても，3回目の点滴までシチコリンを500mgで固定していたのですが，グルタチオンは600mg，1,000mg，1,200mgと増量していきました。その結果，2回目の点滴後から興奮がみられるようになりました。

　グルタチオンを増量した分，その効果としては中等度改善から著明改善に変わったのですが，1日興奮，2日興奮というように，グルタチオンの量に比例して興奮が持続する時間が延長されていったのです。そこで4回目はグルタチオンの投与量を1,200mgに固定してシチコリンを中止したところ，改善度は少し落ちたものの，予想通り興奮は起こりませんでした。

　このように，みごとに薬の性質を教えてくれた患者によって，**グルタチオンが1,000mgを超えると併用しているシチコリンによってハイテンションが生じる**ということがわかったのです。その患者に合う配合を探るときには，本例に対して行ったように，計画的に**1種類の薬剤の用量のみを動かす**ようにすることが肝要です。

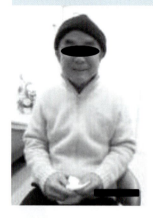

74歳男性，レビー小体型認知症，HDS-R 25点

グルタチオンが1,000mg以上になるとハイテンションが生じる

回数	グルタチオン	シチコリン	効果と副次作用
1	600mg	500mg	中等度改善
2	1,000mg	500mg	著明改善，1日興奮
3	1,200mg	500mg	著明改善，2日興奮
4	1,200mg	0mg	中等度改善

※ソルコセリル®4mLは常時配合していた。

図Ⅳ-4-2 シチコリンハイテンションの背景

5　抗酸化系薬剤の使い分け

1）コウノカクテルのスターターパック

　筆者はこれまで2年半にわたってコウノカクテルの投与を実施してきたため，どの患者にどの程度の配合がマッチしそうかはわかるようになりましたが，わからない場合に筆者が勧めるのはコウノカクテルの**スターターパック**です。

　先にも述べた通り，グルタチオン1,600mg＋シチコリン250mg＋幼牛血液抽出物（ソルコセリル®）4mLです。それぞれの用量には**表Ⅳ-1-4**（p.132参照）のように意味があります。

　コウノカクテルの適応は，**①歩行障害，②アパシー，③難病（線維筋痛症，発達障害，膠原病，網膜疾患など）**となっています。カクテルのコンポーネントの中で最も効果が見込める可能性があるのはグルタチオン，次にシチコリン，最後がソルコセリル®で，その患者比率（自験例）は**6：3：1**程度です。筆者はそれぞれを便宜的に**グルタ組，シチコ組，ソルコ組**と呼んでいます（**図Ⅳ-5-1**）。

2）単独使用とカクテルの使い分け

　覚醒のみが目的ならシチコリン単独で使用し，カクテルにしないほうがよいでしょう。それ以外では，グルタチオンを3,600mgまで増量して，効果がみられなければグルタチオンをいったん0～1,000mgに減量してシチコリンを増量していきます。

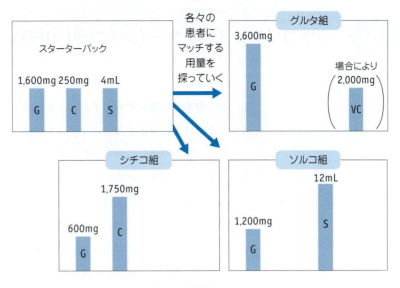

図Ⅳ-5-1　コウノカクテル（GCS点滴）

G：グルタチオン，C：シチコリン，S：ソルコセリル®，VC：ビタミンC
※各用量は一例である。

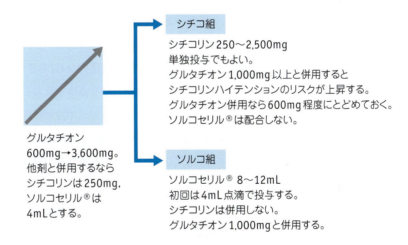

図Ⅳ-5-2　コウノカクテルの用量調整

　シチコリン単独療法では，その使用量を最高で2,500mgまでとしますが，ごく稀に**90歳以上，脱水，老衰の場合シチコリン投与で体調を崩す患者がいます**ので，**増量は500mgずつ**にして，1,000mgの一気増量は控えて下さい。

　グルタチオン，シチコリンの効果がみられない場合には，シチコリンをゼロにしてソルコセリル®を8mL，12mLと増量します。ソルコセリル®にしか反応しない患者は必ず存在します。ただし，筆者はソルコセリル®単独での投与を試みたことがないので，ソルコ組を探索するときには，そのサポートにグルタチオン1,000mgを併用して下さい（図Ⅳ-5-2）。

6 シチコリンレスポンダー（シチコ組）の検索

　コウノメソッドでは，**グルタチオンは3,600mgで効果がみられなければ，グルタチオン単独で治療することを断念**することとしています。その後はシチコリンに反応する患者かどうかの検索に取りかかります。

　一般に，眠そうにしている，眼を閉じている，反応が鈍い，いわゆる意識障害系の患者[特にレビー小体型認知症（DLB）]にはシチコリンが奏効するのですが，多系統萎縮症（MSA），進行性核上性麻痺（PSP）の歩行を改善させようと試みるときに，シチコリン250mgの付加が有用に感じられることがあります。外見上は意識障害がなくてもです。

　認知症は，皮質性認知症と皮質下認知症に大別されますが，PSPは後者の代表で，質問に対して長考して正解にたどり着くタイプです。筆者はこの様子から，「意識を覚醒させれば早く答えられそうだ」というイメージをもちます。眠そうではないけれども"大脳が寝ている"と考えるのです。

　また，構音障害も"脳幹が寝ている"というイメージをもっていて，MSAにシチコリンを少量添加する根拠にしています。

　図IV-6-1は，75歳女性の典型的なDLB患者です。寡黙で医師のほうを見ることはなく，それでいて記憶はかなり良好です。最初はスターターパックに近い配合で始め，途中で幼牛血液抽出物（ソルコセリル®）を断念し，まずはグルタチオンを増量し，さらにシチコリンを増量したところ，改善がみられました。つまり，**シチコリンは1,250mgが必要だった**ことがわかりました。

　このように，**その患者に合った配合を粘り強く見出していくこと**が大切です。本例ではその配合を発見するのに1年かかっていますが，現在ではここまでの時間がかからないように，家族アンケートを参考にして前回の投与内容で効果がみられなかった場合にはすぐに配合を変えています[**表IV-1-5**参照（p.134）]。

75歳女性，レビー小体型認知症，HDS-R 25点→11点

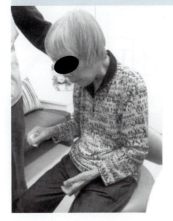

回数（回目）	グルタチオン	シチコリン	ソルコセリル®
1	800mg	250mg	4mL
2	1,400mg	250mg	4mL
3	1,400mg	250mg	4mL
4	1,600mg	250mg	4mL
5	1,600mg	250mg	4mL
6	2,000mg	250mg	4mL
7	2,000mg	250mg	
8	2,000mg	250mg	
9	2,000mg	250mg	
10	2,200mg	500mg	
11	2,200mg	500mg	
12	2,200mg	500mg	
13	2,600mg	500mg	
14	3,000mg	250mg	
15	3,000mg	250mg	
16	2,000mg	750mg	
17	2,000mg	**1,250mg**	

（約1年間の推移）

図Ⅳ-6-1 シチコリン1,250mgを必要としたレビー小体型認知症

V 神経難病の診断への道筋

　筆者は2014年から医師として守備範囲を広げることができました。広がった守備範囲とは，**神経内科疾患と小児精神疾患**です。

　日米共通で，多くの医師は医学部時代に教わらなかったことは信じない傾向があるとも言われます[1]。しかし，筆者は「診断先にありき」の西洋医学が絶対的に優れているわけではないと思いますし，西洋医学以外の道（東洋医学やオーソモレキュラー療法）にも興味をもって手を伸ばしたことが，守備範囲の拡大につながっていると感じています。

　筆者の守備範囲の拡大は，診断だけにこだわらず患者を治すことから始まりました。パーキンソン病（PD）患者の歩行を改善させるための**グルタチオン点滴をほかの疾患にも応用できるのではないか**と考え，他院で治療を断念された患者にも積極的に関わっていった結果，多種類の変性疾患，膠原病，精神疾患にも効果が見出されたのです。これらは順次，筆者が運営していた「認知症ブログ」で報告していきました。やがてブログの著効例を見た患者が全国から集まり始めました。幸いなことに，神経内科医が細密な鑑別診断を行って診断がついている患者が来院してくれるために，筆者は進行性核上性麻痺（PSP）や大脳皮質基底核変性症（CBD），皮質性小脳萎縮症（CCA），多系統萎縮症（MSA）を学び，診断できるようにもなりました。

　こうした患者は前医のもとに戻っても筆者が行ったのと同等の治療を受けることはできないので，筆者は全国のコウノメソッド実践医に紹介状を書きます。すると今度は実践医がそれらの患者から学び，変性疾患を診断できるようになっていきます。筆者を仲介せずに，患者が地元の実践医を直接訪ねるケースも増えています。実践医はこの経験から，今まで**LPC（レビー・ピック複合）症候群としてとらえていた通院患者が，PSPであるとかCBDである**と診断を絞っていくことができます。そして実践医は徐々に，LPC症候群という仮の診断名を経由せずに，初診患者がPSPや

CBD，MSAだということを，場合によっては画像検査なしでも診断できるようになってきています。さらに実践医は筆者に質問することで鑑別診断のアドバイスを受けて，診断の精度を高めていきます。このように，神経内科や精神科にそれまで縁のなかった他科の医師も短期間に診断・治療ができるようになるしくみは，認知症患者の急増する今，社会に必要とされているのではないかと自負しています。

なぜ筆者が患者を実際に診察しないままにアドバイスできるのかというと，**レビースコア**（p.148参照），**ピックスコア**（p.121参照）から患者のパーキンソニズムの強さや前頭葉機能の障害度が定量的にイメージできるからです（後述）。PSPやCBDはピックスコアが高く，一方レビー小体型認知症（DLB）のピックスコアはゼロに近いはずです。

認知症を診るには，ピックとレビーのイメージをつかむことが基礎力として重要で，筆者自身，PSPとCBDの理解を急速に深められた理由のひとつは，**ピック症状を深く理解できていたため**だと考えています。KerteszのPick complex概念にはPSPとCBDが含まれている一方で，DLBは含まれていません。**前者はけろっとしており明るく，後者は暗くうつ的**です。鑑別に非常に役立つ患者のイメージの差です。

図V-1の女性患者は，**動作緩慢であるにもかかわらず明るい**という，

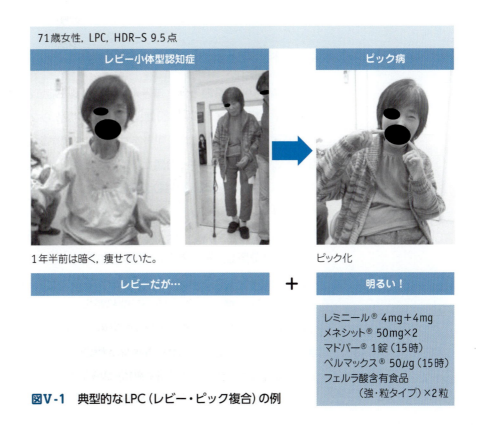

71歳女性，LPC，HDR-S 9.5点

| レビー小体型認知症 | ピック病 |

1年半前は暗く，痩せていた。　　　　　　　　ピック化

レビーだが…　　＋　　明るい！

レミニール® 4mg＋4mg
メネシット® 50mg×2
マドパー® 1錠（15時）
ペルマックス® 50μg（15時）
フェルラ酸含有食品
　　　（強・粒タイプ）×2粒

図V-1　典型的なLPC（レビー・ピック複合）の例

DLBとは違うキャラクターをみせています。これが**まさしくLPCのイメージ**です。本例はもともと暗く痩せていたDLBで，その後ピック化（明るくて過食傾向）したという経過をたどっています。そして，そもそも本例はDLBでなくPSPやCBDなのかもしれません。

急増するわが国の認知症患者対策として必要なことは，認知症疾患医療センターの指定を増やすといった事務的なことではなく，このように**実際に診断・治療ができる臨床医を増やすこと**だと考えます。この作業に巨額の予算は必要ありません。前述のように，コウノメソッドで活用されるスコア類は，専門医さえも悩ます神経疾患の鑑別診断をほぼ自動的に行ってくれます。また拙著『コウノメソッド流 臨床認知症学』（日本医事新報社，2015）で提唱したように，バイタリティ分類，エネルギー分類，NTM分類の優先順位で治療していくことは，治療の効率化に寄与するはずです。

文献

1) ヴァーノン・コールマン，著，ダニエラ・シガ，訳：医者を見限る勇気．神宮館，2014．

1 コウノメソッド分類の活用

1) コウノメソッド分類とは

コウノメソッド分類とは，筆者が提唱した認知症患者分類で，①バイタリティ分類，②エネルギー分類，③NTM分類からなります。

①**バイタリティ分類**とは，患者を覚醒系・歩行障害系・意識障害系に分類すること，②**エネルギー分類**とは，患者を陽証・中間証・陰証に分類すること，③**NTM（神経伝達物質）分類**とは，アルツハイマー型認知症を「アセチルコリン欠乏病」，レビー小体型認知症を「ドパミン・アセチルコリン欠乏病」，ピック病を「ドパミン過剰病」といったように神経伝達物質の多寡によって分類し，処方を考える際の手立てとするものです。治療における優先順位は，①→②→③の順であるべきと考えます（**図V-1-1**）。

①バイタリティ分類

意識障害系の患者というのは，コウノメソッド分類の中でも**最初に察知されて対処（治療）されなければならない患者群**です。

筆者がグルタチオン点滴を知る前は，シチコリンだけがコウノメソッドにおける静脈注射療法でしたが，医師のほうを見ないという患者の態度が

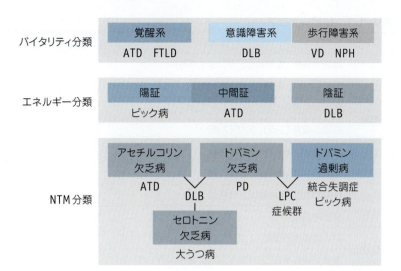

図V-1-1 コウノメソッド分類（キャラクター分類）と病理診断の関係
ATD：アルツハイマー型認知症，FTLD：前頭側頭葉変性症，DLB：レビー小体型認知症，VD：脳血管性認知症，NPH：正常圧水頭症，PD：パーキンソン病，LPC：レビー・ピック複合

あれば，その患者を意識障害系ととらえてすぐにシチコリン1,000mg静注を行うことで，患者の改善率は格段に上がります。そして**その多くがレビー小体型認知症（DLB）**です。

このような意識障害系と歩行障害系の患者の検出のためにあるのが**バイタリティ分類**です。

②エネルギー分類

コウノメソッドにおける第2分類が**エネルギー分類**であり，この分類に従って処方を決めていきます。怒りっぽい患者は**陽証**と判断し，**すぐに中核薬（特にドネペジル）を投与してはならない**，というのが鉄則です。

病理基盤がピック病以外のアルツハイマー型認知症（ATD），脳血管性認知症（VD）であっても興奮系薬剤（アマンタジン，ニセルゴリン，ドネペジル）は投与禁止です。

つまりコウノメソッドにおいては，病理を基盤とした診断名は重要視しません。

③NTM分類

最後に分類すべきことが，一般の西洋医学で言われる病理を基盤とした**鑑別診断**です。この分類に沿って行われる薬剤投与は中核症状に対する治療であり，神経伝達物質（NTM）の増減で考えるようにします。ですから**NTM分類**と呼びます。

ピックスコア（p.121参照）が4点以上なら9割の確率で前頭側頭葉変性症（FTLD），レビースコア（**表V-1-1**）が3点以上なら9割の確率でDLB

表V-1-1　レビースコア

	調査項目	フルポイント	スコア
問診	薬剤過敏性（風邪薬などが効きすぎる）	2	
	幻視（2点），妄想（人がいるような気がする：1点）	2	
	意識消失発作（明らかなてんかんは除く）	1	
	夜間の寝言（1点），叫び（2点）	2	
	嚥下障害（食事中にむせるか）	1	
	趣味もない病的なまじめさ	1	
問診 診察	日中の嗜眠，1時間以上の昼寝	2	
	安静時振戦	1	
診察	肘の歯車様筋固縮（2点），ファーストリジッド*（1点）	2	
	身体が傾斜することがある（2点，軽度なら1点）	2	
	合計	16	

合計点数が3点以上ならレビー小体型認知症の可能性が高い（アルツハイマー型認知症ではない）。
*ファーストリジッド：最初の屈伸時のみ抵抗があること。

です。CTやMRIといった画像検査は原則不要です。画像検査をしないと診断できないのはVD，正常圧水頭症，脳腫瘍です。

開業医は特に，初診日に処方することが期待されます。どのように処方を決めていくかというと，まずは**必ず歯車様筋固縮（歯車現象）を確認すること**です。中核薬のうちメマンチンを除く3成分はアセチルコリン賦活薬ですから，多かれ少なかれドパミンとの天秤を揺さぶります。歯車現象が強いなら中核薬はリバスチグミン低用量が最優先され，ドネペジルは投与禁止と判断します。

幻視があるというだけでDLBと診断し，認可されているからといって歯車現象を調べずにドネペジル（アリセプト®）*を処方することは絶対にあってはなりません。

改訂長谷川式スケール（HDS-R）を実施するときに，ATD，DLB，VDのパターンを覚えておくことも，きわめて大事なことです（**表V-1-2**）。**遅延再生（3単語の再生）以降ができない後半失点パターンはATD，数字関係が不得意で遅延再生ができるのはDLB，まだら状に失点するのはVD**などです。

つまり歯車現象がなく，元気に歩き，HDS-Rでの後半失点パターンがそろっていたら，**ようやくドネペジル解禁**です（**表V-1-3**）。こういった手続きを経ずにドネペジルを処方して，患者が怒りっぽくなったり，歩きにくくなったりしたら，本来は医師の責任です。

ドネペジルをはじめとした中核薬が歩行を阻害する可能性，そして**アセチルコリン-ドパミン天秤の存在**を常に意識することが肝要です。

*ドネペジル（アリセプト®）：ドネペジルには既に後発品が登場しているが，国内でレビー小体型認知症（DLB）に対する効果・効能の承認を取得しているのは先発品のアリセプト®のみであるため，当分の間，病名を「DLB」とするとアリセプト®しか処方できず，後発品は使用できない。このことによる患者ひいては国民の負担は小さくないはずである。

表 V-1-2 改訂長谷川式スケール（河野改変版）

改訂長谷川式簡易知能評価スケール（HDS-R）河野改変版

スコアレビュー　前々回 → 前回 → 今回

日付

本日　　曜日
年齢
性別　男　女

声の大きさ（大・中・小）

	質　問	配　点	患者の答	得点（満点）	累計
[1]	あなたは何歳ですか	満年齢ないし呼び年齢 1点 1歳違い　0.5点		(1)	
[2]	ここはどこですか	具体的名称　2点 抽象的名称　1点		(2)	
[3]	今は何月ですか 今日は何日ですか 今日は何曜日ですか 今年は平成何年ですか	各1点		(4)	
[4]	これから言う言葉を繰り返して下さい「桜，猫，電車」。あとでこの3つの言葉を思い出してもらいますが，よく覚えておいて下さい	各1点		(3)	
[5]	100－7= 93－7=	各1点		(2)	
[6]	682を後ろから言ってください 3529はどうですか	各1点		(2)	
[7]	先ほど引き算の前に覚えて頂いた3つの言葉は何でしたか ヒント＝ピンクの花，動物，乗り物	各2点 ヒントありで 各1点		(6) 3点以下	
[8]	野菜の名前を10個思い出して下さい 5個0点　6個1点　7個2点 8個3点　9個4点　10個5点		正　正 正　正 正　正 正　正 正　正	(5) 保続　有 繰り返し　有	
[9]	お見せする5つの品物をよく覚えて下さい（隠したらすぐに答えてもらう） 【例】歯ブラシ，時計，鉛筆，カギ，スプーン	各1点		(5) 保続　有	合計

20点以下：ほぼ認知症　21～30点：認知症否定できず　　アルツハイマーらしさ

河野改変版では，8番と9番の質問を入れ替えている（保続が検出しやすくなる）。

表V-1-3 エネルギー分類と第一選択

歯車現象	HDS-R	ピックスコア	レビースコア	最初に考える疾患	第一選択 陽証	第一選択 中間証・陰証
なし	後半失点パターン	低い	低い	ATD	チアプリド	ドネペジル
あり	数字不得意	低い	高い	DLB	抑肝散	リバスチグミン
鉛管様筋固縮	まだら状失点パターン	低い	中等度	VD	チアプリド	ガランタミン／ニセルゴリン
なし	語義失語	高い	低い	FTLD	クロルプロマジン	フェルラ酸含有食品（弱）*
あり	長考	高い	高い	LPC	クロルプロマジン	リバスチグミン

＊サプリメントが購入できない場合は，易怒のないことを条件にガランタミン（レミニール®）4mg内用液×1本（朝）のみ可とする。
ATD：アルツハイマー型認知症，DLB：レビー小体型認知症，VD：脳血管性認知症，FTLD：前頭側頭葉変性症，LPC：レビー・ピック複合

2 LPC（レビー・ピック複合）概念の活用

　前頭側頭葉変性症（FTLD）とレビー小体型認知症（DLB）は，まったく違う疾患のように思えますが，どちらなのか鑑別に迷う患者が少なからずいます。筆者はこの患者群を**臨床的にLPC（レビー・ピック複合，Lewy-Pick complex）と仮診断しておく**ことを提唱しています（**図V-2-1**）。

　明るく元気なピック病と，雰囲気が暗くまるで夢の世界にいるようなDLBでは，まったく違うように思えるのですが，**「明るいけれど歩行が遅い」**とか**「幻視があって介護抵抗が強い」**といった患者がいます。実は進行性核上性麻痺（PSP）などがこれに当たります。

　たとえば，万引きを繰り返すピック病に強い幻視が現れて，歯車現象も強くなったらどうするでしょうか？ 体幹が傾斜して流涎もあるDLBがおむつ交換のときに介護者を蹴りだしたらどう考えるでしょうか？

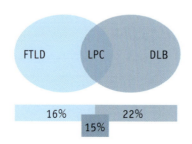

図V-2-1　LPC（臨床分類）

LPCとは，DLBとFTLD両方の症状をもつ患者群のことであり，コウノメソッド実践医らの報告によれば，認知症の約15％を占める。
FTLD：前頭側頭葉変性症，DLB：レビー小体型認知症，LPC：レビー・ピック複合

1） LPCの姿

　一瞬でLPCとわかる患者を提示します。**図V-2-2**は2年半前に初診した75歳男性です。歩行速度が遅くボーッとした表情で，診察室に入っても着座せずただ呆然としていました。傾眠ではなく**自分の置かれた立場がわからない**——つまり意味性認知症（SD）の姿です。

　そして，本例が着座したときの両手の位置と形はまさに**パーキンソニズム**の存在を表していました。振戦はなく，認知症なのでパーキンソン病（PD）というよりはDLBの姿です。

　本例は2年後には車いす使用となり，無言症になりました。右上肢が拘縮してきており，現在は**大脳皮質基底核変性症（CBD）**を疑っています。

73歳（初診時）男性，LPC，HDS-R 16.5点→18点

FTLD like ＋ **DLB like** ＝ **LPC**

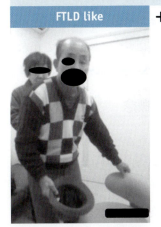

呆然として座らない（語義失語）。

リバスタッチ®パッチ 9mg
メマリー® 5mg（夕）
サアミオン® 3錠
メネシット® 50mg×2
ウインタミン® 4mg（夕）
ジェイゾロフト® 25mg（夕）

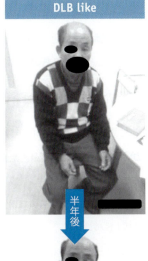

両手の位置・形がパーキンソニズムの存在を表している。

半年後

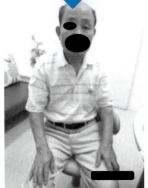

改善に伴い丸まっていた手が広がっている。

LPC症候群
2年後

CBS（CBD疑い）

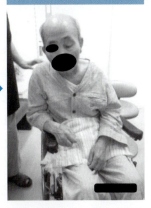

右手の拘縮出現。無気力で食べられない。

図V-2-2　LPCとわかる2態
FTLD：前頭側頭葉変性症，DLB：レビー小体型認知症，LPC：レビー・ピック複合，CBS：大脳皮質基底核症候群，CBD：大脳皮質基底核変性症

経過をまとめると，本例に対して筆者は初診時にはLPCと仮診断しておき，歯車現象がみられないことなどから徐々にDLBではないことに気づき，**LPC症候群**（後述）という大きなカテゴリーの中で観察を続けた結果，CBDらしくなってきたということです。

現在はリバスチグミンとPD治療薬を処方し，コウノカクテル点滴，訪問マッサージを行っています。コウノカクテルが効きにくい点もCBDらしさのひとつであり，苦慮しています。

厳密に言えば，本例は「DLB＋FTLD」のいわゆるLPCではなくLPC症候群であって，原則として病理基盤は1疾患ですから，それはCBDなのだろうと考えられます。このようにコウノメソッドでは，**前頭葉機能低下＋歩行障害**の患者を**LPC症候群**としておいて，**経過観察を続ける過程で病理基盤に肉薄していく**形で診療を進めます。

ベテランの神経内科医のように数多くのPSP，CBDの経験をもっているわけではないプライマリケア医が診るのですから，初診時に完璧に診断できる必要はないのです。ただ，何の疾患かまるでわからないというよりも，**前頭葉機能低下＋歩行障害**という病態を共にもつ患者群としてカテゴライズしておくということが，**のちの診断確定への確実な一歩**となります。

2）間違いのない処方をするために必要なLPCの概念

診断に迷う以前に筆者がひたすら心がけてきたことは，**いかに間違いのない処方をするか**ということでした。易怒の強くなったDLBにはもはや抑肝散では追いつかずクロルプロマジン（ウインタミン®）を処方することになりますし，二次性パーキンソニズムで前方突進が現れたピック病にはレボドパ・カルビドパ（ドパコール®）を用いてチャレンジテストを行います。

つまり，DLBにレビーセット（リバスチグミン，抑肝散，ドパコール®），ピック病にピックセット［ウインタミン®，フェルラ酸含有食品（弱）］という単純な組み合わせでは改善させることができず，DLBと診断しておきながら，実際にはピックセットを処方していることになり，**臨床的な症状と病理基盤は必ずしも対応していないのだから意味がない**と考えるようになりました。

そこで，いっそのこと，どちらかわからない，**2疾患が合併しているような患者はLPC**と言ってしまおう，と提案したのです。この提案はコウノメソッド実践医からも歓迎され，認知症の約15％をLPCが占めることもわかりました。

要するに，**レビースコアとピックスコアが大方5点以上の患者は全員LPCと仮診断しておく**のです。そうすると処方は，LPCの歩行障害には

リバスチグミン，鎮静化にはクロルプロマジンというふうに，ちょうどDLBへの処方とピック病への処方が合体した形になります。リバスチグミンは興奮性が低いので，幸いにもLPCにはちょうどよかったのです。

特に最近はLPCの患者が非常に目立ちます。**やけに怒鳴ったり介護抵抗を示したりするDLBの症状はピック化**であり，LPCと呼んだほうが，介護管理上も有益です。

そうした患者に出会ったら，ピックスコアを調べてみて下さい。4点以上のはずですし，そのつもりの目でCT画像を見れば，左側頭葉は**"ナイフの刃様"**になっているはずです。

つまり，FTLDの発病準備状態まで脳萎縮が進んでいる時期にDLBを発病して，その後にFTLDの症状が重複していくのです。中には傾眠などが消失してピック病そのものになる患者もいます。**"ピックパワー（原始脳）"ともいうべきエネルギーが，DLBの陰性症状を消す**のです。

ピック症状（反社会症候群）が生じてきたら，ハロペリドール（セレネース®）はウインタミン®に切り替えます。つまり，**ピックセットへの移行**です。リバスチグミン以外の中核薬［ドネペジル，ガランタミン（レミニール®），メマンチン（メマリー®）］が処方されていたら，いったん中止して下さい。リバスチグミン4.5mgですらハイテンションを起こす場合があります。脳内に猛烈なエネルギーが解放されるので，**興奮系薬剤は不要**なのです。フェルラ酸含有食品も，弱タイプを選択します（**図V-2-3**）。

患者に歩行障害が現れてきたら，中核薬はリバスチグミンとしたいところですが，ピック系の患者では，かゆいわけでもないのにパッチをはがしてしまう患者がおり，結局コウノメソッドでは，FTLDの意味性認知症に対して用いるレミニール®低用量（1日4mg）なら処方可としました*。

この**LPCの概念は，後々に歩行障害系認知症を診断するために非常に重要**になってきます。この考え方をきっかけにして，**CBD，PSP，多系統萎縮症をプライマリケア医が診断できるようになる**のです。

3）陽性症状＋歩行障害をどう治療するか

もう1例，LPCの患者を紹介しましょう。

図V-2-4は88歳女性。グループホームで生活しています。初診時，前弯が強く，声も小さく，歯車現象も明確だったことから，DLBと感じましたが，かなり強い介護抵抗があり，前頭葉萎縮も高度で，ピック症状が出現していると考えられました。しかし，年齢を考えるとピック病であるとは考えにくく，病理基盤はやはりDLBと思われますが，LPCと診断しました。

---

*ガランタミン（レミニール®）の用量の開始規定は1日8mg（1回4mgを1日2回）となっているが，それを28日分処方して，実際は，朝4mg・56日分として服用させる。その後は1日16mg（1回8mgを1日2回）処方への増量が規定されているので，4mg内用液を1日4本処方しておいて，易怒がなくなっていれば1日2本，易怒が残っているなら1日1本を継続とする。効果がなければ1日24mg（1回12mgを1日2回）まで増量可能であるが，筆者の経験ではこの量になって初めて効く患者はいないため，増量しないほうがよいと考える（食欲低下などの副作用リスクが上昇するだけである）。レミニール®はあとから効果が現れてくることもあるので，副作用を避けながら10カ月は継続して服用してもらうよう指導する。

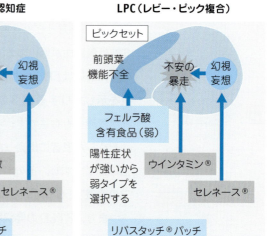

図V-2-3 レビー小体型認知症とLPCにマッチする薬が異なってくる理由

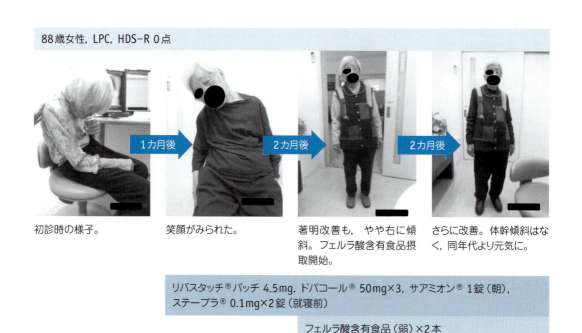

図V-2-4 フェルラ酸含有食品(弱)によるLPCに対する長期作用
摂取期間が長いほどより改善していく。

　　　　　　　　　　介護者の希望は**歩行できるようにしてほしい**とのことだったので，**リバスチグミン(リバスタッチ®パッチ)とドパコール®**を処方しました。本例には幻視がなかったので，ドパコール®に耐えることができました。
　途中，家族から**フェルラ酸含有食品**を試してみたいとの申し出があり，

フェルラ酸含有食品の摂取も始まりました。歩行の改善には強タイプが理想ですが，ピック症状があるため弱タイプとしました。その結果，どんどん背筋が伸びて，グループホームの利用者が次第に車いす使用になっていく中で，本例だけは自立歩行し続けたのです。

年齢が90歳近いことを考えると，本例のピック症状は嗜銀顆粒性認知症によるのかもしれませんし，パーキンソニズムは二次性かもしれません。しかしながら，病理がどうあれ，症状が抑えられたことで，本例の人生は豊かなものになりました。そのための処方を考える医師に必要だったのは，厳密な診断を下すことではなく，**LPCであるとの理解**であり，改善に導くにはそれで十分なのです。

コラム

フェルラ酸含有食品の概要

コウノメソッドに基づく治療が保険診療による一般的な治療よりも認知症の改善率を高く維持できている理由には，①副作用を出さないために処方を工夫する，②**フェルラ酸含有食品**やコウノカクテル（点滴療法）を利用する，の2点が挙げられます。

フェルラ酸含有食品は，2種類の自然抽出物の配合を基本としたサプリメントです。いくつかタイプがありますが，いずれにも**フェルラ酸**が配合されており，加えて**ガーデンアンゼリカ**もしくは**バコパモニエラ**が配合されています（**図1**）。

摂取のタイミングは，基本的には食前が望ましく，牛乳と一緒に飲むと作用が減弱するとされています。ヨーグルトやコーヒー，料理に混ぜてしまってもかまいません。

作用機序は1つではなく複雑であるため，すべてが解明されたわけではありません。フェルラ酸には抗酸化作用，ガーデンアンゼリカにはアセチルコリンエステラーゼ阻害作用があります。したがって，ガーデンアンゼリカの配合量が多い商品ほど興奮性が高まります（**表1**）。

筆者が使用しているフェルラ酸含有食品は原則として医療機関でのみ購入が可能で，医師の指示に基づいて摂取することとされています。

フェルラ酸含有食品の摂取によって起こる変化は，平均して40日で実感されます。変化がなければ朝の摂取量を3倍にしてみるなどして，変化が得られるかどうかを，早めに見きわめたほうがよいでしょう（急速飽和試験）。

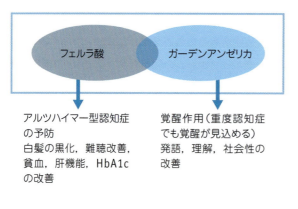
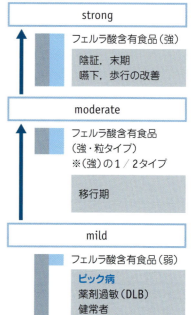

図1 フェルラ酸含有食品の使いこなし
DLB：レビー小体型認知症

表1 フェルラ酸含有食品の主なタイプ別の特徴

主なタイプ	特徴・使用上の注意など
フェルラ酸含有食品（弱）（顆粒）	●フェルラ酸（F）：ガーデンアンゼリカ（G）比＝100：20 ●コウノメソッドでは，認知症が心配される場合，易怒性の強い患者（ピック病，精神疾患），薬剤過敏性の強い患者（レビー小体型認知症）に対して推奨している。1日の摂取目安は1〜8本。 ●幼児に対しては，半量×2で与える。
フェルラ酸含有食品（強）（顆粒）	●F：G比＝100：100 ●コウノメソッドでは，嚥下困難，歩行障害，重症の患者に対して推奨している。1日の摂取目安は1〜6本。 ●白湯に溶かして胃瘻から注入することで，嚥下機能の回復が75％程度で見込める。
フェルラ酸含有食品（強・粒タイプ）※（強）顆粒の1/2タイプ	●2粒で顆粒タイプ1本に相当。つまりF：G比＝50：50 ●重症で易怒がある場合に微調整しやすい。 ●1日の摂取目安は2〜12粒。 ●コウノメソッドでは50歳以上で認知症が心配される場合にも摂取可能としている。この場合の摂取目安は65歳未満で1日1〜2粒。65歳以上で1日2〜4粒。 ●個別包装でないため，成分含有量に比して割安である。
フェルラ酸含有食品（バコパモニエラ含有）（顆粒）	●バコパモニエラが配合されたタイプ。 ●コウノメソッドでは，主に発語を回復させたいときに摂取を推奨している。

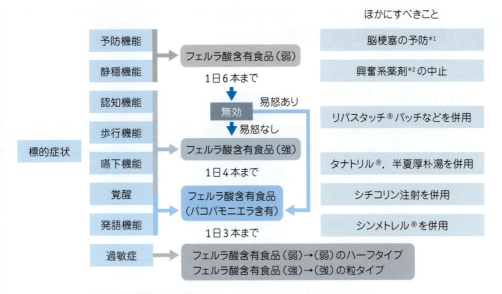

図2 フェルラ酸含有食品の使い分け
＊1：ルンブルクスルベルス含有食品（1日6カプセル），＊2：ドネペジル，サアミオン®，シンメトレル®

表2 フェルラ酸含有食品（弱）の臨床報告

作用	対象	筆頭研究者	発表年
抑制系	ATD, DLB	金谷潔史（Kanaya K）	2010, 2011, 2012
	FTLD, DLB	木村武実（Kimura T）	2010, 2011
	認知症	杉本英造	2010
	発達障害	端谷　毅	2013, 2014
中核症状	ATD, VD, DLB, FTD	小黒浩明	2013
予防	軽度認知障害	木村武実	2013, 2014
	軽度認知障害	金谷潔史	2015

ATD：アルツハイマー型認知症，DLB：レビー小体型認知症，FTLD：前頭側頭葉変性症，VD：脳血管性認知症，FTD：前頭側頭型認知症

　中には1日60本も摂取しているピック病患者もいます（本人はそれで調子がよいので継続としています）。薬剤と違って個人差が非常に大きいため，簡単にあきらめずいろいろ試みて下さい（**図2**）。

　フェルラ酸単独，ガーデンアンゼリカ単独のサプリメントについては，筆者自身では同様の作用は確認できていません。ですが症状が緩和されると感じる人がいるのなら，それはそれでよいと思います。フェルラ酸含有食品（弱）についての臨床報告は**表2**の通りです。

3 LPC症候群概念の活用

1) LPCとLPC症候群

　筆者は，大脳皮質基底核変性症（CBD），進行性核上性麻痺（PSP）の詳細を知る以前から，筋強直性ジストロフィーやFTD-MNDタイプなど稀な変性疾患を診る機会がありました。そういった患者のピックスコアとレビースコアを調べると，どちらも高いのです。このとき，LPC（レビー・ピック複合）でもないのにLPCパターンを示してしまう患者群があっては混乱をきたすと思いました（図V-3-1）。

　その後，筆者の外来には，「PSPと診断されています」「CBDです」「多系統萎縮症（MSA）です」と，既に前医（神経内科医）によって確定診断がついている患者が多数来院するようになり，ピックスコア，レビースコアを調べると，やはり両スコアの点数とも高いのです。そのとき，Kerteszの提唱したPick complexという概念の中にCBDやPSPが含まれていたことを思い出し，まさに彼らはピック病のような歩行障害系だと感じました。一方で，腕を振って歩き，小刻み歩行ではない彼らの姿を見れば，レビー小体型認知症（DLB）ではないことはわかります。幻覚も出現しやすいのでレビースコアは上昇しますが，やはり明るくけろっとしている様子は，DLBには見えませんでした。

　そこで，DLBらしくない患者も含めて，LPCと言わずに**LPC症候群**と大きくまとめようと考えました。ですから，**両スコアが高いというだけならとりあえずLPC症候群としておき，DLBらしい患者は従来通りLPCと呼ぶ**ことにしました（図V-3-2）。

　"LPCではないLPC症候群"も，初診時に診断名を確定させる必要はありません。LPC症候群だと考えることができたなら，極端な言い方をすれば**ドネペジルさえ処方しなければ，余計に悪化するということはない**ためです（図V-3-3）。

　「この患者は本当にDLBだろうか？」と自身に問いかけてみて，そうではないだろうと思うなら，PSPやCBD，MSAではないかと疑う目で患者や画像を見直すことです。

　極論ではありますが，**認知症患者が長生して行きつくのは，結局のところすべてLPC症候群**であると考えることもできます（図V-3-4）。前頭葉機能は低下し，ピック症状（わがまま，介護抵抗）が現れ，ドパミンも低下してくればDLBであるかのような動作緩慢もみられるようになるでし

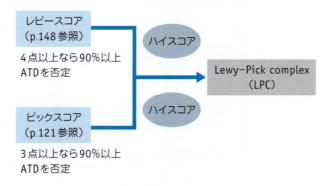

図V-3-1　歩行障害系認知症の診断方法
ATD：アルツハイマー型認知症

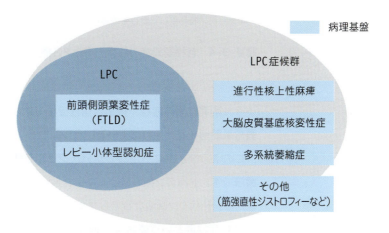

図V-3-2　LPCとLPC症候群の関係

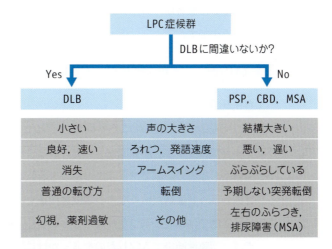

図V-3-3　LPC症候群からの鑑別診断
LPC：レビー・ピック複合，DLB：レビー小体型認知症，PSP：進行性核上性麻痺，
CBD：大脳皮質基底核変性症，MSA：多系統萎縮症

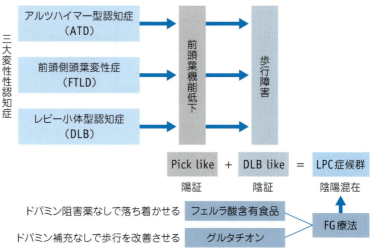

図V-3-4 各種認知症の収束方向とFG療法の作用機転

ょう。**前者は陽性症状，後者は陰性症状ですから，それぞれ抑制系薬剤，興奮系薬剤を適用すればよいというシンプルな戦略は通用しません**。

このようなときに有用なのが**FG（フェルラ酸含有食品＋グルタチオン）療法**です。ドパミン阻害薬なしでもフェルラ酸含有食品（弱）が患者を落ち着かせ，ドパミン賦活なしでもグルタチオンが歩行を改善させてくれます。

LPC症候群という概念は，神経内科医にしかできなかった神経難病診断の門戸をプライマリケア医に開いただけでなく，すべての認知症患者がいずれ収束していく方向をも示すものです。保険診療では治療をあきらめられていた患者が，コウノメソッドによって，もう一度希望をもつことができるのです。

2) LPC症候群の例──筋強直性ジストロフィー

①症例紹介

LPC症候群に含まれてくる疾患のひとつとして，**筋強直性ジストロフィー**があります。筋強直性ジストロフィーには遺伝性があるため，歩行障害系の患者の診察では家族歴の聴取を忘れないようにしましょう。子の世代のほうが症状が重くなる**表現促進現象**を認めます。

軽症例では本症と気づかれないことも多く，**図V-3-5**の63歳男性の患者は，誤嚥性肺炎で入院したのをきっかけに気づかれたそうです。**年齢が若いのになぜ誤嚥するのか**と疑問に思った呼吸器内科医が神経内科医に診察を依頼したのです。

63歳男性，筋強直性ジストロフィー（DM1）＋意味性認知症，HDS-R 16点

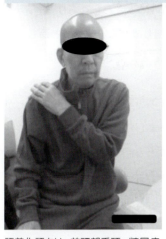

語義失語あり，前頭部禿頭，糖尿病，表現促進現象〔子孫の発病若年齢化（娘22歳，孫15歳で発病）〕がみられる。

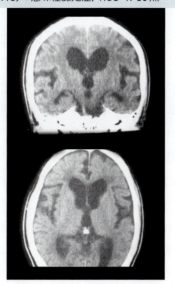

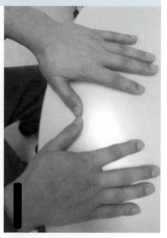

筋萎縮性側索硬化症のような強い筋萎縮はみられないが，左手はしわが消失している。

知能検査スコアの状況

HDS-R	ピックスコア	レビースコア
16点	6.5点	6点
長考タイプ（皮質下認知症）		
数字関係1/4	不機嫌（1）	幻視（2）
遅延再生6/6	なかなか着座しない（1）	嚥下障害（1）
でまかせ応答（−）	語義失語（1）	嗜眠（1）
思考怠惰（−）	鼻歌（2）	安静時振戦（0.5）
語義失語あり	スイッチ易怒（1）	左傾斜（1.5）
錯語あり	ナイフの刃様萎縮（0.5）	
受診態度良好		
反響言語（−）		
反復言語（−）		

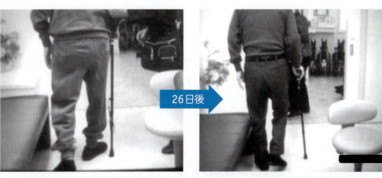

リバスタッチ®パッチ 4.5mg
ウインタミン® 4mg+4mg
フェルラ酸含有食品（弱）

少し歩くだけでへたり込んでいた。　「歩行セット」で家の周りを一周歩けるようになった。姿勢がよくなった。

図V-3-5 筋強直性ジストロフィー（Steinert病）＋意味性認知症の例

筋強直性ジストロフィーは優性遺伝で，表現促進現象を呈する疾患ですから，「好発年齢」という概念を当てはめるのはふさわしくありませんが，本例は発病が遅かったということは間違いありません。既に娘と孫も発病しています。娘が孫を出産する際には力むことができず帝王切開となり，生まれてきた孫も仮死状態だったそうです。

　本例は前頭部の禿頭があり，強く握手するとなかなか手を開くことができないといった典型的な症状を呈していました。認知症としては意味性認知症（SD），すなわち言葉の意味がわからない状態でした。改訂長谷川式スケール（HDS-R）では遅延再生が6/6でアルツハイマー型認知症（ATD）らしさはありませんし，長考する皮質下認知症のパターンです。歩行に杖を使用していること以外は，易怒もあることから，まるで**前頭側頭葉変性症（FTLD）**でした。

　ピックスコア，レビースコアはほぼ同点で，6点を超えたため，典型的なLPC症候群のパターンと評価できます。

　歩行改善のために**リバスチグミン（リバスタッチ®パッチ）**，易怒と認知機能に対しては**ピックセット〔クロルプロマジン（ウインタミン®）＋フェルラ酸含有食品（弱）〕**としましたが，まさにLPC症候群に対する組み合わせです。

　本例は2回目の外来受診で著明に歩行と易怒が改善したということで，地元に戻っていきました。この頃の筆者はグルタチオン点滴をまだ見出していませんでした。

②筋萎縮性側索硬化症との相違点

　ここで，**筋萎縮性側索硬化症（ALS）**と筋強直性ジストロフィーの違いについて，確認しておきましょう。後者はプライマリケア医のもとを訪れる可能性があります（**表V-3-1**）。両疾患とも筋力が低下するわけですが，ALSは神経が原発です。またALSは認知症にはなりません。例外は，**FTD-MNDタイプ**です。

　筆者は，FTD-MNDタイプの患者を2年半ほど診察した経験があります（**図V-3-6**）。認知機能はリバスチグミンで維持できたものの，グルタチオン点滴を知らなかったために歩行は悪化しました。SDや語義失語のある変性疾患の認知機能対策には，現在ではガランタミンを推奨しています。

3）LPC症候群の例 —— 進行性核上性麻痺

　図V-3-7は64歳男性。本例は2年前に1人で来院した患者です。普通に歩いているように見えましたが，当初から**びっくり眼**がありました。

　本例の父親は70歳でパーキンソン病（PD）を発病したそうです。本例

表V-3-1　筋萎縮性側索硬化症と筋強直性ジストロフィーの比較

	筋萎縮性側索硬化症（ALS）	筋強直性ジストロフィー（DM）
原発部位	神経（運動ニューロン疾患）	筋（遺伝性ミオパチー）
遺伝性	5％程度にあり	あり（遺伝子異常）
認知症	なし（あるものをFTD-MNDタイプという）	あり
合併症	少ない	全身疾患（糖尿病，禿頭など）
原因	グルタミン酸過剰蓄積	ミオトニンプロテインキナーゼの過剰反復（1,000回以上）
治療	リルテック®（50mg）×2	ステロイド
コウノメソッドに基づく治療	フェルラ酸含有食品（強）＋グルタチオン点滴（FG療法）	フェルラ酸含有食品（弱）＋リバスタッチ®パッチ＋グルタチオン点滴

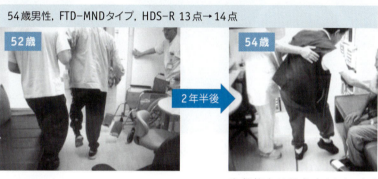

54歳男性，FTD-MNDタイプ，HDS-R 13点→14点

52歳　2年半後　54歳

歩行能力は悪化（メネシット® 50mg×2）

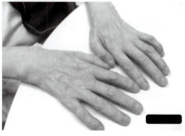

手背の筋萎縮。箸は持てない。認知機能は維持されている（リバスタッチ®パッチ 13.5mg）。易怒もコントロールできている（ウインタミン® 4mg＋6mg）。

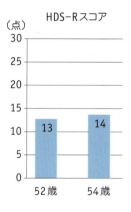

HDS-Rスコア

図V-3-6　FTD-MNDタイプの歩行と認知機能の経過（2年半）

も59歳時に発病したPDとみなされて，前医からプラミペキソール（ミラペックス®）が処方されていました。しかし，PD治療薬開始前から幻視はあったと言います。肘には強い歯車現象が認められました。

以前から寝言はあるもののレストレスレッグス症候群の症状はなく，FTLD検出セット（**用語一覧参照**）の項目である「『猿も木から落ちる』の意

64歳男性，進行性核上性麻痺，HDS-R 27点

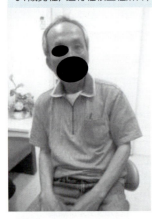

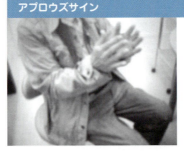

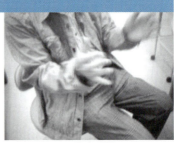

アプロウズサイン

素早く3回拍手させると4回以上たたいてしまう→PSPの可能性が高まる。

びっくり眼がみられる。

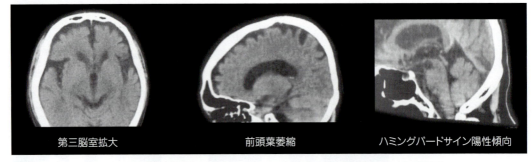

第三脳室拡大　　　　前頭葉萎縮　　　　ハミングバードサイン陽性傾向

図V-3-7　アプロウズサインが診断の決め手となった進行性核上性麻痺（診断困難例）

味は？」に対しては明確な説明ができませんでした．HDS-Rは27点でしたが，にもかかわらず語義失語があることを筆者は不思議に感じました．**HDS-R 27点で語義失語あり，というDLBは考えにくい**からです．

また，前述の通りびっくり眼ではあるのですが，眼球の動きに問題はなく，筆者はこのことから**「PSPではない」とカルテに書いていました**．握力は34kgで左右差はありませんが，乱視があり的確に物が見えないといったことを言っていました．当時の筆者の知識では，本例をLPCと評価するしかありませんでした．今考えると，びっくり眼，グーパーテストができないといった**前頭葉症状に注目すべきだった**ことがわかります．

初診時の対処としては，まずミラペックス®を隔日に減量し，リバスタッチ®パッチを開始，加えてグルタチオン点滴としました．振戦はなく普通に歩行できていたので，PDには思えませんでした．

初診から1年が経過した頃，筆者は本例の診断を**大脳皮質基底核症候群（CBS）**と変更しました．しかしながら，本例のことはずっと気になっていました．

初診から2年が経過した頃，筆者は**アプロウズサイン**（拍手徴候）を知りました．素早く3回拍手させると，どうしても4回以上たたいてしまう

症状で，PSPなどで検出される徴候とされています。本例に対して試みてみると，連続して過剰にたたく様子がみられました。かなり訓練しても最後は4回になるのです。

知識の増えた今，本例のCT画像を改めて見直してみると，前頭葉萎縮がかなり強く，ハミングバードサインも陽性に近いことがわかります。つまり本例は**PSPだった**のです。すなわち，**DLB，認知症を伴うパーキンソン病はPick complexではありません**。だから語義失語もアプロウズサインも現れません。前頭葉が強く萎縮するCBDはあまりいません。そう考えると，PSPになります。

現在は，レボドパ・ベンセラジド（マドパー®）×3錠，ドロキシドパ（ドプス®）50mg×3，プラミペキソール0.125mg×3，ガランタミン（レミニール®）内用液4mg×3と，すべて危険分散投与しており，流涎にトリヘキシフェニジル（パーキネス®）1mg×2，易怒にウインタミン®4mg×2，便秘にツムラ潤腸湯×3包としています。結果として，本例はいまだに1人で通院しています。

前頭葉機能のスクリーニングとして，**グーパーテストとアプロウズサインの確認**を行うことを勧めます。

4）LPC症候群の例 — 大脳皮質基底核症候群

図V-3-8は75歳男性。原因不明の歩行障害があり，前頭葉眼窩面萎縮があるためPick complexの**大脳皮質基底核症候群（CBS）**と考え，リバスタッチ®パッチを処方し，フェルラ酸含有食品を推奨しました。その結果，歩行障害は改善し，4年半後に前倒れ姿勢がみられるようになるまで普通に歩行できていました。

こういった原因不明の歩行障害に対して，他院ではPD治療薬を試みられることもなく，何の手立ても講じられない場合が多いです。本例のように症状も画像も認知症相当である場合は，まず歩行改善系の中核薬であるリバスチグミンを試みるだけでも何らかの反応が得られやすいのに，残念なことです。

DLBに対するドネペジル（アリセプト®）の適応が認められて以降，DLBに近い患者にはこぞってアリセプト®が処方される傾向が強くなっていることを感じます。1mgや1.67mgならまだしも，5mgや10mgが処方されていることがほとんどで，そうした場合，多くの患者に歩行障害が現れているものと思われます。少なくとも当院に来院するこうした患者のほぼ全例がドネペジルのデメリットによって苦労されている印象です。**DLB，LPC，LPC症候群にはドネペジルを使わない**ことが基本です。

75歳男性，大脳皮質基底核症候群，HDS-R 22点

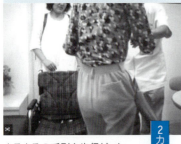

よろよろの手引き歩行だった。

2カ月後

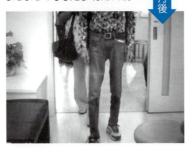

歩行速度が速くなりスムーズに歩行できている。

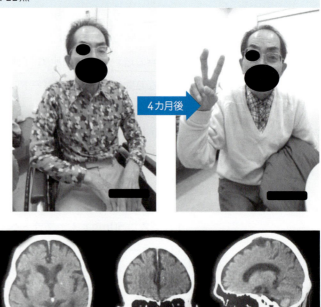

4カ月後

眼窩面萎縮

図V-3-8 リバスチグミン＋フェルラ酸含有食品で著明改善した大脳皮質基底核症候群

コラム

進行性核上性麻痺との出会い

　4年前のある学会のポスターセッションで，神経内科医が進行性核上性麻痺（PSP）60例のまとめという発表をしていました．筆者は当時，PSPという疾患をほとんど知らなかったので，1施設で60例はすごいなあ，やはり神経内科には太刀打ちできないなと思ったものです．

　しかし，筆者はその2年後にグルタチオン点滴という"武器"を手に入れ，著効例を「認知症ブログ」で報告し続けた結果，当院にPSPの患者が次々と来院するようになって，今では少なくとも週に1人は初診患者を診察しています．そして，治療の満足度はおそらくそれまで受けていた治療に比べても高いだろうと自負しています．

　筆者が初めてPSPを診たのは名古屋大学医学部附属病院で，当時入院していた65歳の女性患者でした．眼球が中央に固定されており，多幸で，**いきなり後方に倒れる様子**がみられました．頭部も後屈傾向（ジストニア）だったので，神経内科に診察を依頼したいと考え，「PSP疑い」の病名で神経内科の髙橋昭教授に診察して頂き，「PSPと考えてよい」との診断でした．患者はその3カ月後に亡くなり，**PSPの予後の悪さ**には驚いたものです．自然経過による予後の悪さのほかにも，これだけ頻回に頭部を打撲する転び方をしていては身がもたないだろうと感じました．

　PSPはコウノカクテルが奏効しやすく，患者数も比較的多いため，仮にPSPと正診できなくても，**PD治療薬が効かないパーキンソニズム患者がいたら，コウノカクテルを試みて**頂ければと思います．診断がついていなくても歩けるようになります．**すなわちその患者はPSP**というわけです．全国の医師がこの手法に賛同してくれたなら，日本の寝たきり高齢者を減らすことができるはずだと筆者は考えています．

VI 進行性核上性麻痺

　進行性核上性麻痺（PSP）は，1964年に3人の医師によって報告された疾患です（**表VI-1**）。

　臨床的特徴としては，**垂直性注視麻痺，偽性球麻痺，頸部ジストニア，認知症，姿勢反射障害**が挙げられますが，いくつかの亜型があり，パーキンソン病と見分けがつきにくいもの（進行性核上性麻痺のパーキンソンタイプ，PSP-P）もあります。歩行は一見正常で，普通に歩いているように見えますが，**予期せぬ転倒を繰り返します**。男性に多いとされている通り，当院受診者にも男性が多いです。

　PSPは進行すると，**前頭側頭葉変性症（FTLD）**を呈します。かつては皮質下認知症の代表とされ，質問に対して長考し正解にたどり着くタイプで

表VI-1　進行性核上性麻痺の特徴

概要	・Kerteszの提唱したPick complexに含まれる疾患。 ・変性疾患の中で最も転倒しやすい。 ・眼球が動かず，頸部が後屈する特有の姿勢となる。 ・パーキンソン病関連疾患であり，公費負担の対象疾患となっている。 ・脳幹型（PSP-P, PSP-PAGF）と大脳皮質型（PSP-CBS, PSP-PNFA, PSP-FTD）がある。
臨床像	・まずLPC症候群としてとらえておいて，PSPの特徴が出現したら診断すればよい。 ・早期から転倒しやすく，頸部筋強剛が強いため，頸部後屈になり眼球が上下に動かせなくなる。 ・動作も話し方も遅い。ピック病のように横着な態度を示す患者もおり，まじめなレビー小体型認知症のイメージとは異なる。 ・パーキンソン病治療薬が効きにくい。 ・初期から認知症になりやすいが，皮質下認知症（長考）パターンである。 ・60歳代での発病が多く，男性に多い。
画像	・CT/MRIは，初期には正常だが，一部の患者でハミングバードサイン陽性（矢状断）となる。 ・MIBG心筋シンチグラフィのH/M比は低下しにくく，1.8以上を示す。
病理	・黒質，淡蒼球，視床下核，小脳歯状核などの神経変性，神経原線維変化（タウの蓄積）。 ・tufted astrocyteの出現でPSPが確定する。
治療	・グルタチオン注射によって歩行が改善しやすい疾患のひとつ。 ・中核薬はリバスチグミン（リバスタッチ®パッチ）を用いる。 ・レボドパ・カルビドパ（ドパコール®），フェルラ酸含有食品を用いる。

あるため，アルツハイマー型認知症の「でまかせ応答」やピック病の「考え無精」とは異なるとされましたが，そうでもないようです．つまり，認知症を伴うパーキンソン病（PDD）のような生まじめなキャラクターではなく，**多幸で，ピック症状に近い態度を示す**のです．だからこそKerteszはPick complexの中にPSPを含めたのであり，筆者はこの考えに強く同意します．実際に，PSPのCT画像では前頭葉もかなり萎縮しているのが確認できます．したがって**PSPの陽性症状にはクロルプロマジンが最もマッチ**します．

PSP患者を，最初にレビー小体型認知症（DLB）と見誤ると，画像上，「**DLBにしては前頭葉萎縮が強い**」という印象が残るはずです．筆者はこの画像所見を**フロンタルレビー**と呼んでいます．こうした所見を示す患者群の一部には早晩，**前頭葉症状**が現れてきます．その時点でPSPであるとか大脳皮質基底核変性症だと気づくこともあります．

PSPでは淡蒼球，視床下核，小脳歯状核，赤核，脳幹被蓋の神経細胞が脱落し障害されます[1, 2]．

文 献

1) Steele JC, et al：Progressive supranuclear palsy. A heterogeneous degeneration involving the brain stem, basal ganglia and cerebellum with vertrical gaze and psudobulbar palsy, nuchal dystonia and dementia. Arch Neurol. 1964；10：333-59.
2) Litvan I, et al：Validity and reliability of the preliminary NINDS neuropathologic criteria for progressive supranuclear palsy and related disorders. J Neuropathol Exp Neurol. 1996；55(1)：97-105.

1 進行性核上性麻痺の特徴

進行性核上性麻痺（PSP）の患者は**激しく転倒**します．**図Ⅵ-1-1**は動画撮影中にPSPの患者がたまたま転倒したところをとらえたものです．筆者が「歩いて下さい」と指示すると，本例は猛烈な小刻みの足踏みを始め，**一歩も足が出ないまま，ものすごい勢いで倒れました**．本例の娘は，このような転倒の仕方を日頃からよくわかっていて，すぐに身体の落下地点に駆け寄って，筆者と一緒に患者を支えました．このように最初の一歩が出ないタイプのPSPは，**PSP-PAGF（pure akinesia with gait freezing）**と呼ばれます．

CT所見ではなかなかハミングバードサイン（中脳萎縮）が陽性にはな

VI 進行性核上性麻痺

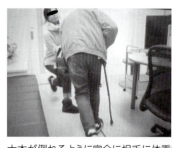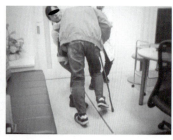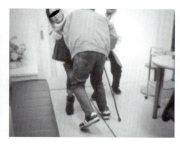

大木が倒れるように完全に相手に体重を預けてしまう転び方がみられる。

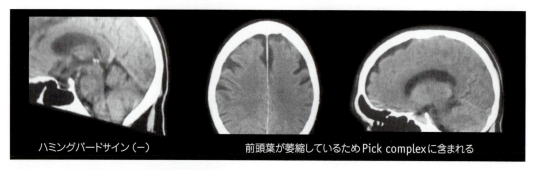

ハミングバードサイン（一）　　　　前頭葉が萎縮しているためPick complexに含まれる

図VI-1-1　進行性核上性麻痺の転倒の様子

りませんが，前頭葉が萎縮しているためPSPらしさを感じます。PSPはPick complexですから，前頭葉萎縮もピック病と似るのです。

図I-1-2（p.4参照）に示した2人は，左側の患者が既に前医でPSPと確定診断されていた方で，車いす使用でしたが無理に歩いてもらった際の写真です。上から糸でつり下げられたマリオネットのように足の接地が不確かです。右側の患者は，初診時は子ども歩きだった方で，両者とも無言症でコミュニケーションがとれません。

図VI-1-2のように，PSPと言えば垂直性注視麻痺が特徴です。眼球が左右には動くのですが，上下には動きません。このことも転倒を引き起こす原因になります。Pick complexであるため語義失語もあり，「下を見て下さい」と伝えると舌を出す患者が少なからずいます。眼球を左右に動かしてもらうときに眼振が生じたら，それは小脳症状ですから多系統萎縮症を疑って下さい。

図VI-1-3は77歳女性，フェルラ酸含有食品の摂取によって眼球が上下に動かしやすくなったPSPの患者です。1年半通院していて，途中で筆者がPSPと気づいた患者ですが，本例の息子の「どこを見ているのかわからない顔をする」という一言がヒントになって診断ができました。

本例の場合，フェルラ酸含有食品（強・粒タイプ）×5粒を摂取していたところを6粒にした6週間後に来院し，「先生，もう一度上を見るように指示して下さい」と患者本人が積極的に筆者に訴えました。実際に眼球を

| 眼球が中央に固定されている（いずれも精一杯上を見てもらっているときの表情） |

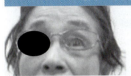 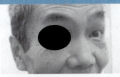 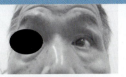 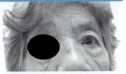

68歳女性　　　　70歳男性　　　　68歳男性　　　　79歳女性

図Ⅵ-1-2 進行性核上性麻痺の動かない眼球（垂直性注視麻痺）

77歳女性，進行性核上性麻痺，HDS-R 26点

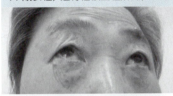

フェルラ酸含有食品（強・粒タイプ）×6粒の摂取後，眼球を上方に動かすことができるようになった。

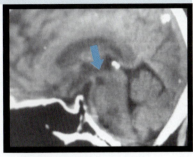

ハミングバードサイン（±）

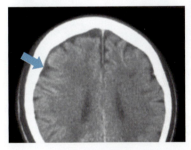

ピック切痕（＋）

図Ⅵ-1-3 フェルラ酸含有食品の摂取後に眼球上転が可能になった進行性核上性麻痺

＊機序として，ガーデンアンゼリカがニューロンを延伸させて麻痺した神経回路を補充したのではないかと推察している。フェルラ酸含有食品が筋力を増強させることはこれまでの経験から明白であるが，このような局所的な神経再生の促進と思われる変化を確認したのは本例が初めてである。

動かしてもらうと，眼球はしっかり上方に動くようになっていました＊。前回の診察時に筆者に眼球が動かないことを指摘され，それを気にしていたようです。

図Ⅵ-1-4には，PSPにみられる**頸部ジストニア**を示します。**後屈したらPSP**だと気づいて下さい。**大脳皮質基底核変性症では前倒れ，レビー小体型認知症では側方傾斜**が多くみられます（**図Ⅵ-1-5**）。ただしこれらは典型例であり，絶対ではありません。

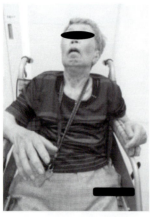
89歳女性，HDS-R 0点

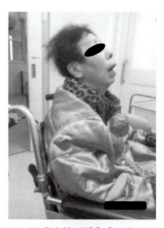
71歳女性，HDS-R 0点

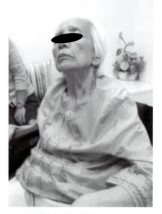
83歳女性，HDS-R 9点

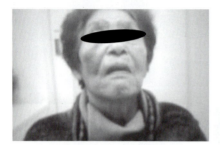
77歳女性，HDS-R 19.5点

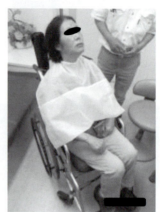
64歳女性，HDS-R 0点

図Ⅵ-1-4　進行性核上性麻痺の頸部ジストニア

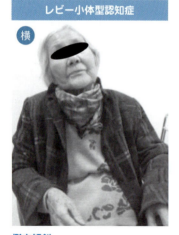

レビー小体型認知症
横
側方傾斜
幻覚，寝言，傾眠
薬剤過敏性

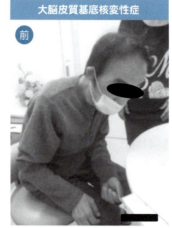

大脳皮質基底核変性症
前
前倒れ
筋力や萎縮の左右差
年齢が若い
CT：脳梁の菲薄化

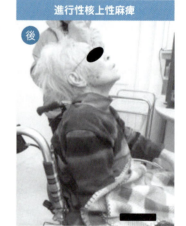

進行性核上性麻痺
後
頸部後屈
垂直性注視麻痺
かまずに飲み込む
CT：ハミングバードサイン陽性

LPC症候群（ピックスコア4点以上）

図Ⅵ-1-5　レビー小体型認知症，大脳皮質基底核変性症，進行性核上性麻痺の違い

2 進行性核上性麻痺の7タイプ

1) 典型例と非典型例

進行性核上性麻痺（PSP）の疫学調査では，典型例〔リチャードソン症候群（Richardson syndrome；RS）〕のみがその対象となっており，日本における**有病率は人口10万あたり5.82**と報告されています[1]。実際にはRS以外のタイプも存在するので，PSP全体の患者数はかなり多いと思ったほうがよいでしょう。

典型例がRSで，**非典型例が6タイプ**あります。プライマリケア医に相談に訪れる患者は，神経内科などで治療を受けても歩行状態が思うように改善しない非典型例が特に多いわけですから，少しのヒントで，その患者がPSPの範疇であるか否かを認識することが大切です（**表Ⅵ-2-1**）。

非典型例は，**脳幹型（PSP-P，PSP-PAGF）**と**大脳皮質型（PSP-CBS，PSP-PNFA*，PSP-FTD）**とに分類されます。要するに**前者はパーキンソン病（PD），後者は前頭側頭葉変性症（FTLD）に近い**わけです。典型例（RS）はその両方がそろっているため，まさにレビースコア，ピックスコアがともに高い「LPC症候群」に入ってきます（**表Ⅵ-2-2**）[2]。

レビー小体型認知症（DLB）もそうですが，PD関連疾患は振戦があまりみられないという点でPDとは異なると気づかれるのですが，**PSP-Pは振戦がある**ため，余計に鑑別が難しいのでしょう（**表Ⅵ-2-3**）[3]。

タイプ別の頻度は，RSが54％，PSP-Pは32％と言われますが[3]，この2タイプの患者はほとんどが神経内科を受診するため，プライマリケア医はPD治療薬が効きにくい**PSP-PAGF（pure akinesia with gait freezing，最初の一歩が出ないタイプ）**の患者を診察する機会が多いでし

*PSP-PNFAは，PSPの中でもしゃべりにくい患者という亜型である。一方，PNFA-PSPは，生前診断がPNFAであり，剖検したらPSPであったという経過の流れに従った表記である。

表Ⅵ-2-1 進行性核上性麻痺（PSP）のタイプ

典型例		リチャードソン症候群（RS）
非典型例	脳幹型	●PSP-P ●PSP-PAGF (pure akinesia with gait freezing)
	大脳皮質型	●PSP-CBS ●PSP-PNFA (progressive non-fluent aphasia) ●PSP-FTD
	その他の非典型例	●PSP-C (cerebellar ataxia)
（一般的な所見） ●アームスイングがある ●小刻み歩行ではない ●雰囲気は暗くはない ●急に転倒する ●眼球が動かない		

表Ⅵ-2-2　進行性核上性麻痺 (PSP) の亜型とその特徴

典型例		RS (NINDS-SPSP)
非典型例	PSP-P	眼球運動正常。安静時振戦。レボドパが有効。経過中にPSP的になっていく。
	PSP-PAGF	すくみ足。5年以内には眼球運動障害，認知症，固縮，振戦は起こらない。レボドパ無効。
	PSP-CBS	左右差など大脳皮質基底核変性症を思わせる。剖検して初めてPSPとわかる。
	PSP-PNFA	症状は前頭側頭葉変性症 (FTLD) の範疇だが，剖検して初めてPSPとわかる。
	PSP-C	早期から失調性歩行がみられる。だれもが脊髄小脳変性症だと思う。

RS：リチャードソン症候群　　　　　　　　　　　　　　　　　　　　　　　（文献2を参考に作成）

表Ⅵ-2-3　進行性核上性麻痺 (PSP) の臨床病型とパーキンソン病との違い

	運動緩慢	振戦	早期の転倒	早期の認知症	早期の眼球運動障害	レボドパの効果	MIBG心筋シンチグラフィ
パーキンソン病	◎	〇	×	×	×	◎	異常
RS	△	×	◎	◎	◎	×	正常
PSP-P	◎	△	×	×	×	〇	正常
PSP-PAGF	◎	×	×	×	×	×	正常
PSP-CBS	△	×	〇	×	×	×	―
PSP-PNFA	△	×	〇	〇	△	×	―

RS：リチャードソン症候群 (PSP典型例)　　　　　　　　　　　　　　　　　（文献3より引用改変）

ょう。PSP-PAGFにはグルタチオン点滴が奏効しやすいため，自信をもって治療にあたって下さい。

2) 小脳型の進行性核上性麻痺 (PSP-C)

PSP-Cという概念を提唱する研究者もいます。小脳は萎縮していないのに**小脳失調のような歩き方をするPSP**です。当然，脊髄小脳変性症[小脳型の多系統萎縮症 (MSA-C) を含む] との鑑別はとても難しいです。ただ筆者のレベルでも，PSP-Cだろうとわかる患者はいます。というのは，**PSPはほとんどで認知症があり，一方MSAにはあまり認知症はみられません**。ですから，小脳失調様歩行でありながら小脳が萎縮しておらず，改訂長谷川式スケールが15点程度まで低下していて，かつ排尿障害がなければPSP-Cなのです。

表Ⅵ-2-4は，筆者が2014年1月～2016年2月の2年1カ月間に経験

表Ⅵ-2-4 コウノカクテルが著効を示した166症例の疾患

カテゴリー	疾患	患者数
Pick complex	進行性核上性麻痺（PSP）	36名
	大脳皮質基底核変性症（CBD）/大脳皮質基底症候群（CBS）	10名
LPC	レビー・ピック複合（LPC）	26名
前頭側頭葉変性症（FTLD）	ピック病	11名
	意味性認知症（SD）	7名
	前頭側頭葉変性症（FTLD）	4名
	進行性非流暢性失語（PNFA）	4名
	FTD-MNDタイプ	1名
	家族性前頭側頭型認知症（FTDP-17）	1名
レビー小体病（LBD）	レビー小体型認知症（DLB）	20名
	レビー小体病（LBD）	1名
	パーキンソン病（PD）	2名
	認知症を伴うパーキンソン病（PDD）	2名
小脳変性症	皮質性小脳萎縮症（CCA）	4名
	多系統萎縮症（MSA）	17名
	歯状核赤核淡蒼球ルイ体萎縮症（DRPLA）	1名
その他*	アルツハイマー型認知症（ATD）など	19名

*その他の内訳：アルツハイマー型認知症（ATD）5名，アルコール関連認知症（ARD）1名，注意欠陥・多動性障害（ADHD）1名，石灰化を伴うびまん性神経原線維変化病（DNTC）1名，脳血管性認知症（VD）3名，先天性水頭症1名，脳出血1名，小脳出血1名，原因不明の大脳小脳萎縮1名，線維筋痛症3名，脊柱管狭窄1名
いずれも2年1カ月の間に「認知症ブログ」にて症例写真とともに報告した患者である。

（名古屋フォレストクリニック，2014年1月20日～2016月2月25日）

したコウノカクテル著効患者の疾患別統計です。PSPは36例，MSAは17例となっています*。

*レビー小体型認知症（DLB）より進行性核上性麻痺（PSP）や多系統萎縮症が多いが，もちろんこれはDLBのほとんどがコウノカクテルを必要としないからで，PSPの来院者数のほうが多いという意味ではない。DLBのほとんどは，リバスチグミン（リバスタッチ®パッチ）＋フェルラ酸含有食品の「歩行セット」で歩行が改善する。

文献

1) Kawashima M, et al：Prevalence of progressive supranuclear palsy in Yonago, Japan. Mov Disord. 2004；19(10)：1239-40.
2) 伊藤瑞規，他：進行性核上性麻痺（PSP）の疾患概念とPSP診断基準．認知症学（下）．日臨．2011；69（増刊10）：394-8.
3) Williams DR, et al：Progressive supranuclear palsy：clinicopathological concepts and diagnostic challenges. Lancet Neurol. 2009；8(3)：270-9.

3 進行性核上性麻痺の画像所見

1) ハミングバードサイン

進行性核上性麻痺（PSP）の画像所見としては，**ハミングバードサイン（中脳被蓋の萎縮）**が有名です。中脳を鳥の頭に見立てたときに，その萎縮によって鳥の頭が小さくなり，くちばしに当たる部分がより長く見えます。マルチスライスCTでの観察は，輪郭がぼやけるため境界域の患者は判定が難しくなりますが，MRIなら非常にはっきりと観察できます。

もちろん，ハミングバードサインは必ずしもあてにはできません。**一部の患者にしか現れない**所見だからです。**特に初期には陰性**です。

2) 前頭葉萎縮と第三脳室の拡大

PSPの画像所見としてより覚えてほしいことは，**前頭葉萎縮と第三脳室の拡大**です。大抵の場合，フロンタルレビーと思っていた患者があとになってPSPとわかるわけですから，大脳皮質基底核変性症（CBD），多系統萎縮症（MSA）と比べて**明らかに前頭葉萎縮が強い**のがPSPです。前頭葉眼窩面の萎縮もあれば前頭葉に病変があることは確実でしょう（**図VI-3-1**）。

図VI-3-2[1,2]に示すように，筆者はレビー小体型認知症（DLB）の患者には多かれ少なかれ前頭葉萎縮がみられることが多いことに気づいていました。あまりに前頭葉萎縮が強い場合には，プライマリケア医がピック病と誤診する恐れがあると考え，**フロンタルレビー**という言葉を使って注意を促してきました。

その患者群の中にはピック症状が加わる患者がいることがあり，それを**LPC（レビー・ピック複合）**と呼ぶことにしました。しかし，その中に**PSPが含まれていた**のです。つまり**DLBの病理基盤に前頭葉機能低下が加わったのではなく，最初から病理はPSPだった**のです。

CBDは大脳全体の萎縮が軽いため，強い前頭葉萎縮があればPSPの可能性が高まります。PSP-P（パーキンソン型のPSP）はMSAと似ており小脳失調様歩行になるのですが，小脳はそれほど萎縮していませんし，排尿障害や起立性低血圧は起こりません。

さらに，PSPでは第三脳室拡大も目立ちます。たとえば正常圧水頭症でも第三脳室は拡大するわけですが，**側脳室体部が拡大していない割に第三脳室が大きいというアンバランスが，PSPの確定には大切**です。鑑別に迷った際には非常に参考になります。

79歳男性，進行性核上性麻痺（PSP-C），HDS-R 11点

進行性核上性麻痺の所見

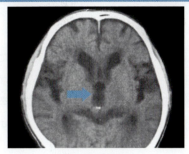

第三脳室拡大

（別の症例）

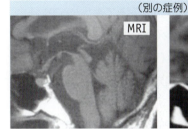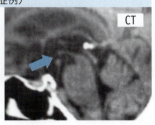

ハミングバードサイン（+）

Pick complexの所見

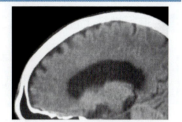

前頭葉脳回の矮小化

前頭葉眼窩面萎縮（易怒）

図Ⅵ-3-1 レビー小体型認知症と誤診されていた薬剤過敏性のある進行性核上性麻痺

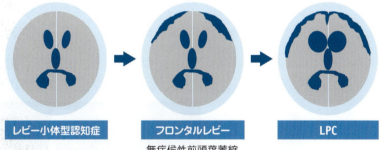

レビー小体型認知症 → フロンタルレビー（無症候性前頭葉萎縮） → LPC

図Ⅵ-3-2 フロンタルレビーの意義

レビー小体型認知症に無症候性前頭葉萎縮が生じた状態をフロンタルレビーと呼び，フロンタルレビーの一部の患者はいずれLPCに移行する。認知症でないパーキンソン病（PD）でもFAB（前頭葉機能）低下例は前頭側頭葉萎縮が明らかだったという報告[1]や，精神症状が発現したPDには，左前頭葉外側などの血流低下がみられたという報告[2]もある。

コラム

進行性核上性麻痺の第3期にみられるCT所見

図1は，初診時（4年前）に既に要介護5で，手引き歩行だった進行性核上性麻痺（PSP）の62歳男性です。多幸表情で，下方を見ることができませんでした。また，無言で，流涎がありました。最近は待合室で大声でうなっている様子がみられます。流涎は咽喉頭の無動によって起こります。つまりパーキンソニズムです。

発病は55歳の頃だったと思われますが，現在でも寝たきりになっていないのは，家族が努力家で，ありとあらゆる対策を試みてきたからでしょう。保険薬としては，かつてはクロルプロマジン（ウインタミン®），レボドパ・カルビドパ（ドパコール®），リバスチグミン（リバスタッチ®パッチ）を処方していましたが，現在はこれらのいずれも処方しておらず，当院へは4カ月ごとに定期的に診察に来院するだけです。

ここで本例のCT画像を提示する理由は，PSPでは**前頭葉が高度に萎縮し，第三脳室は拡大する**ということをぜひ覚えてほしいからです。**海馬萎縮置き去り所見**は，冠状断においてシルビウス裂が開大しているのに海馬萎縮は進行していないことを示した所見で，**前頭側頭葉変性症（FTLD）**であることを示唆し，**アルツハイマー型認知症を否定する所見**です。PSPはPick complexに含まれる疾患ですから，これでよいのです。

62歳男性，進行性核上性麻痺（リチャードソン症候群），HDS-R 0点

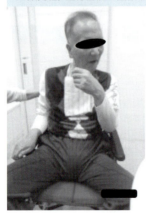
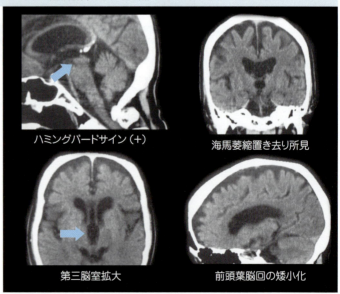

図1 進行性核上性麻痺（第3期）の画像所見

3) 海馬萎縮について

　では，PSPの海馬の画像所見はどのようなものになるでしょうか。歩行障害系認知症をこれまであまり診ていない医師は，**図Ⅵ-3-3**を見て，アルツハイマー型認知症と診断してしまうかもしれません。海馬萎縮が3＋で左右差がないからです。正常圧水頭症所見（disproportionately enlarged subarachnoid-space hydrocephalus；DESH）もないようです。本例の疾患名は何であると判断すべきでしょうか。以下に患者の来院時の様子を示しますので，考えてみて下さい。

> 　車いす使用の73歳女性が来院した。発病は5年前で，既に診断は確定しており，診察を受けた3病院で同じ診断が下されていた。ドネペジルが合わなかったため中止となり，処方はレボドパ・ベンセラジド（マドパー®）×2錠のみとなっていた。
> 　改訂長谷川式スケール（HDS-R）は0点で要介護5である。歯車現象はなく，食事は朝・夕が胃瘻注入で，昼のみ，なめらか食を介助にて食べている。
> 　幻覚，寝言，振戦，薬剤過敏性はみられない。歩行できていた頃は，後ずさりして転倒する状態を繰り返していた。

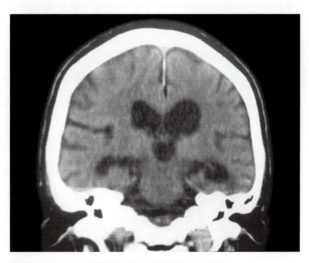

図Ⅵ-3-3　海馬萎縮のある症例のCT画像

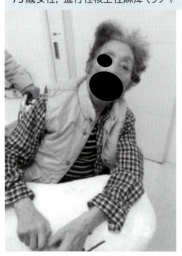
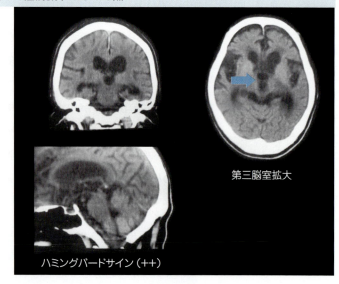

73歳女性，進行性核上性麻痺（リチャードソン症候群），HDS-R 0点

第三脳室拡大

ハミングバードサイン（++）

図Ⅵ-3-4　図Ⅵ-3-3の症例の姿
図Ⅵ-3-3の症例は罹病5年目，要介護5の進行性核上性麻痺（RS）である。

答えは**海馬萎縮の強いPSP**──典型的なPSPです（**図Ⅵ-3-4**）。

PSPであっても，**5年も経過すれば海馬は萎縮します**。大学病院を含む3病院の神経内科でPSPと診断された典型例です*。

易転倒性を象徴するかのように，硬膜下血腫の既往があるそうですが，現在はその痕跡はありません。おそらく水腫だったのでしょう。

歯車現象がみられない，腕を振って歩く（アームスイングがある），小刻み歩行ではないというのがDLBとの大きな相違点です。一方で**後方への転倒**はPSPらしさです。

本例に対する治療としては，まずグルタチオン2,400mg＋シチコリン250mg＋幼牛血液抽出物（ソルコセリル®）4mLの無料点滴を実施し，15分後には家族を追視したと喜ばれました。その他には，リバスチグミン（リバスタッチ®パッチ）2.25mg，シンメトレル®ロケット［アマンタジン125mg×2（朝・昼）の「シンメトレル®メガトンダブルロケット」］とし，加えてフェルラ酸含有食品（強）×3本を推奨としました。PSPを延命させるには点滴療法が必須です。

*前医らは本例を進行性核上性麻痺と診断したにもかかわらず，ドネペジルを処方した点を非常に残念に思う。投与により歩行が悪化することは明白であり，診断ができても患者を悪化させる処方となっては，必死に3病院も回って何とか改善の糸口を見出そうとした家族の努力を裏切ることになる。

文 献

1) 寺田達弘，他：前頭葉機能障害を認めるパーキンソン病の脳萎縮の評価．第50回日本神経学会総会，2009.5.
2) 大江田知子，他：パーキンソン病における精神症状発現の危険因子─1．脳血流シンチグラフィによる検討．第50回日本神経学会総会，2009.5.

4 進行性核上性麻痺の症候

1) 表情（垂直性注視麻痺）

典型的な進行性核上性麻痺（PSP）では，前述の通り，眼球が中央に固定されていてあまり動かず（びっくり眼に近い），暗い表情というよりもあっけらかんとした様子がみられます。

2) 易転倒性

図Ⅵ-4-1は86歳女性，急激にPSPが進行した症例です。頸部後屈になるとPSPとはっきりわかります。診察室で転倒する様子がみられたことはほとんどありませんが，家族の話では**「急に転ぶ」**とのことでした。

86歳女性，進行性核上性麻痺，HDS-R 8点

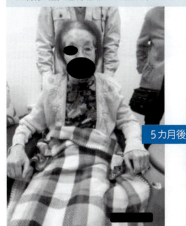

初診から2カ月半時の様子。LPCとしてリバスタッチ®パッチとフェルラ酸含有食品（弱）を開始したが…。

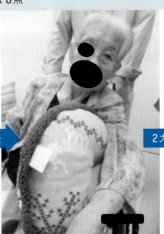

5カ月後

リバスタッチ®パッチ9mgで元気がなくなり嘱託医が中止。フェルラ酸含有食品をより強いタイプに変更したが…。

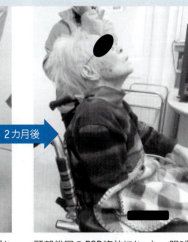

2カ月後

頸部後屈のPSP姿位になった。眼球が動かない。

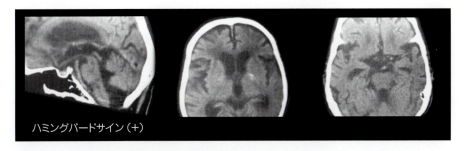

ハミングバードサイン（+）

図Ⅵ-4-1 急激進行で進行性核上性麻痺が明らかになった例
LPC：レビー・ピック複合，PSP：進行性核上性麻痺

76歳男性，進行性核上性麻痺（リチャードソン症候群）

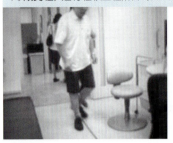
普通に速く歩けるが…。

アプロウズサイン（+）

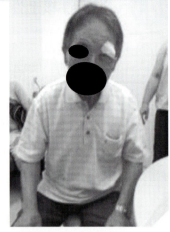
前額部にけが。構音障害，長考，流涎，後方転倒がみられる。

リバスタッチ®パッチ 4.5mg
ドパコール® 150mg
パーキネス® 1mg
コウノカクテル点滴
フェルラ酸含有食品

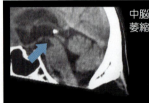
ハミングバードサイン（++）

中脳萎縮

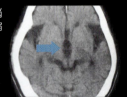
第三脳室拡大

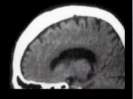
CBDより前頭葉萎縮が強い

図Ⅵ-4-2　進行性核上性麻痺の例
CBD：大脳皮質基底核変性症

PSPの患者は，**額に絆創膏を貼っている**ことが意外と多いです（**図Ⅵ-4-2**）。家族に「どちらの方向に倒れるか」と聞けば，PSPなら**前方と後方**と答えるでしょう。側方なら脊髄小脳変性症です。特に**後方転倒**は大脳皮質基底核変性症（CBD）では起こりにくいものです。

3）他疾患との鑑別のポイントとなる症候

あまり典型的でないPSPの診断の際には，パーキンソン病（PD）ではない，レビー小体型認知症（DLB）ではない，CBDではない，といった具合に，消去法で診断を固めていく手法があります。

アームスイングがあればDLBの可能性は低下します。**PSPと脊髄小脳変性症（SCD）はぶらぶらと手を振っています**。PSPでは肘の歯車現象は強くなく，**鉛管様筋固縮**のみられる患者が多いです。

振戦があるタイプならPSP-PですからCBD，多系統萎縮症（MSA）は否定的です。ひもを結べない，手袋を片手だけはめられないのはCBDです。**グルタチオン点滴が奏効しやすいのはPSPとSCDで，効きにくいの**

はCBDです。

　排尿障害，発汗過多がみられるのはMSAです。ただし夜間頻尿に関しては，認知症になるとだれにでもみられるようになるため鑑別の参考にはなりません。

　迷ったらCT画像を見直してみましょう。**強い前頭葉萎縮**があるならCBDとMSAの可能性は低く，PSPしか残りません。

　図Ⅵ-4-3は68歳の典型例のPSP患者で，**いつも笑っています**。本例は**二度童（ピック症状）**を感じさせる代表的なPSPです。目がくりくりとして中央に固定されており，筆者を追視できません。介助歩行では尖足位で，足はぶらぶらしています。CT所見では第三脳室拡大とハミングバードサインがはっきり確認できます。

　先に紹介した**図Ⅴ-3-7**（p.164参照）の男性は，筆者が2年間診断できなかったLPC症候群の患者ですが，アプロウズサインが陽性で前頭葉萎縮が強いことからPSPと診断することができました。以前から眼はくりくりしており印象的でした。いまだ転倒はしませんがパーキンソン病治療薬が必要な状態です。

　アプロウズサインは，当初はPSPに特有とされていましたが，最近では**CBD，PSP，MSAの順で多くみられ**，認知症を伴うパーキンソン病（PDD）やDLBでは陰性になるとされています[1]。筆者は要するに前頭葉機能と関連しているのだろうと考えています。余分な四肢の動きを抑制す

68歳女性，進行性核上性麻痺（リチャードソン症候群）

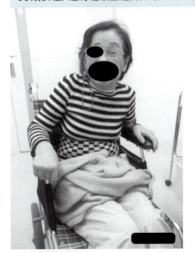

いつも笑顔をみせる。

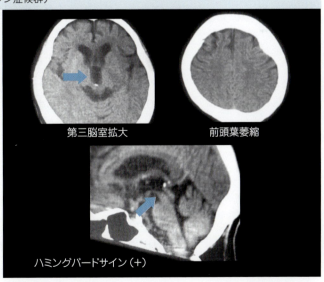

第三脳室拡大　　　前頭葉萎縮

ハミングバードサイン（＋）

図Ⅵ-4-3　ピック症状（二度童）のある進行性核上性麻痺
二度童＋歩行障害＝進行性核上性麻痺であることがわかる。

る前頭葉機能が障害されることで4回以上拍手してしまうのです。

> 文献
>
> 1) Wu LJ, et al：Applause sign in Parkinsonian disorders and Huntington's disease. Mov Disord. 2008；23(16)：2307-11.

5 進行性核上性麻痺の治療

1) コウノメソッドで用いる薬剤・サプリメント

　進行性核上性麻痺（PSP）にはグルタチオン点滴が奏効しやすいため，歩行改善には欠かせない治療です．歩行改善に対してパーキンソン病（PD）治療薬が効果を示す患者もいるので，当然使用してみるわけですが，それで改善しない場合は無理に増量せずに，**FG療法（フェルラ酸含有食品＋グルタチオン点滴）**を行うのが確実です．稀にシチコリンが必要な患者もいます．

　PSPに使用可能な**PD治療薬**は，レビー小体型認知症（DLB）と同様，レボドパ・カルビドパ（メネシット®，ドパコール®），レボドパ・ベンセラジド（マドパー®），ペルゴリド（ペルマックス®），ドロキシドパ（ドプス®）です．

　認知機能対策にはリバスチグミンのみを使用します．リバスチグミンによってかえって足が重くなる場合は2.25mgなどの低用量とし，合わないなら中止とします．

　陽性症状対策は，PSPがPick complexであることから，当然ながら**クロルプロマジン（ウインタミン®）**です．1回量は4〜6mgとし，1日総量は30mg程度を最大とします．

①リバスチグミン

　図Ⅵ-5-1は介護施設で生活している89歳女性．初診時は車いすを使用して来院しましたが，顔は転倒によって生じた傷だらけでした．診察室に入室して10秒でPSPとほぼ診断できたほどです．安静時振戦があり，後方に倒れるとのことでした．

　声は大きくゆっくりしており，オウム返し（反響言語），尿失禁といった前頭葉症状があり，まさにPick complexの範疇に入る病態を示していました．肘にみられるのは鉛管様筋固縮で，幻覚はありませんでした．

　本例は**初診から8カ月半後に歩行が可能**になりました．フェルラ酸含有

89歳女性，進行性核上性麻痺，HDS-R 10.5点

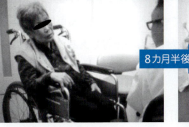

転倒で傷だらけの顔。ゆっくりした話し方で語義失語がある。

8カ月半後

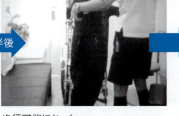

歩行可能になった。

リバスタッチ®パッチ 4.5mg
メネシット® 50mg×3
サアミオン® 1錠
ウインタミン® 4mg（夕）
メマリー® 5mg（夕）
ロゼレム® 8mg
リスミー® 2mg（就寝前）

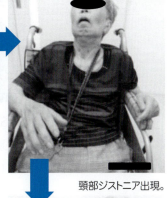

頸部ジストニア出現。

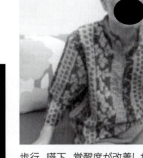

歩行，嚥下，覚醒度が改善した。

フェルラ酸含有食品（弱）×1本

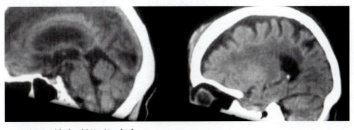

ハミングバードサイン（＋）

図Ⅵ-5-1　リバスチグミンにより歩行可能になった進行性核上性麻痺

食品やグルタチオンは使用していません。何が効いたという印象か施設スタッフに尋ねると，「**リバスチグミン（リバスタッチ®パッチ）しか考えられない**」とのことでした。つまりリバスチグミンには**認知機能対策としてだけでなく，歩行改善の作用も期待できる**のです。

　ちなみにその後，本例は頸部後屈（PSPの進行サイン）が強くなり，いよいよ寝たきりになるかと思われましたが，施設スタッフがフェルラ酸含有食品（弱）×1本を勧めたことで，歩行，嚥下，覚醒度が著明に改善しました。このためにかかった費用は月3,150円です。

　フェルラ酸含有食品の中でも，歩行や嚥下を明らかに改善させるには，強タイプ×2本が必要であるというイメージが筆者にはあったのですが，最もマイルドな作用のフェルラ酸含有食品（弱）でも改善が得られるのかと驚きました。

フェルラ酸含有食品（弱）×2本の摂取では，アルツハイマー型認知症（ATD）やDLBの前頭葉，脳幹部などの血流が増加することが確認されており[1]，フェルラ酸含有食品（弱）でも嚥下が改善される可能性はありました。フェルラ酸含有食品に強い感受性をもつ患者であるならば，難病であっても改善が得られる可能性があり，朗報と言えるでしょう。

②フェルラ酸含有食品

図Ⅵ-5-2は76歳男性，初診時の改訂長谷川式スケール（HDS-R）9点のPSP患者です。後方突進現象がみられ，前医の紹介状にも中脳萎縮，第三脳室拡大とあり，PSPであることは間違いありませんでした。しかし，PD治療薬の投与はまだ開始されておらず，前医も迷う時期だったのだろうと思われました。

坐骨神経痛や足のしびれがあり，おそらくPSPに伴う脊柱管狭窄状態だったのでしょう。歩行には杖を使用していました。また，易怒もみられました。

この頃にはまだグルタチオン点滴を導入していなかったので，本例の治療として，まずは**歩行セット（リバスタッチ®パッチ＋フェルラ酸含有食品）**を開始しました。フェルラ酸含有食品（強）では易怒を増悪しうるため，フェルラ酸含有食品（弱）×3本としました。易怒に対してウインタミン®4mg＋4mgを処方しました。

2年後，本例は杖なしで，足もよく上がり，腕をしっかり振って歩いて

76歳男性，進行性核上性麻痺，HDS-R 9点

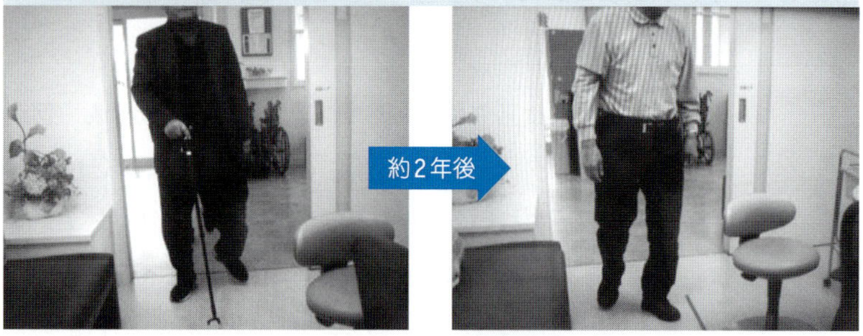

約2年後

後方突進現象があった。前医はパーキンソン病治療薬未使用。紹介状には中脳萎縮あり，第三脳室拡大あり，と記載があった。

リバスタッチ®パッチ 4.5mg
ウインタミン® 4mg＋4mg
リリカ® 75mg
牛車腎気丸 2.5g
メチコバール® 500μg注射
フェルラ酸含有食品（弱）×3本

図Ⅵ-5-2　フェルラ酸含有食品（弱）×3本で2年後も歩行障害が消失したままの進行性核上性麻痺
グルタチオンなどの点滴は一度も実施していない。

います。点滴は一度も行っていません。

③ コウノカクテル

　図Ⅵ-5-3は遠方から来院した67歳女性。シルバーカーを押しながらふらふらと診察室に入室してきました。眼球がまったく動いていません。歩行時に足を大きく踏み出してしまい，バランスが非常に悪い様子がみられました。

　地元の病院でPSPと診断されたものの**「何もできることはない」**と言われ，インターネット検索で当院のことを知り来院したとのことでした。前医は患者を突き放すような発言をした割に，抗うつ薬を2種も処方していましたが，服用すると調子が悪くなるとのことで，家族の判断で中止されていました。

　構音障害が大変特徴的で，非常にゆっくりと大きな声で話します。画像的には小脳萎縮も疑われましたが，ハミングバードサインがはっきりと確認できたので，PSP-Cと考えました。アプロウズサインもみられました。

　治療として，まずはグルタチオン2,600mg＋シチコリン250mg＋ビタミンC1,000mgの無料点滴を行いました。15分後には速く歩けるよう

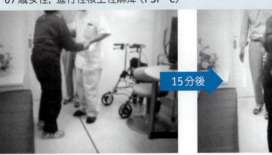

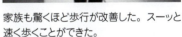

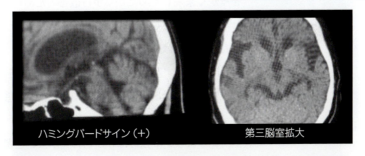

図Ⅵ-5-3　コウノカクテルで重度の歩行障害が改善した進行性核上性麻痺

になり，家族は「あれ，あれ」と驚きの声をあげました。筆者も驚いたことには，本例に笑顔までみられました。このあとは地元のコウノメソッド実践医に診察を委ねます。

診察室から退室したあと，待合室で大きな声で「よかったねえ！」と本例が家族に話すのが聞こえましたが，子どもっぽく喜ばれるところが，やはりPick complexなのだと思いました。

さて，ここで本書の読者には疑問が生じると思います。コウノカクテルのスターターパックはグルタチオン1,600 mg＋シチコリン250 mg＋幼牛血液抽出物（ソルコセリル®）4 mLなのに，なぜ本例に対しては違うのか，ということです。

本例の場合は歩かせることが主目的ですし，遠方に居住している患者で2回目の診察はできないので，効果を得られる量を1回の投与で知る必要がありました。経験上，①この歩き方ならグルタチオン2,600 mgで効くだろうということ（効果の延長を期待してビタミンCを添加），②多系統萎縮症（MSA）と同じで，声が濁っている患者には覚醒系薬剤のシチコリンを少量加えたほうがよいこと，③ソルコセリル®はおそらく不要であることから，このような配合にしました。

CT画像を持参していない初診患者には頭部CT検査を行うため，保険診療でなければなりません。しかし自費点滴を行うと混合診療になってしまうため，当院ではこうした場合には初回の点滴を無料としています。

④シチコリン

DLBは意識障害系，PSPは歩行障害系の代表格です。DLBは意識障害から妄想・幻視が起こりやすいとも考えられ，シチコリン静注が欠かせません。

一方，グルタチオンが主体のコウノカクテル点滴を定期的に受けていて調子がよいPSPでも，あるときには寝てばかりになる時期があり，そうした場合にはコウノカクテルを継続するのではなく，シチコリン単独で高用量を静注したほうが効果的です。

せっかく来院したのだから歩行改善のためにグルタチオンも入れてほしいと家族は思うでしょうし，初期には筆者もそう思っていました。しかし，どうもこの考えは違うようです。

原因は不明ですが，グルタチオン主体で点滴を行っている患者に対して，シチコリンの配合量を増量しすぎると「効きが悪い」とか「足がかえって重くなった」という声を聞いていました。反対に，覚醒させたいときは，経験上，シチコリン単独のほうが切れ味がよいと考えるようになりました。

ですから，図VI-5-4の73歳女性患者が眠った状態で初めて来院された

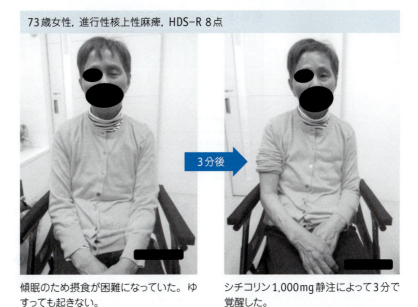

傾眠のため摂食が困難になっていた。ゆ　シチコリン1,000mg静注によって3分で
すっても起きない。　　　　　　　　　　覚醒した。

〈静注〉　シチコリン 1,000mg

図Ⅵ-5-4　傾眠のため摂食困難になっていた進行性核上性麻痺

ときには，シチコリン単独静注ですぐに覚醒させたのです。**歩かせたいな****らまず覚醒させる**ことです。本例の家族に対しては，今後は，**覚醒を目的****とする日はシチコリン単独**で，**歩かせたいときにはカクテル**で，と地元のコウノメソッド実践医にお願いするように助言しました（**表Ⅵ-5-1**）。本例はこのあとしっかり食べられるようになり，以前の生活に戻ることができました。

　フェルラ酸含有食品やコウノカクテルがなぜ高い効果を上げるのかを考えてみると，両者には共通点があるのではないかと思われます（**表Ⅵ-5-****2**）。フェルラ酸含有食品の主成分であるフェルラ酸は抗酸化物質，グルタチオンもそうです。一方，ガーデンアンゼリカとシチコリンはアセチルコリン賦活作用をもちます。このように，フェルラ酸含有食品もコウノカクテルも，**抗酸化物質＋アセチルコリン賦活系**の組み合わせという面で同じなのです。

　アセチルコリン賦活といっても，ドネペジルのようにほかの神経伝達物質のバランスを崩すほど強くはないのでちょうどよいのです。フェルラ酸含有食品（弱）やシチコリン250mg程度なら，健常者が使用しても害はありません。

表Ⅵ-5-1　コウノカクテルの配合例と標的症状

	スターターパック	歩行改善が目的の場合	覚醒させるのが目的の場合
グルタチオン	1,600mg*	2,400mg*	
シチコリン	250mg	250mg	1,000〜2,500mg
ソルコセリル®	4mL		

＊　グルタチオンを配合する際には，グルタチオンの効果延長を期待してビタミンCを添加することもある。
高齢者には，シチコリン増量は500mgずつとすること。

表Ⅵ-5-2　中枢神経系病態に改善度の高い組み合わせ

	抗酸化物質		アセチルコリン賦活系物質
フェルラ酸含有食品	フェルラ酸	＋	ガーデンアンゼリカ
コウノカクテル	グルタチオン	＋	シチコリン

いずれも抗酸化物質＋アセチルコリン賦活系物質を配合しているという共通点がある。

2）正常圧水頭症合併の進行性核上性麻痺への対応

①シチコリンが奏効した例

　図Ⅵ-5-5は83歳男性。初診時には車いすを使用していました。グルタチオン2,400mg＋シチコリン250mgでコウノカクテルを開始したのですが，シチコリンを500mgに増量したほうが歩行に改善がみられた患者です。
　もともとCT画像ではPSPに**正常圧水頭症（NPH）**が合併しているのを確認していたのですが，NPHがどれほど歩行に影響しているのかは不明でした。その後は地元のコウノメソッド実践医がずっと同じ配合で定期的に点滴をしてくれていました。
　久しぶりに本例が筆者のもとを受診したときは，車いすに座って眠っていました。気持ちよく居眠りしているのではなく，つらそうな表情で，傾眠状態でした。CTを撮影し直したところ，特に脳室の拡大が大きくなっていたわけではありませんでしたが，今回はNPHの症状が表面化して傾眠に至ったと考え，シチコリン1,000mg単独で静注したところ，5分ほどで覚醒し，にこにこ笑ったのです。
　コウノメソッド実践医は，筆者が申し送った配合のカクテル点滴は続けてくれますが，患者の病状に合わせて配合を細かく調整することまでできる医師はまだ多くありません。もともと本例は"シチコ組"だったことと，**覚醒させたいときはシチコリン500mgでは足りない**だろうという考えから，**シチコリン単独で1,000mg**を選びました。
　グルタチオンで歩行させるよりも先に，まず覚醒させなければならない

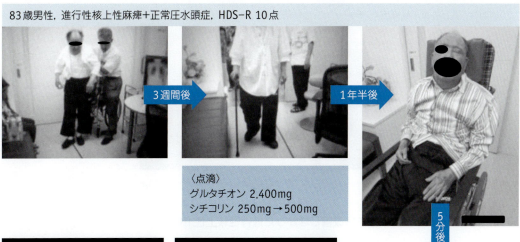
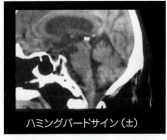
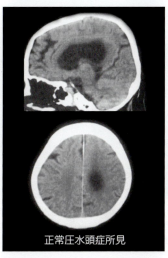
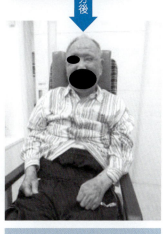

図Ⅵ-5-5 シチコリンで覚醒した正常圧水頭症合併の進行性核上性麻痺

というときには，シチコリン単独で1,000〜2,500mgがよいのです。反対に，**シチコリン単独では歩行を改善させることはできません**。

そこで筆者は本例の家族にも，**歩かせたいのか，覚醒が優先されるのか**を考えて，そのつど地元の実践医に伝えるように指導しました。おそらく本例は今後，歩行用カクテルはグルタチオン3,000mg＋シチコリン500mg，覚醒にはシチコリン1,500mg程度を投与するのがよいでしょう。

図Ⅵ-5-6もグルタチオン単独では効果が得られなかった70歳男性のPSP患者ですが，**シチコリン500mgを配合することで歩行が改善**しました。

② PSP-PAGFの例

図Ⅵ-5-7は81歳女性。初診時には車いすを使用していました。なぜ歩行できないのかを家族に聞くと，両側股関節が**人工股関節**だからとのことでした。3年前に手術したそうです。現在は手引き歩行なら20mは歩くこ

VI 進行性核上性麻痺

70歳男性，進行性核上性麻痺（リチャードソン症候群）

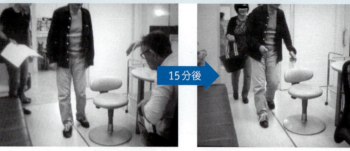

〈点滴〉
グルタチオン 2,000mg
シチコリン 500mg
ソルコセリル® 4mL

立ち止まりがちで，呆然としている。

シチコリンを配合したところ奏効。勢いよく歩いてきた。

図VI-5-6 グルタチオン単独では改善しなかった進行性核上性麻痺

81歳女性，進行性核上性麻痺（PSP-PAGF）+正常圧水頭症，HDS-R 8.5点

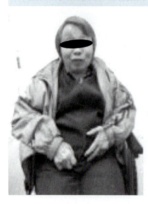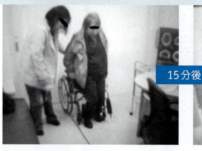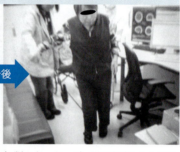

股関節が悪いから歩けないのだとみな思っていた。最初の一歩がまったく出ない。スイッチ易怒，たまに右手振戦あり。

無料スターターパックを実施したところ，勢いよく歩くことができた。自覚的にも「歩きやすい」と笑顔をみせた。

〈点滴〉 グルタチオン 1,600mg
シチコリン 250mg
ソルコセリル® 4mL

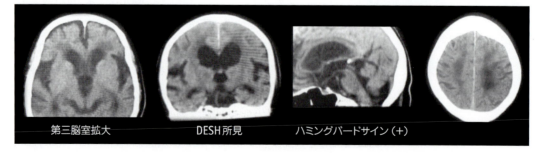

第三脳室拡大　　DESH所見　　ハミングバードサイン（+）

図VI-5-7 PSP-PAGF，正常圧水頭症，両側人工股関節の3因子が歩行を阻害していた例

とができます。また，**スイッチ易怒**の症状があるそうです。前医からはニセルゴリン（サアミオン®）が処方されていたので，家族にはサアミオン®で余計に易怒が起こることを説明しました。

CT画像を見るとPSPでした。ハミングバードサインがはっきりと確認できます。NPHも合併しています。家族に改めて問診すると，ときどき右手に振戦が起こるとのことで，右肘には鉛管様筋固縮がみられました。HDS-Rは8.5点で要介護3です。構音の状態もよく眼球も動くのですが，歩行するよう指示すると，**最初の一歩がまったく出ず**，歩行できないのは股関節の問題ではないとわかりました*。つまり本例は**PSP-PAGF**です。

コウノカクテルのスターターパックを無料実施したところ，15分後には手引きなしで，どんどん筆者のほうへ向かってくるように歩くことができました。ただ，すぐにつかまりたがること，身体が左右に揺れることから**PSP-C的であるようにも思えます**。処方としては，リバスタッチ®パッチ，アマンタジン（シンメトレル®サブロケット）とし，フェルラ酸含有食品（強・粒タイプ）×3粒を推奨しておきました。

*すくみ足は一般にパーキンソン病の進行やウェアリングオフ（wearing off）のある患者のオフ時に出現するものであって，早期からは出にくいものである[2]。

3) 3系統補充療法とドネペジルの禁止

濱田恭子先生（新さっぽろ脳神経外科病院神経内科）らの報告[3]では，PSPは**ノルアドレナリン，ドパミン，アセチルコリンの3系統の神経伝達物質が欠乏している**のだから，すべてを補うべきとしています。発病2年以内の9名のPSPに3系統補充療法を行った結果を報告していますが，ノルアドレナリンとしてはドロキシドパ（ドプス®）800mg，ドパミンとしては，レボドパ・カルビドパ（メネシット®，ネオドパストン®）400mg，アセチルコリンとしては3名に対してリバスチグミン9mg，6名に対してガランタミン16mgを選択しています（用量は基準量で，これらより低用量の患者もいます）。

その結果，2週間〜数週間で効果（歩行改善，認知機能改善）が現れ，著明な副作用はなかったとしています。この発表は日本神経学会で大きな反響を呼びました。

この研究からもわかるように，**PSPの認知機能改善にドネペジルという選択肢はありません**。

図Ⅵ-5-8はドネペジルによって歩行が悪化していたPSPの患者です。DLBにドネペジル（アリセプト®）が認可されてから，こういった歩行障害系認知症がDLBと誤診されてアリセプト®を処方される例が急増しています。また，仮にDLBが正診であってもアリセプト®5mg以上は推奨できません。経験上，PSPにはドネペジルを処方してはなりません。処

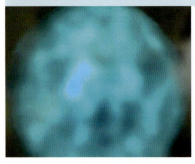

82歳女性，進行性核上性麻痺，HDS-R 14点

左右差のあるドパミントランスポーターシンチグラフィ（ダットスキャン®検査）の所見

アリセプト®3mg服用の10日後から立ち上がりにくくなった。

3カ月半後

ふらふらだが歩ける。レビー小体型認知症の歩行とは違う。

アリセプト®中止
抑肝散開始

図Ⅵ-5-8 ドネペジルによって歩行が悪化した進行性核上性麻痺

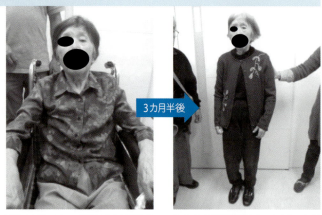

80歳女性，軽度認知障害（MCI-DLB），HDS-R 29.5点

ドネペジル2.5mgで首垂れが生じた。

3カ月後

リバスチグミン4.5mgへの変更で首垂れは改善した。

図Ⅵ-5-9 ドネペジル2.5mgによって生じた薬剤性パーキンソニズムとその解除

方するとどのような状態になるかについて，いくつか例示します。

図Ⅵ-5-9は80歳女性，軽度認知障害（MCI-DLB）の患者で，筆者が処方したドネペジル2.5mgで"首垂れ"を起こしました。現在はリバスチグミン4.5mgへの変更で改善していますが，これがしばしばみられる**相対的ドパミン欠乏によるドネペジルの副作用**です。

図Ⅵ-5-10は78歳女性。現時点ではLPCとしかわかりませんが，改善のためにはドネペジルの中止が必須でした。

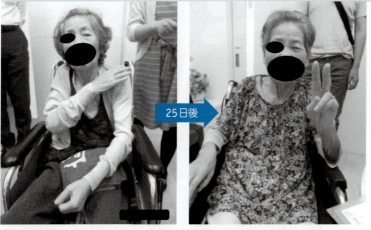

図Ⅵ-5-10 ドネペジルの中止で急速に改善したLPC

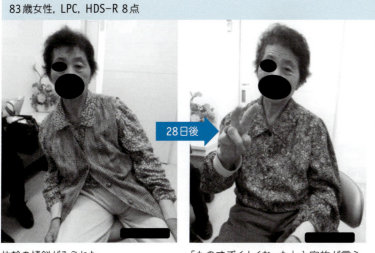

図Ⅵ-5-11 ドネペジルの副作用で体幹が傾斜していたLPC

　図Ⅵ-5-11の83歳女性もLPCの患者です。ドネペジルをリバスチグミンに切り替えることが最も重要な治療でした。

　図Ⅵ-5-12は81歳女性、脳腫瘍による認知症を生じている例ですが、ドネペジル開始後から体幹傾斜を起こしていました。ドネペジルの中止で歩行は可能になりましたが、ドネペジルは相対的なドパミン欠乏以外のメカニズムでも歩行を阻害するようです。

81歳女性，意味性認知症＋脳腫瘍（前頭葉の悪性神経膠腫），HDS-R 3点

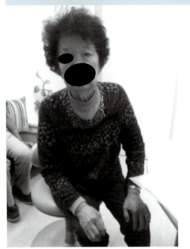

いすの中央に座れない。体幹が右に傾斜している。ドネペジル3mgを服用している。

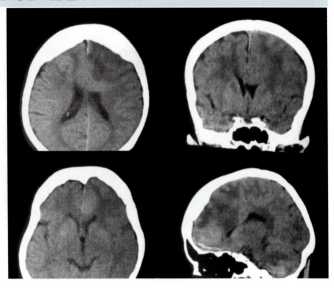

図Ⅵ-5-12 ドネペジル3mgで体幹傾斜がみられるようになった意味性認知症

4) 特異な改善を示したPSP-Cの治療例

①構音障害がコウノカクテルで改善した例

コウノカクテルでは歩行，姿勢が改善しやすく，構音障害はなかなか改善しないのですが，スターターパックによって**歩行バランス，首垂れ，構音障害が15分で改善した例**を紹介します。

図Ⅵ-5-13は78歳女性。最初，普通に歩行できているようにも思えたのですが，家族に尋ねると，振戦があり，左右差もややあるとのことでした。HDS-Rは17点しか得点できず，タンデムゲイト（継ぎ足歩行）はなかなか難しい状態です。

診断については，MSAは非認知症であることが基本であり，HDS-Rはだいたい25点です。本例は中等度の認知症であり，排尿障害もありません。MSAで振戦は起こらないので，認知症を伴うパーキンソン病（PDD），PSP，大脳皮質基底核症候群（CBS）しか残らないだろうと考えました。前医は紹介状に「DLBと思うが，大脳皮質基底核変性症（CBD）も否定できない」と書いており，ドネペジル（アリセプト®）3mgを処方していましたが，家族が副作用を心配して1.5mgにして服用させていました。

本例本人は，「最近，動作が緩慢になってきた。転ばないように意識してゆっくり歩いている」と言います。つまり**ふらつき**です。気合いを入れれば早く動けるという点もあり，そこはPDに似ています。頸部が後ろに

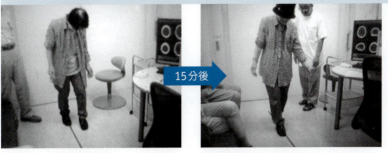

78歳女性，進行性核上性麻痺（PSP-C），HDS-R 17点

〈点滴〉
グルタチオン 1,600mg
シチコリン 250mg
ソルコセリル® 4mL

15分後

一見普通に歩行できているが，バランスが悪く，首垂れ，構音障害がある。タンデムゲイトは難しい。

タンデムゲイトが可能になり，背すじが伸びた。構音の状態も改善し，早く話せるようになった。

図Ⅵ-5-13 コウノカクテルにより構音障害が改善した進行性核上性麻痺

傾かないかと尋ねると，「**後ろにいきそうになる**から意識して前かがみにしている」と答えました。

家族は「振戦には左右差がある」と言うのですが，CT所見では脳萎縮に左右差はなく，頭頂部にCBD溝*は見当たりません。握力にも左右差はみられません。**小脳萎縮がないのにふらつく**という点から，**PSP-C**なのだろうと思いました。眼球は動いていましたが，そのことでPSPを否定することはできません。

*CBD溝：画像上，中心溝が片側だけ太くなる所見（筆者の造語）。

PSPなら点滴療法が奏効するため，スターターパックでコウノカクテル点滴を行いました。すると，15分後には構音の状態が改善し，早く話すことができるようになりました。コウノカクテルで話すスピードが改善した症例はあまりなく，貴重なケースとなりました。

ソファからの立ち上がりはもともとできたのですが，立ち上がるときに生じていた左右の揺れが，点滴後は完全になくなりました。

点滴以外の対策としては，フェルラ酸含有食品（強）×2本を推奨し，また，前医から今後処方されるであろうアリセプト®5mgは半錠（2.5mg）に減量して服用するように伝えました。

②**コウノカクテル点滴の1時間後に改善がみられた例**

図Ⅵ-5-14 もPSP-Cの患者です。グルタチオン2,400mg＋シチコリン250mg点滴を試みましたが，歩行の改善はみられませんでした。遠方から来院し，帰りは最寄りの駅までタクシーを使うとのことだったのですが，タクシーが到着したのは診察のおよそ1時間後。しかしそのときには歩行が改善していたのです。**1時間も経過してから効果が現れる**のはどちらかというと少数派です。

もう少し詳しく経緯を紹介しましょう。本例は64歳女性。これまでに

64歳女性，進行性核上性麻痺（PSP-C），HDS-R 30点

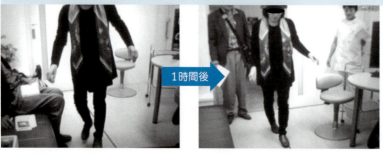

小脳失調のように転倒する。

点滴からおよそ1時間後にタンデムゲイトができようになった。

〈点滴〉
グルタチオン 2,400mg
シチコリン 250mg

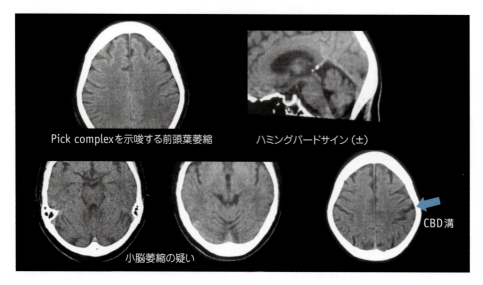

Pick complexを示唆する前頭葉萎縮　　ハミングバードサイン（±）

小脳萎縮の疑い　　　　　　　　　　　　　　　　CBD溝

図Ⅵ-5-14　抗酸化点滴が1時間後に効果を現した小脳症状の強い進行性核上性麻痺
症状だけでなく脳萎縮，血流低下パターンまでみられる，進行性核上性麻痺＋皮質性小脳萎縮症＋大脳皮質基底核変性症のような症例と言える。

　2つの国立大学病院の神経内科を受診し精査されていましたが，その結果は「**診断不能**」となっていました。すなわち，A大学病院はMSA，B大学病院はPSP，CBDとしながらも自律神経症状のないMSAも否定できない，と診断した状況で，B大学病院から当院へのセカンドオピニオン依頼書には，鑑別診断に関する苦悩がつづられていました。

　鑑別診断の手がかりは**MIBG心筋シンチグラフィ**でした。本例の早期H/M比は3.07。カットオフ値はだいたい1.6なので，80％の確率で**DLBは否定されます**。そして，顔つきは暗いというよりもコミカルな印象でした。つまりPick complexのニュアンスです。歩行は決して小刻みではありません。また，時に大声を出すこともあるそうです。

　話し方は遅く，声はこもっています。**典型的な構音障害**であり，PSP，CBD，皮質性小脳萎縮症（CCA），MSAの4つに絞られたと感じました。

本例の**HDS-Rは30点**であり，多少発汗が多いものの，自律神経症状を欠き，排尿障害はありませんでした。

当院のCT検査では**小脳は萎縮傾向**であり，大学病院で行ったSPECTでも**小脳の血流低下**がみられたそうです。F-Fテスト*は明らかに拙劣で指先が一度もくっつきません。**タンデムゲイトはできず**，右に大きくふらつきました。

筆者は，本例のHDS-Rが30点であることから，診断はCCAでよいのではないかと一瞬考えました。

以下は筆者がまとめた鑑別のための状況です。

- **CBDの可能性**

    CT所見では左脳に**CBD溝**があり，大学病院で実施されたSPECTでは前頭葉の血流低下が左優位だとされている。当院CTでは頭頂葉萎縮回避がみられ，この所見はPSP，CBDを強く支持するもので，CCAは否定的。鉛管様筋固縮が右上肢だけにある。

- **前頭側頭型認知症（FTD）の可能性**

    SPECT所見として前頭葉の血流低下があり，FTDの可能性は捨て切れないと判断。しかし筆者が知るFTDP-17（家族性前頭側頭型認知症）とはイメージが違う。

- **PSPの可能性**

    決定的な所見であるように思えたのは，**眼球が上方向にまったく動かない**こと。ちょっと顔を見ただけでも眼球が固まっているのがわかる。頸部を大きく動かして物を見る。**後方に倒れる**のもPSP的で，小脳失調症状はPSP-Cということで説明はつく。日本に少ないタイプなので筆者も経験が少ない。しかし，それならなぜ小脳が萎縮しているのであろうか。小脳血流も低下しているそうだが，それは二次的な血流低下である可能性もありうる。なぜなら本例は前頭葉が萎縮しているからである。フロンタルアタキシアでは小脳血流が20％低下するとされている。二次性小脳萎縮ということもある。それにしても本例の小脳失調症状は明確で，軽度ではない。もし**MSA-C（小脳型の多系統萎縮症）**ということなら，自律神経症状なしでもよいのかとも思える。しかしMSA-Cについては筆者は経験が少ない。

このほかの情報として，メネシット®200mg，ドプス®200mgが処方されているが効果はみられない，MRI所見において，脳幹部の十字サインなし，髄液に異常なし，各種がん（肺がん，胃がん，大腸がん，子宮がん，

---

*F-Fテスト（指指試験）：両上肢を左右に大きく広げ，なるべく速く目の前までもってきて示指同士をタッチさせるテスト。スムーズにタッチできず軌道修正する場合には小脳失調が疑われる。

傍腫瘍性神経症候群）も否定されている．残尿測定にて残尿なし，シェロング試験陰性．においスティックによる検査で嗅覚低下3/12（カットオフ値は9点）とのことで，MSAには否定的な所見であると考えられました．

熟慮の末，筆者は先に述べた通り，無料のカクテル点滴を行いました．グルタチオン2,400mg＋シチコリン250mgで投与しましたが，残念ながら15分後にはまったく効果を示さず，タンデムゲイトをしてもらうとやはり大きく右側に倒れていきました．筆者は失意のうちにB大学病院に返事を書き，**診断はPSP-C**としました．

帰りのタクシーを待っていた本例は待合室に長く座っていましたが，診察から45分後，看護師が**「歩けるようになった」**と報告してきました．再び診察室にまねき入れると，本例はまるでモデルのように，赤いラインの上をスムーズに歩きました．

点滴が奏効しやすい順で言えば，PSP，MSA-C，CBDです．薬剤反応性を鑑別診断に利用するコウノメソッド独自の観点でみれば，本例はやはりPSP-Cということになります．

2人の神経内科医が知恵を出し合ってもなお鑑別不能とされた1症例について，筆者も様々なことを勉強させてもらいました．このような知識と経験が試される日常診療において，やはり筆者を育ててくれるのは患者であり神経内科医であることを改めて実感した症例です．また「名古屋でしか治せない」と，当院に本例を誘導してくれた2人のケアマネジャーにも感謝しています．

5）コウノメソッド実践医による進行性核上性麻痺の治療

①だれにでも取り入れられるコウノメソッド

ここまで読み進めてきて，コウノメソッドは筆者にしか実施できない，コウノカクテルは配合が難しい，ほかの実践医はどの程度できるのだろうと疑問に思っている医師がいるかもしれません．

本書で紹介してきた著効例は，筆者の長年にわたる経験や知識，職人技的な直感力で達成されるのであって，実践医にはできないレベルだと思われるかもしれません．しかし，それは違います．認知症になった親に対してコウノメソッド通りに処方を変更したら著明に改善したという経験をきっかけに実践医になった医師は少なくありません．

そもそも**コウノメソッドは，だれにでもまねできるからこそ普及**してきました．以下には，筆者が初診のみ診察し，その後，地元の実践医が著明に改善させたPSPの症例を紹介しましょう．なおこの実践医は神経内科医ではなく，一般内科医です．

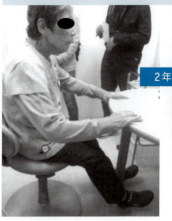

図Ⅵ-5-15 コウノメソッド実践医が改善させた要介護5の進行性核上性麻痺

②コウノメソッド実践医による著効例

図Ⅵ-5-15は82歳女性。当院に初診されたときには既に重度の認知症でした。苦悶表情で身体をゆするだけの前頭葉症状がみられ、ピックスコアは9点。レビースコアも11.5点と典型的な重度のLPC症候群でPSPと思われました。

2回目以降の診察は地元のコウノメソッド実践医にバトンタッチしたのですが、その後、頸部後屈、大腿骨骨折などを起こし、PSPとの診断は徐々に間違いのないものになっていきました。

ところが**2年後、著明に改善**して、老眼鏡をかけて歌詞カードを読むほどになったという写真が送られてきました。本例を担当した実践医は、複雑なカクテル処方、グルタチオン点滴の調合も自在に操り、本例にとっての黄金比を自ら見つけ出したのです。

本例は当初、要介護5の状態であり、**実践医にとって初めて診るPSP**でした。この実践医は実は自身がコウノメソッド実践医であることを公開しておらず、一般には知られていない医師（隠れ実践医）ですが、実践医登録をしているために、筆者にいつでも質問することができます。ところがこの実践医は本例を著明に改善させるまでの間、一度も筆者に質問することなくPSPの治療を成し遂げました*。筆者が随時発信している、日々進化するPSPの治療方法をしっかり追いかけてくれていたのでしょう。

*コウノメソッドの汎用性と、全国に散らばるコウノメソッド実践医への教育システム（筆者から患者を紹介し、病態を覚えてもらうこと等）が機能していることを確認できた例でもあった。

文献

1) 金谷潔史, 他：アルツハイマー型認知症（DAT）およびレビー小体型認知症（DLB）の周辺症状におけるフェルラ酸, ガーデンアンゼリカ化合健康食品〈F〉の有用性の検討. Dementia Jpn. 2010;24(3):148.
2) 水野美邦：パーキンソン病の診かた, 治療の進めかた. 中外医学社, 2012, p15, 48.
3) 濱田恭子, 他：Triple neurotransmitter replacement therapy can improve clinical symptoms in PSP patients. 第57回日本神経学会学術大会, 2016, 5.

VII 歩行障害系認知症の治療理論

　第VI章で詳述した**進行性核上性麻痺（PSP）は，本書の"主役"**とも言える疾患です。患者数が多いこと，誤診されやすいこと，コウノメソッドで比較的改善が得られやすいことなどがその理由です。

　ここまで読み進めて頂いた読者には，PSPはプライマリケア医がレビースコア，ピックスコアをきちんと調べているうちに気づかれる疾患であるということがご理解頂けたでしょう。両スコアともに得点の高い患者がいて，観察を続けるうちに，**どうもレビー小体型認知症とは違う**ということに気づき始め，あとに残るのはPSP，大脳皮質基底核変性症，多系統萎縮症がほとんどであるので，その後にみられる**後方転倒や頸部ジストニアの出現によって，PSPと自信をもって診断できる**ようになります。

　この"主役"について詳述したところで，一度，歩行障害系認知症の全体像をまとめ直しておきたいと思います。

1 歩行障害系認知症の鑑別診断

1）歩行障害から始まる疾患の鑑別

　図VII-1-1は，**歩行障害**から始まる疾患鑑別のためのフローチャートです〔大脳皮質基底核変性症（CBD）は上半身から症状が始まるので，ややそぐわないかもしれません〕。

　「動作緩慢」という状態は，超高齢者は別として，変性疾患を疑わせるものです。歩き方も話し方もまるでスローモーションを見ているかのようです。動物にたとえるならナマケモノの動きを彷彿させます。これが進行性核上性麻痺（PSP）です。

VII 歩行障害系認知症の治療理論

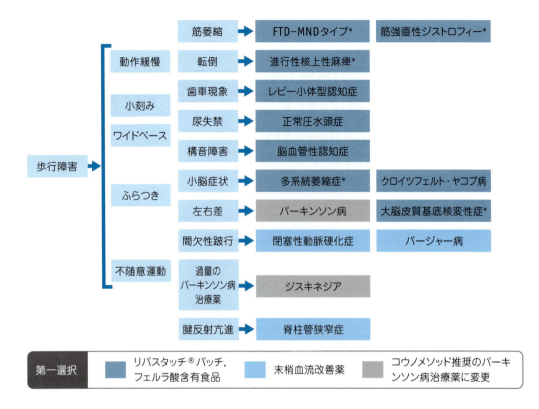

図VII-1-1　歩行障害の鑑別と対策
歩行障害のある患者にはドネペジルは使用しない（ドパミン阻害薬だから）。
＊LPC症候群

　歯車現象は通常強くはないので，「転倒するのになぜ歯車現象がないのだろう」と不思議に感じたら，家族に「どちらの方向に倒れますか？」と尋ねましょう。**後方ならPSP，側方なら脊髄小脳変性症**です。

　ワイドベースなら**正常圧水頭症（NPH）**や**脳血管性認知症**，**小脳症状**は**皮質性小脳萎縮症，多系統萎縮症，クロイツフェルト・ヤコブ病**を考えます。**振戦の左右差**は**パーキンソン病**，**手の器用さや頭頂部萎縮の左右差**は**CBD**です。

　脊柱管狭窄症は，鑑別対象というよりも変性疾患に合併することが多いです。たとえば，「PSPだが過去に脊柱管狭窄症の手術をした」といった患者が少なからずいます。また，グルタチオン点滴で姿勢がまっすぐに伸びると脊柱管狭窄の症状が消えることがあります。

2）認知症を経て歩行障害に至った場合

　健常者が認知症を経て歩行障害に至った場合に考えるのは，アルツハイマー型認知症，前頭側頭葉変性症（FTLD）における**二次性パーキンソニズム**や**フロンタルアタキシア**です（図VII-1-2）。またNPHが合併してく

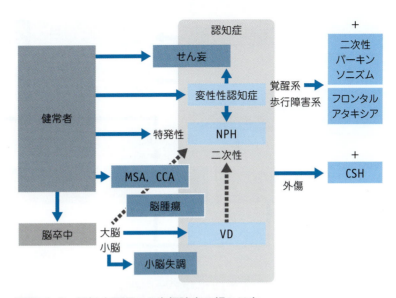

図Ⅶ-1-2　認知症周辺での歩行障害の起こり方

変性性認知症（覚醒系）：アルツハイマー型認知症，前頭側頭葉変性症，神経原線維変化型老年期認知症，嗜銀顆粒性認知症，石灰化を伴うびまん性神経原線維変化病
変性性認知症（歩行障害系）：レビー小体型認知症，進行性核上性麻痺，大脳皮質基底核変性症
NPH：正常圧水頭症，MSA：多系統萎縮症，CCA：皮質性小脳萎縮症，VD：脳血管性認知症，CSH：慢性硬膜下血腫

る高齢認知症も少なくありません。ピック病やアルコール関連認知症の患者では，前頭葉に硬膜下血腫をつくることが多いです。

　健常者が脳卒中を発症して歩けなくなるのは当然ですが，くも膜下出血では，発症から約1週間後に起こる血管攣縮による前頭葉の脳梗塞や続発性NPHといった問題が連続して起こってきます。

2　歩行障害系認知症の治療

1）ドネペジルによる歩行の悪化への対応

　歩行障害のある患者がドネペジルを服用していたときにどのように対応すればよいかをまとめたのが図Ⅶ-2-1です。

　認知症の治療薬（中核薬）がドネペジルしかなかった頃には，ドネペジルがレビー小体型認知症（DLB）の症状を悪化させ，悪循環をまねく要因になっていました。すなわち，ドネペジルによって歩行できなくなった患者にはパーキンソン病（PD）治療薬が次々と投与され，その結果幻視が悪

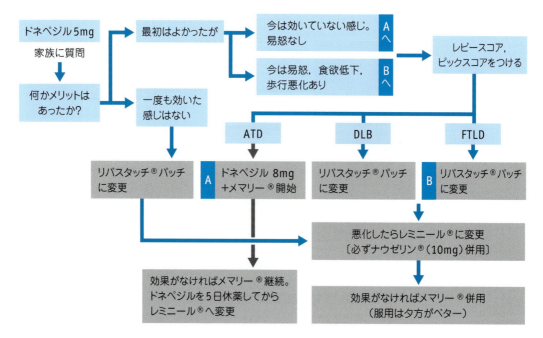

図Ⅶ-2-1　既に処方されているドネペジルへの対応
ATD：アルツハイマー型認知症，DLB：レビー小体型認知症，FTLD：前頭側頭葉変性症

化するという悪循環を繰り返す患者が多くいたのです。

　今でもドネペジル＋リスペリドンの組み合わせで処方する医師はいます。認知機能をドネペジルに担わせ，幻視をリスペリドンで消失させようとするのですが，両者とも**ドパミン阻害薬**なので，患者はますます歩けなくなります。もしこの薬剤の組み合わせが正解となる場合があるならば（症状が悪化しないとすれば），それはドネペジル1.67mg以下，リスペリドンの1回投与量0.5mgの場合に限るでしょう。

2）中核薬の選択

　リバスチグミンは歩行を改善させる可能性のある唯一の中核薬です。ドネペジルの代わりにリバスチグミンを貼付しておけば，レボドパ・カルビドパ（メネシット®）の必要量は減り，幻視を消失させるためにハロペリドール（セレネース®）を処方してもパーキンソニズムは悪化しないのです。

　ただし，ドネペジルをリバスチグミンに切り替えたら記憶が低下したと訴える患者は，少数ではありますが確かに存在します。また，パッチにひどくかぶれる患者は，リバスチグミンの継続は難しいですから，**ドネペジル1〜2mgに戻すという選択肢はあってよい**と思います。

　図Ⅶ-2-2は，当院を訪れたDLBの患者に前医（国立病院神経内科）が処方していたドネペジルの用量の推移です。退院後，ドネペジルの処方量

68歳女性，レビー小体型認知症

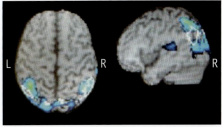

幻視，妄想あり。SPECTでは典型的な後頭葉局所脳血流低下所見となっている。

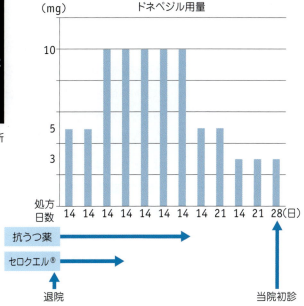

図Ⅶ-2-2 68歳女性のレビー小体型認知症患者に対して前医が処方したドネペジル用量の推移

　は一時期10mgまで増量されたのですが，その後，5mg，3mgと減量され，併用していた抗うつ薬もクエチアピンも不要になっています。

　家族に確認すると，ドネペジルの過量で妄想を起こしていたのを，クエチアピンで抑えていたのだと思うとの答えでした。薬の副作用をほかの薬で抑えることは医療費の観点からも望ましいとは言えず，コウノメソッドでは決して推奨しません。

　しかしながら，こうした処方はよく見受けられ，それほど認知症医療の現場では医師が迷い，患者を苦しめる誤った処方がされがちなのです*。

　では，コウノメソッドでは認知機能の低下にどう対応するのか，という問いに対しては，フェルラ酸含有食品の利用を提案しています。

*筆者は，患者家族に「私の処方も含め，医師や薬を信じすぎないで下さい」と言い続けている。

3　歩行障害系認知症の妄想・幻視の治療

　神経内科医や精神科医をはじめ，多くの医師にぜひ覚えて頂きたいのが**妄想・幻視の消し方**です。高齢化が進んだ社会においては**"歩かせながら妄想を消す"**という技術が必須です。コウノメソッドにおいては，その技術は**図Ⅶ-3-1**のように確立しています。

繰り返し述べている通り，その第一歩は何よりも**ドネペジルを中止すること**です。これは重要な点です。もしドネペジルを継続しながらほかの薬剤で妄想・幻視を消せと言われたら，「それは無理です」と答えざるをえません。

もし現在，妄想・幻視を改善できている確率が4割以下なら，それはドネペジルを中止していないからであろうと推測します。なお，筆者はドネペジル自体を否定するつもりはなく，患者の特性や個人差に対してきめ細やかな処方の調整がなされないことが多い現状を考慮したとき，ベネフィットよりもリスクが上回ると判断してやむなく使用を禁止していることは，ぜひ理解して頂きたい点です。

さて，**妄想・幻視を消失させる最も生理的な方法はシチコリン1,000mg単独の静注**です。ただし，大せん妄なら500mgにして下さい。

内服薬なら**抑肝散**で消失させたいところですが，改善率は3割以下であるため，**ハロペリドール（セレネース®）細粒1回0.3～0.5mgを1日1～3回**として消失を試みます。セレネース®は古くから妄想の治療に用いられてきた薬剤です。なお，高齢者にとってリスペリドンは副作用のリスクが高いため使用しません。

このとき，もしパーキンソン病治療薬を服用しているなら，1日3回投与だったところを5回にするなどして1回投与量を減らしましょう。

セレネース®でパーキンソニズムが著明に悪化してしまうようなら，セレネース®の代わりに一度**クロルプロマジン（ウインタミン®）**に切り替えて危険分散します。1回量は4～6mgです。患者に凶暴性がみられる場合は，**ジアゼパム（セルシン®）**，**クエチアピン（セロクエル®）**もありえます。

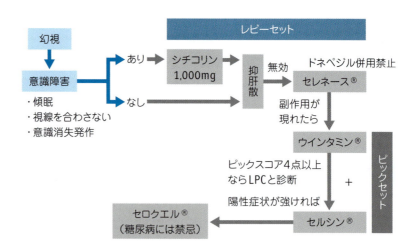

図Ⅶ-3-1 幻視に対する治療方針
レビースコアが3点以下ならレビー小体型認知症ではないかもしれないので，画像検査で前頭葉に梗塞，出血，腫瘍がないかを確認する。

4 レビー小体型認知症と思われる患者の妄想・幻視の治療

　レビー小体型認知症（DLB）と思われる患者の妄想・幻視の治療をもう少し突きつめて説明しましょう［**図Ⅲ-7-2**参照（p.122）］。DLBの場合は**パーキンソン病（PD）治療薬**に関連した薬剤の整理法になります。

　PD治療薬を服用している患者に現れている妄想・幻視はPD治療薬によって助長されている可能性が高いです（筆者の感覚だと7割程度はそうです）。

　PD治療薬の減薬・中止が可能か否かは，家族への問診でわかることもあり，ここから減薬を開始してみる場合もあります。家族が治療に熱心で観察力のある場合には，「PD治療薬Aは必要で，Bは不要かもしれない・合っていないような気がする」といった情報を家族から得ることができますので，それを参考に減量を試みますが，**「減らしたことで歩けなくなったら，もとの量に戻して下さい」**と必ず指示しておきます。もちろん急に全廃することは禁止です。

　こういった形でPD治療薬を減量していきますが，フェルラ酸含有食品の利用やグルタチオン点滴を希望する家族であれば，すぐにそれらを開始したほうがよいでしょう。

　言うまでもなく，**ドネペジル（アリセプト®）はいったん中止**します。リバスチグミンも，過量なら妄想・幻視に関与しうるので，最大でも9mgまでにしておきましょう。

　PD治療薬が減薬できないようなら，**シチコリン1,000mg以上の静注**を試みます。PD治療薬を減量できれば，妄想は**抑肝散**のみで消失させられるかもしれません。

　抑肝散が効果を示さなければ中止し（低カリウム血症をまねく恐れがあるため），**ハロペリドール（セレネース®）**を処方して，効果がなければやはりシチコリンを一度投与してみましょう。それでも改善が得られなければ，いよいよピック系を想定して**クロルプロマジン（ウインタミン®）**でコントロールします。こうした患者（LPC症候群）の中から進行性核上性麻痺や大脳皮質基底核変性症が見出されていきます。

　なお，これらの作業を行っている期間は，必ず毎回患者の歯車現象を調べて下さい。

コラム

進行性核上性麻痺の患者家族をサポートする資料

　　　　進行性核上性麻痺の患者家族が利用しやすいように平易にまとめられた資料として，厚生労働科学研究費補助金難治性疾患克服研究事業・神経変性疾患に関する調査研究班（研究代表者：中野今治）などによる「進行性核上性麻痺（PSP）診療とケアマニュアル ver.3」があり，インターネットからダウンロードできるようになっています（http://plaza.umin.ac.jp/neuro2/pdffiles/PSPv3.pdf）。

VIII 大脳皮質基底核変性症

　大脳皮質基底核変性症（CBD）は，患者のバリエーションが非常に広範で，神経内科医によっても半数程度しか生前診断できないとされています（**表VIII-1**）。そこで，臨床的には**大脳皮質基底核症候群（CBS）**という診断で十分ではないかという意見も出されています[1]。しかし，もちろん典型的なCBDの症状がそろっている患者をあえてCBSと遠慮して診断する必要はありません。

　そもそもコウノメソッドの治療理論の大前提は，**治療法さえ間違わなければよい**，ということです。たとえば病理基盤がアルツハイマー型認知症（ATD）であっても，ATDのフロンタルバリアント（ピック症状がある）の患者にドネペジル（中核薬の中で最も興奮性が強い）を処方するのは間違いです。それと同様に，たとえば生前診断がCBDで，剖検での病理組織が進行性核上性麻痺（PSP）だった患者がいたとして（このような患者

表VIII-1　大脳皮質基底核変性症の特徴

概要	・Kerteszの提唱したPick complexに含まれる疾患。 ・パーキンソン病に近い患者やピック病に近い患者がいる。 ・神経内科医でも約半数しか生前診断できない。そのため，大脳皮質基底核症候群（CBS）と仮診断しておくことが推奨されている。 ・原因は不明で，パーキンソン病関連疾患として公費負担の対象疾患となっている。
臨床像	・発病年齢は40～80歳で，やや女性に多い。 ・まずLPC症候群としてとらえておいて，特徴が現れてきたら大脳皮質基底核変性症（CBD）と診断すればよい。
画像	・CT／MRIは，初期には正常であるが，進行とともに非対称性の局所的な大脳萎縮（前頭葉，頭頂葉）が認められる。 ・ただし顕著でない例も多い。
病理	・大脳皮質と皮質下神経核（特に黒質と淡蒼球）の神経細胞が脱落し，神経細胞およびグリア細胞内に異常リン酸化タウが蓄積する（難病情報センターによる）。
治療	・中核薬はリバスチグミン（リバスタッチ®パッチ）が第一選択。 ・陽性症状にはクロルプロマジン（ウインタミン®）を用いる。 ・歩行は，グルタチオン，フェルラ酸含有食品で支える。

は「CBS-PSP」と表現されます），生前にPSPとしてマネジメントされていたとしても，患者にメリットがあるわけではありません。**臨床症状がCBDであるなら，それに対する策が講じられるべき**なのです。

このように考えると，臨床医のすべきことは，患者の苦しみ（上半身の運動障害）や介護者の苦しみ（ピック症状）を取り除く処方を行うことに尽きます。CBDはPSPのように急速に歩行ができなくなるわけではなく，そういった意味では寝たきりになるまでに時間があります。

しかし，早期から生活能力（手の動きが悪い，発語ができない）を失っていきます。発語ができないタイプは，ある程度ピック症状もあって画像的には前頭葉が高度に萎縮しているため，前頭側頭葉変性症（FTLD）と誤診されることも多いでしょう。

PNFA-CBD，つまり進行性非流暢性失語（PNFA）（復唱ができない）の臨床症状がCBDの病理によって引き起こされるタイプはCBDの1パターンであり，覚えておくと便利です。マンチェスターグループによる「FTLD分類」は病理基盤を問わない分類であるため，PNFAの病理基盤を教えてはくれませんが，その中にCBDが多く含まれているということです。

文献
1) Boeve BF, et al：Corticobasal degeneration and its relationship to progressive supranuclear palsy and frontotemporal dementia. Ann Neurol. 2003；54 Suppl 5：S15-9.

1 大脳皮質基底核変性症の診断

第V章（p.144～）でも述べた通り，大脳皮質基底核変性症（CBD）の**診断には時間をかける必要もない**ですし，患者と出会って**すぐに診断する必要もありません**。

本症の問題は，コウノカクテルやフェルラ酸含有食品をもってしてもなかなか改善させることができないという点に尽きますが，反対に，**なかなか改善しない患者はCBDではないか**と思って診ることは大切です。

図VIII-1-1[1] は，臨床診断と背景病理の照合の結果です。神経内科医がいかに苦労しているか，また診断がいかに困難かがわかります。以下に，神経内科学の専門的なトレーニングを受けていない筆者が，これまでにどのようにCBDを診断してきたかを症状別に解説していきます。

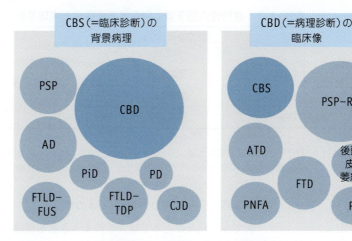

図Ⅷ-1-1 大脳皮質基底核症候群と大脳皮質基底核変性症の関係
CBS：大脳皮質基底核症候群，CBD：大脳皮質基底核変性症，AD：アルツハイマー病，PSP：進行性核上性麻痺，ATD：アルツハイマー型認知症，PiD：ピック病，PD：パーキンソン病，FTLD-FUS：FTLD characterized by fused in sarcoma immunoreactive inclusions，FTLD-TDP：FTLD characterized by TDP-43 immunoreactive inclusions，CJD：クロイツフェルト・ヤコブ病，RS：リチャードソン症候群，PNFA：進行性非流暢性失語，FTD：前頭側頭型認知症　　　　　　　　　　　　（文献1より引用）

　なお，CBDの治療に関しては，おそらく思い切った手を使わないと著明な改善を得ることはできないと筆者は考えています。よりよい改善率を得るために，現在進行形で治療法を模索しています。

1） 進行性非流暢性失語から始まる鑑別診断

　40〜60歳代の比較的若年者で，吃音（どもり）が現れて，急速にしゃべらなくなり，復唱ができない，しかし相手の言葉は理解しているというパターンの失語が**進行性非流暢性失語（PNFA）**です。

　PNFAの患者に対しては，診察のたびに，ひもが結べるか，手袋をはめられるのが片手だけかどうか，の確認をしていきましょう。**手の動きに左右差が出てきたらCBDに間違いないと思ってよい**でしょう。

　近年，PNFA，意味性認知症（SD）に次ぐ第3の進行性失語として**LPA（logopenic progressive aphasia）**が提唱されています。PNFAは発語ができない，SDは理解ができない，LPAは伝導失語に似ており，錯語が目立つ発語異常です[2]。

　PNFAとSDの病理は大方が前頭側頭葉変性症（FTLD）であるのに対し，LPAはアルツハイマー型認知症が病理背景の主体です。CBDは頭頂葉障害が強いPick complexですから，報告はまだ少ないものの，LPAの病状を呈するCBDはいるものと想像されます。しかし，可能性の低いものを排除してやや大胆にとらえるとするならば，筆者は今のところ進行

表Ⅷ-1-1 進行性失語3型に対応する失語症と病理背景

進行性失語	脳血管障害による失語症	病理パターン	病理検索で発見されやすい認知症
PNFA	運動失語	FTLD	CBD, PSP
SD	感覚失語	FTLD	PSP
LPA	伝導失語	ATD	ATD

※実際はさらに多岐にわたる。

PNFA：進行性非流暢性失語，SD：意味性認知症，LPA：logopenic progressive aphasia，FTLD：前頭側頭葉変性症，ATD：アルツハイマー型認知症，CBD：大脳皮質基底核変性症，PSP：進行性核上性麻痺

性失語の3型に対して**表Ⅷ-1-1**のようなイメージをもっています。専門医でない我々にとっては，このようなある程度大胆な理解も時に必要でしょう。

いずれにしても，**PNFAの患者が来院したら，筆者は最初に「大脳皮質基底核症候群（CBS）ではないだろうか」**と，よい意味で先入観をもって患者の診察所見をとるようにしています。漠然と患者を診ていても見落とすからです。

PSPに間違いないと思われる患者が来院したときには，筆者は息を殺すかのように眼球の動きを観察するわけですが，その際に患者の顎を左手で固定して顔を動かないようにし，「それでは**下を見て**下さい」と伝えると，かなり多くの**PSP患者は舌を出します**。

このことから，**PSPはSDパターン**だとわかります。Pick complexの概念は非常に有用で，①前頭葉が萎縮していること，②怒りっぽいこと，に加えて③進行性失語（特にSD）があることを教えてくれます。一方で，**発語がない（PNFA）のがCBD**なのです。

図Ⅷ-1-2は，PNFAの病状を示した7例のCT画像です。平均年齢は62歳とやはり若く，下段の65歳（第3期）の1例を除くと，意外なほど大脳萎縮が軽いことがわかると思います。CBDも大脳萎縮が軽度であることが多いので，**言語異常が目立ち，大脳萎縮が軽度である，という所見は，CBDを疑う際のヒント**になるでしょう。なお，**PSPは前頭葉萎縮が強い**ことが多いです。

2) ピック症状から始まる鑑別診断

ピック病だと思っていた患者が，**手づかみで物を食べるようになったとき**には，ひもが結べるかどうか，また手袋をはめられるのが片手だけかどうかを確認しましょう。これらができないならCBDを疑います。

このようにピック症状から発症するCBDを，筆者は**CBDのピックタイプ**と呼んでいます。こうした場合には，当然ピックセット（クロルプロマ

ジン＋フェルラ酸含有食品）で落ち着いた生活を送れるようにすることが大切です。

図Ⅷ-1-3に誤診パターンをまとめました。ピック病だと思っていた患者の**発語がやけに減ってきた**，**片手を使わなくなった**といった様子は，CBDを疑うきっかけになります。

一方PSPは，レビー小体型認知症と思っていた患者が，やけに腕を振る，頸部が後屈してきた，相手を追視しない，といった様子から気づかれます。

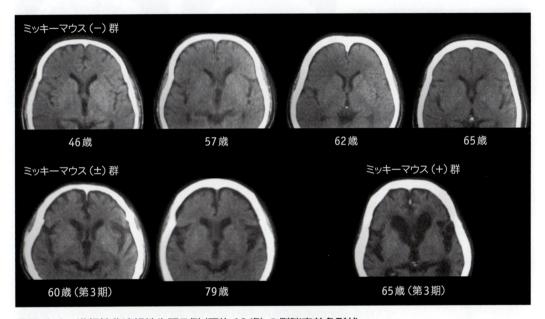

図Ⅷ-1-2　進行性非流暢性失語7例（平均62歳）の側脳室前角形状
ミッキーマウス：前頭葉内側の実質が萎縮することで，CT画像の水平断において側脳室前角が丸く拡大して見えるさま。ミッキーマウスの耳のように見えることからつけたコウノメソッドにおける呼称。

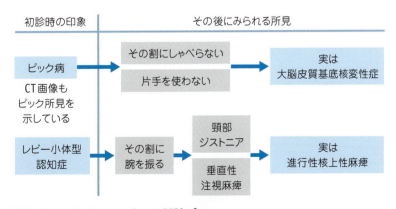

図Ⅷ-1-3　Pick complexの誤診パターン

77歳女性，大脳皮質基底核変性症（SD-CBD），HDS-R 20.5点

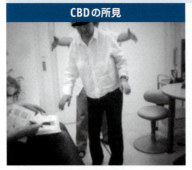

CBDの所見

左右のふらつき（MSAとの鑑別が難しい）。

SDの所見

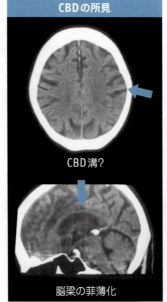

CBDの所見

CBD溝？

脳梁の菲薄化

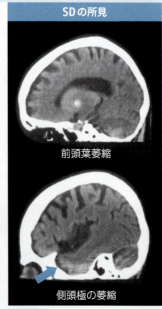

SDの所見

前頭葉萎縮

側頭極の萎縮

Pick complex

「医者の肩たたき」は典型的な語義失語のある患者でしばしばみられる。二重童もあり。

図Ⅷ-1-4　語義失語（意味性認知症の症状）を示した大脳皮質基底核変性症
CBD：大脳皮質基底核変性症，SD：意味性認知症，MSA：多系統萎縮症

　「ピック症状から始まる」とまとめてしまいましたが，同じFTLDとしてSDを示すPSPやCBDは思いのほか多いものです。この点も含めてPick complexと呼ばれていると理解して下さい。つまり，**パーキンソニズム＋SD＝PSP，片手だけ不器用＋SD＝CBD**という診断パターンが成立する場合があるということです。

　図Ⅷ-1-4は，二度童や語義失語（SDの症状）を示したCBDの患者です。遠方から来院するため，半年に一度の診察ですが，予想通り歩行が難しくなり，車いすを使用するようになってしまいました。

コラム

前頭側頭葉変性症（FTLD）の復習

図1は，今から20年以上前に英国とスウェーデンの研究グループ（マンチェスターグループ）が提唱した**前頭側頭葉変性症（FTLD）の分類**です。この分類は，失語症（症）候群（進行性失語）と認知症症候群とに大別されています。

前者には意味性認知症（SD）と進行性非流暢性失語（PNFA）が含まれ，後者にはFTD-Pickタイプ，FTD-MNDタイプ，FTD-FLDタイプが含まれます。

進行性失語は，病理基盤とは独立した臨床分類です。**語義失語（脳卒中の感覚失語に対応するもの）がSD，非流暢性失語（脳卒中の運動失語に対応するもの）がPNFA**です。PNFAは患者数が非常に少ないですが，**復唱困難**という特徴があり，このことを知っていれば検出は容易です。また近年には，本文でも述べた通り，**LPA**が第3の失語として新設されています。

病理基盤については，**SDがピック病，PNFAが大脳皮質基底核変性症か進行性核上性麻痺，LPAがアルツハイマー型認知症**，と大まかに覚えておくとよいでしょう（ただし例外もあります）。

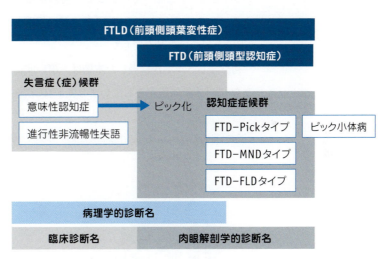

図1 マンチェスターグループによるFTLD分類（LPAが含まれていなかった時代）

MND：運動ニューロン疾患，FLD：前頭葉変性症型

3) 片側の不全麻痺から始まる鑑別診断

片手を使わなくなったとか，**片手が拘縮してきた，片手の手背筋が萎縮してきた**といった場合にもCBDを疑いましょう。

①片側肢の拘縮から診断がついた例

図Ⅷ-1-5は，上肢片側が拘縮したCBDの患者です。PNFAとしてフォローしていた女性で，経過中に車いす使用，片側拘縮となり"CBDらしさ"が強まってきました。

本例は，3年前の自分が臨床医としていかに未熟だったかを思い知らされた症例でもあります。経過をまとめると以下の通りです。

本例は初診時68歳で，娘に連れられて来院しました。おどおどしており言葉がなかなか通じず，改訂長谷川式スケール（HDS-R）は11点でした。CT所見では左側頭葉が萎縮していたため，筆者は本例をSDと診断してしまいました（図Ⅷ-1-6）。

その後，本例は急速に発語が少なくなっていきました。しかし，筆者はいったんFTLDと思ってしまった診断を覆す知識もなく，「しゃべらないSDだろう」と思っていました。初診から2年後には車いすを使用するようになり，電子カルテには**「左上肢の拘縮」**と自身で書いたのに，まだCBDと気づけませんでした。

初診から3年半が経過した本例は，車いすに座ったまま，完全な無言症となり，体幹傾斜が生じていました。「二次性パーキンソニズムだな」と

72歳（初診時68歳）女性，進行性非流暢性失語－大脳皮質基底核変性症，HDS-R 11点→0点

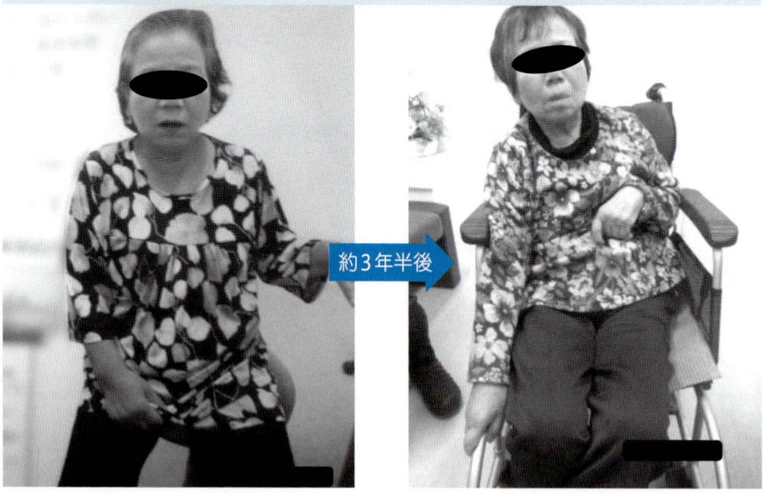

約3年半後

呆然とし，挨拶もしない。　　　　　　　　　体幹傾斜，片側上肢の拘縮，鉛管様筋固縮がみられる。

図Ⅷ-1-5　意味性認知症と思われたPNFA-CBD

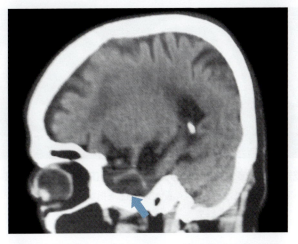

図Ⅷ-1-6　PNFA-CBD（図Ⅷ-1-5の症例）のCT画像
左側頭葉萎縮の所見から，意味性認知症だろうと判断してしまった。

思い，強く屈曲拘縮した左上肢を見た瞬間，筆者はやっと気づいたのです。本例はCBDなのです。

　つまり発語がなかったのは，臨床病名で言うところのPNFAだからなのだと気づいたのです。CT画像を撮り直すと，**右側頭葉が優位に萎縮**していました。**脳梁も菲薄化**しているようです。やはり"その目"でCT画像を見なければならないのです（**図Ⅷ-1-7**）。

　FTLDの特徴は，確かに**萎縮に左右差があること**です。しかし，それは**CBDの特徴でもあります**。本例が左手を使わなくなったのは1年ほど前からですから，その時点で本当はCBDと気づける材料が十分そろっていたはずです。本例をなかなか改善させられないのもCBDだったからなのでしょう。ただ，アマンタジン（シンメトレル®ロケットダブル）は奏効したというのが家族の感想です。

　PNFAの病理基盤の多くはCBDです。もはや本例の診断をCBSとしてお茶を濁しておく必要もないでしょう。

　もう1例紹介しましょう。**図Ⅷ-1-8**は77歳女性のCBD患者です。左手の筋萎縮が明確です。コウノカクテルにより少しだけ歩行状態がよくなりますが，やはり著明な改善はみられません。

　要するにCBDは，**脳血管障害がないのに片側麻痺を起こす変性疾患**であると言えます（**図Ⅷ-1-9**）。

②他人の手徴候について

　CBDの症状として，**他人の手徴候**（意思に反して勝手に片手が動く）はあまりにも有名ですが，筆者はCBD患者に現れているのを見たことはありません。しかし幸運なことに，脳出血後に他人の手徴候を呈した患者を

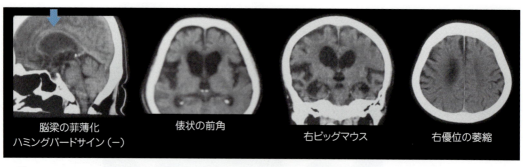

図Ⅷ-1-7 大脳皮質基底核変性症を支持するCT所見群〔PNFA-CBD（図Ⅷ-1-5の症例）のCT画像〕

ビッグマウス：ミッキーマウス所見よりもさらに丸く腫大した脳室を指す筆者の造語。

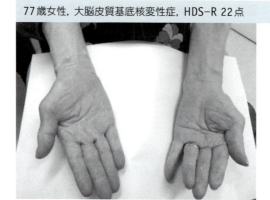

図Ⅷ-1-8 大脳皮質基底核変性症における片側上肢の筋萎縮と筋力低下

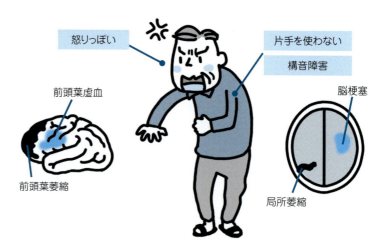

図Ⅷ-1-9 大脳皮質基底核変性症にみられる症候

大脳皮質基底核変性症は，脳血管障害のような症候を示す変性疾患である。

60歳女性，脳血管性認知症，HDS-R 20点，要介護3

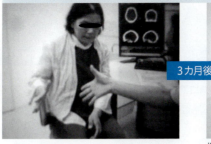
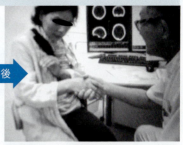

手が勝手に動き，握手できない。

3カ月後

握手可能に。滑舌もよくなった。4年間まったく治らなかった症状である。

リバスタッチ®パッチ 4.5mg
ウインタミン® 4mg×2
フェルラ酸含有食品（弱）×2本

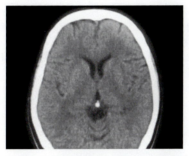
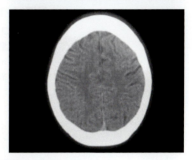

CT画像に痕跡を残さない脳出血（もちろんMRIならわかる）。

図Ⅷ-1-10　脳血管性認知症にみられた「他人の手徴候」

診察する機会があり（図Ⅷ-1-10），しかもその症状を著明に改善させることができました。本例の他人の手徴候は，発症から4年もの間，だれにも治せなかったのです。

初診時，本例は筆者と握手することができませんでした。しかしフェルラ酸含有食品を使用することによって，3カ月後には握手できるようになりました。

4) LPC症候群から始まる鑑別診断

第Ⅴ章（p.144〜）でも詳述した通り，ピックスコアもレビースコアも大方5点以上で，LPC*だろうと考えていた患者の経過をみていくと，**どうもDLBとは違う**と感じる患者が現れてきます。その患者は便宜的に**LPC症候群**としておきます。そしてその患者群の中から，いずれPSP，CBD，多系統萎縮症（MSA）が鑑別できる日が来ます（図Ⅷ-1-11）。

図Ⅷ-1-12にその概念をまとめました。また図Ⅷ-1-13に，LPC症候群への対応がピックセットと歩行セットの融合で達成されることを示します。

*LPC (Lewy-Pick complex, レビー・ピック複合)：復習ではあるが，LPCとはレビー小体型認知症（DLB）と前頭側頭葉変性症（FTLD）の症状が共存していると感じられる患者を指す臨床分類。病理基盤はDLBかFTLDである。

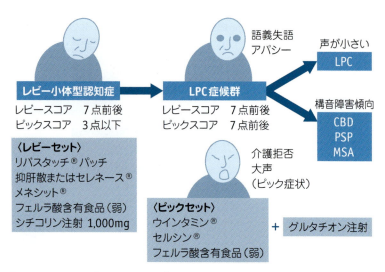

図Ⅷ-1-11 レビースコア，ピックスコアを用いた病型鑑別の流れ

レビースコア3点以上：レビー小体型認知症の可能性が高い。ピックスコア4点以上：前頭側頭葉変性症（FTLD）の可能性が高い。
LPC：レビー・ピック複合，CBD：大脳皮質基底核変性症，PSP：進行性核上性麻痺，MSA：多系統萎縮症

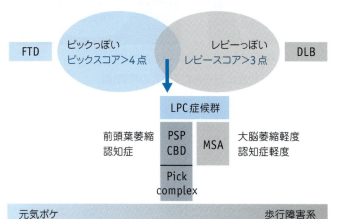

図Ⅷ-1-12 LPC症候群（河野）とPick complex（Kertesz）の関係

FTD：前頭側頭型認知症，DLB：レビー小体型認知症，LPC：レビー・ピック複合，PSP：進行性核上性麻痺，CBD：大脳皮質基底核変性症，MSA：多系統萎縮症

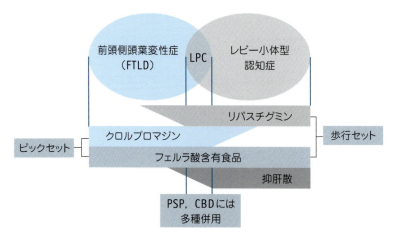

図Ⅷ-1-13 LPC症候群への対応

LPC症候群には2セットを融合して対応する。
LPC：レビー・ピック複合，PSP：進行性核上性麻痺，CBD：大脳皮質基底核変性症

5) 前倒れで気づく鑑別診断

　55歳のある女性患者の様子から，筆者はCBDが**前倒れ**を起こすことに気づきました。最初はFTLDだと思っていたのですが，徐々に発語がなくなり，前倒れのために診察室で坐位が保持できない様子がみられるようになりました。

　ちなみに「前倒れ」は「首垂れ」とは異なります。後者は首だけが曲がるのに対して，CBDの前倒れは**腰から曲がって前傾になります**（図Ⅷ-1-14）。

　図Ⅷ-1-15は，最近になって前倒れがみられるようになった55歳の女性患者です。二度童の症状がみられ，しばらくはFTLDだと思っていたのですが，最近になって，歩行はできるのにひもは結べないこと，また発

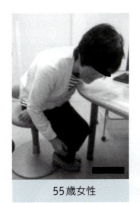 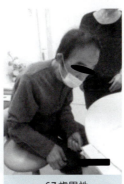 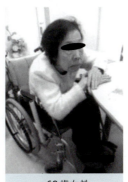 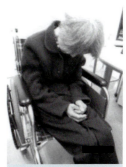

55歳女性　　67歳男性　　68歳女性　　68歳女性

図Ⅷ-1-14　大脳皮質基底核変性症4例にみられた「前倒れ」現象

55歳女性，進行性非流暢性失語-大脳皮質基底核症候群，HDS-R 0点

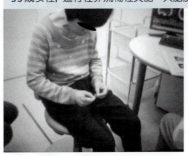 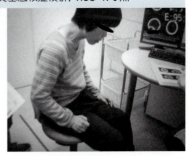

50歳頃から自動車運転のミスが目立ち始めたという。ひもが結べず，落としてしまう。

自宅では極端な前倒れ姿勢だという。子どものような無垢な笑い方をする。両脇を介助しないと歩行できない。歯車様筋固縮でなく，軽度鉛管様筋固縮がみられる。

図Ⅷ-1-15　PNFA-CBDの様相を呈してきた55歳女性
国立病院神経内科に意見を求めたところ，「ご指摘のように進行性失語の発症様式でCBDを発症している可能性は十分にあると思います」との回答を得た。

病は自動車の運転ミスからだったことを確認しました。腕をうまく動かせないCBDの初期症状に思えます。

図Ⅷ-1-16は67歳の女性患者で，本例にも前倒れがみられるようになっています。5年前に既に神経内科医によってCBDと診断されています。今ではコミュニケーションがとれず，話すこともできず，HDS-Rは0点です。**PNFA-CBD**のパターンです*。CT画像を確認すると，側頭葉は比較的保たれており，重度のFTLDにしては萎縮が少ないように思えます。**CBDの患者は脳萎縮が比較的軽い**患者が多いです。

なお，表Ⅷ-1-2[3)]には，鑑別に役立つよう，レビー小体型認知症（DLB）とLPC症候群各疾患の症状の特徴についてまとめました。

6）グルタチオン点滴やパーキンソン病治療薬が効かないことで気づく鑑別診断

PSPはグルタチオン点滴によって比較的歩行を改善させやすく，PSP-P（パーキンソンタイプの進行性核上性麻痺）はパーキンソン病治療薬に反応します。冒頭で述べた通り，**何を試みても効果がない患者については，「CBDではないだろうか」と考えてみる**ことが発見のきっかけにな

*筆者は，理解できない（SD），しゃべれない（PNFA）の合併状態なら，頻度の少ないPNFAとしている。

67歳女性，大脳皮質基底核変性症，HDS-R 0点

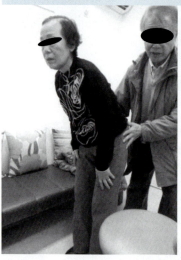

5年前に既に神経内科医より大脳皮質基底核変性症（CBD）と診断されている。次第に前倒れがみられるようになった。顎には打撲の跡が残っている。アームスイングは消失。臨床診断としては進行性非流暢性失語（PNFA）あるいは意味性認知症（SD），病理予想としてはCBDとなる（PNFA-CBD）。

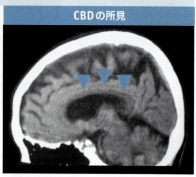

CBDの所見

脳梁の菲薄化

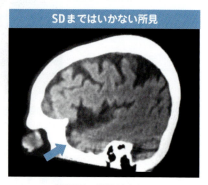

SDまではいかない所見

側頭極の後退は少ない

図Ⅷ-1-16　前倒れがみられる大脳皮質基底核変性症

表VIII-1-2　レビー小体型認知症の鑑別疾患と特徴

症状	DLB	PDD	PSP	CBD	MSA
左右非対称		+++		++	
姿勢	側傾	前傾	伸展	前倒	前傾
振戦	++	++	+	+	+
易転倒性	+	+	+++	++	++
眼球運動障害			+++	+	
小脳症状					+++
自律神経症状	++	+	+	+	+++
ジストニア			+	++	+
ミオクローヌス	+			++	
失行			+	+++	
ドパミンへの反応性	++	+++	+	+	+

□ なし　■ +　■ ++　■ +++
DLB：レビー小体型認知症，PDD：認知症を伴うパーキンソン病，PSP：進行性核上性麻痺，CBD：大脳皮質基底核変性症，MSA：多系統萎縮症
（文献3より引用改変）

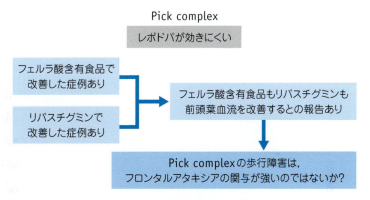

図VIII-1-17　Pick complexの歩行障害（考察）

ることがあります。

　筆者はこれまでに，フェルラ酸含有食品増量，シンメトレル®ロケット，シチコリン単独投与，幼牛血液抽出物（ソルコセリル®）大量療法，ルンブルクスルベルス含有食品などを用いて治療法を模索しています。

　かつて，車いすを使用していたCBDの患者が，リバスチグミンによってトイレまで這って行くことができた例がありました。CBDの治療はいまだ困難ですが，やはり「リバスチグミン（リバスタッチ®パッチ）＋フェルラ酸含有食品」の組み合わせ（歩行セット）は間違いのないものです。

　図VIII-1-17に示すように，Pick complex（PSPやCBD）はレボドパが効きにくい一方，フェルラ酸含有食品がマッチする患者，リバスチグミン

がマッチする患者がいて，これらにはいずれも前頭葉血流を増加させる作用があることから，Pick complexのフロンタルアタキシアを改善させる可能性があるという考え方は腑に落ちるものでしょう。

文 献

1) 饗場郁子：Corticobasal Syndrome 序. Brain Nerve. 2013；65(1)：5-8.
2) 小川七世，他：「進行性失語症の神経心理学」Logopenic progressive aphasia 第3の原発性進行性失語症. 神心理. 2010；26(4)：294-303.
3) Mendez MF, et al：Dementia：A Clinical Approach. 3rd ed. Butterworth Heinemann, 2003, p236-52.

コラム

急に歩行できなくなった77歳男性。大脳皮質基底核変性症を想起したが…

それまで元気に歩行できていた77歳男性が，ある日を境に急に歩けなくなったとのことで，筆者の外来にやって来ました。研修医に普通に考えさせたなら，「脳卒中じゃないですか」と答えそうな患者です。

正解を先に言ってしまうとその通りで，本例は1カ月ほど前に橋と右後頭葉に脳梗塞を起こしていたことがCT検査からわかりました。ところが筆者は最初，そうは思わなかったのです（図1）。

本例は車いすで3人の家族とともに県外からやってきました。最初に書いてもらう病状のアンケート用紙には，**易怒**，**性格変化**の欄に◯（マル）がつけられており，地元の病院で以前に撮影したMRI画像のプリントが1スライスだけ付されていたのを見て，筆者は「**強い前頭葉萎縮**だな，ピック病なのだろう」と思いました。

変性疾患であっても，家族は「急に歩けなくなった」と表現することがあります。**ピック症状**，**前頭葉萎縮**，**歩行障害**となると，筆者は大脳皮質基底核変性症（CBD）を想起します。最近はCBDのことばかり考えているからでしょう。そこで筆者は満を持して，「ひもを結んでみて下さい」と指示しました。

77歳男性，ピック病＋脳梗塞，HDS-R 10.5点

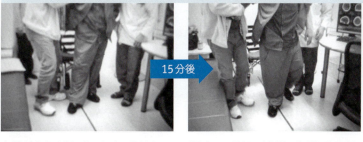

15分後

右足が大きく前に出てしまい歩けない。もともと易怒がある。1カ月前急に歩けなくなったものの，医師にかかっていない。

「あれ〜，歩ける」と言いながら歩き出した。

〈点滴〉
グルタチオン 2,000mg
シチコリン 250mg
ソルコセリル® 4mL

CT所見

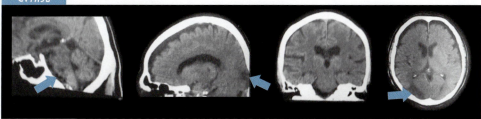

図1 大脳皮質基底核変性症を疑ったもののピック病＋急性脳梗塞だった例

本例はたどたどしい手つきで，長い時間かかって，それでも結んでみせました。しかし，**右手が動きにくい**との訴えがあり，**ろれつの回りも悪い**です。

筋力の左右差，構音障害，スイッチ易怒となると，進行性核上性麻痺の可能性も考えにくく，ますますCBDだと確信しつつありました。

そして上がってきたCT画像を見てみれば，苦笑いです。橋に大きな脳梗塞，右後頭葉には境界領域梗塞もあります。

本例にはおそらく2年ほど前からピック病の症状があり，かつ1カ月ほど前には脳梗塞を起こして歩けなくなっているのに，実に一度も中枢神経系の問題を医師に相談していなかったのです。心臓病のために循環器内科にはかかっており，後発品のシロスタゾール（先発品にみられるような認知機能改善効果はない[1]）が処方されていましたが，それだけです。

結局のところ筆者は，**前頭葉萎縮＋歩行障害＋左右差＝CBD**という鑑別診断をする"くせ"がついていたようです。当院には急性期の脳卒中患者は来院しません。予約制で初診1カ月待ちだからです。筆者は恥をかきましたが，お詫びに歩行を改善させます，とコウノカクテル点滴を行うと，本例の歩行は15分ほどで改善し，「あれ～，歩ける」と言いながら歩き出しました。

まとめると，本例の診断名は**ピック病＋脳梗塞後遺症**です。そして**CBDは，変性疾患でありながら脳卒中のような症状（片側の不全麻痺，構音障害）を起こす**のです〔図Ⅷ-1-9（p.220参照）〕。

筆者の外来は，少し風変わりな患者層に偏りつつあるのだなと思わされた一件でもありました。

文献

1) 平川　亘：認知症に対するシロスタゾールの治療効果．認知症治療研究会誌，2016；3(1)：2-13．

2 大脳皮質基底核変性症の画像所見

　大脳皮質基底核変性症（CBD）の画像所見は，医学書に書かれているほど明確なものではなく，また，他疾患でも言えることではありますが，非特異的でもあります。

　図Ⅷ-2-1は55歳女性。特に歩行に異常はないように見えました。しかし，家族が筆者に病状を説明しようとすると，「そんなことはない！」といつも激しく怒ります。少し化粧が濃く，常に頬紅を強めに塗っていました。さて，本例をここで紹介するのには大きな理由があります。本例はひもを結ぶことができず，握力に左右10kgの差があります。しかし，歩行に問題はなく，スクワットすらできます。

　さて，本例の診断は何でしょうか。

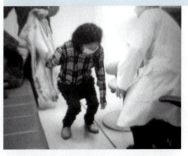
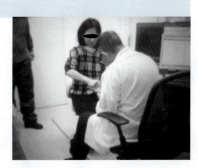

歩行に問題はなく，スクワットすらできる。　　しかし握力に10kgの左右差がある。

図Ⅷ-2-1　握力に左右差のあるピック症状の女性

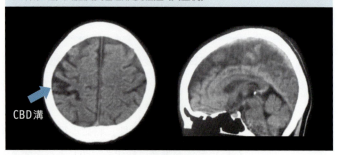

55歳女性，大脳皮質基底核変性症（典型例）

CBD溝

これほどはっきりとしたCBD溝はほかに見たことがない。

図Ⅷ-2-2 初期の大脳皮質基底核変性症の特徴的なCT所見（図Ⅷ-2-1の症例）

脳梁の菲薄化はCTでは観察しにくい。ハミングバードサイン（中脳萎縮）は陰性で橋萎縮もない。小脳萎縮がないことも確認すること。

　正解はCBDです（図Ⅷ-2-2）。CBDは上半身から症状が出始めるため，初期には普通に歩行ができます。PSPは発症後まもなく歩行できなくなりますが，CBDではしばらくは障害されないのです。ただしコウノカクテルは最も効きにくいです。

　また，CBDはPick complexですから，本例にも**スイッチ易怒や化粧のしすぎ**がみられます。ここに提示したCT画像は，典型的なCBDの画像所見です。**頭頂部の萎縮の左右差**が"CBDらしさ"を最も表現することを覚えておきましょう。

　ただし，これほど片側の脳溝が広がる症例はめずらしいです。筆者はこれを**CBD溝（こう）**と呼んでいますが，明瞭なCBD溝を確認できる患者は多くはありません。これほどはっきりした所見を期待してはなりませんが，典型例として目に焼きつけておく必要があります。

　その他の所見としては，MIBG心筋シンチグラフィにおいて，**H/M比が正常域（大方2以上）**であること，MRIの矢状断では**脳梁の菲薄化**がみられることもあります。

3 診断の具体例 —— 診断までの道筋

1) 診断の基本

　筆者の能力は現在のところ，初診時にすぐさま大脳皮質基底核変性症（CBD）と診断できるまでには到達していないようです。もちろん当院にはMIBG心筋シンチグラフィもMRIもありません。ただ，高度な画像診断機器がないためにCBDの診断ができないとは思っていません。多くの神経内科医を悩ます点でもあると思いますが，**CBDは今のところ問診と身体診察所見を中心に診断されるもの**でしょう。つまりその意味では，プライマリケア医であっても典型例を見逃してはいけないと筆者は思います。

　まず基本となるのは，**ピック症状**がどういうものかを理解していること，**緻密な動きが片手だけできない**ことを確認する検査を行うこと，CT画像を見て**脳萎縮の左右差**（特に頭頂葉）に気づけること，です。これらは最低限ぜひクリアしておきましょう。

　以下に，CBDをよく知らなかった筆者が，再診患者（患者の経過観察）を通じてCBDに気づき診断していった症例を紹介します。

2) 長期の外来通院中に診断できた2例の経緯

①初診から診断までに2年2カ月を要した例

　先に示した図Ⅷ-1-15（p.223参照）の患者です。

　本例の初診は2年ほど前，当時53歳で改訂長谷川式スケール（HDS-R）は0点。診察室の**いすに着座せず**，**子ども歩き**がみられ，**盗食**するとのことでした。初診の3年ほど前から，自動車運転の事故が多くなり（つまり**手先が不器用**になり），免許更新をあきらめたそうです。

　図Ⅷ-3-1は本例のCT画像です。前医の診断はレビー小体型認知症（DLB）で，ガランタミン（レミニール®）24mgが処方されていました。

　傾眠も歯車現象もなく，パーキンソニズムもないので，DLBとの診断には大きな疑問符がつきますが，子ども歩き（フロンタルアタキシア）を小刻み歩行と思ったのでしょう。

　筆者は最初本例を，**発語のないピック病**だと思っていました。最初の診断は**進行性非流暢性失語（PNFA）**で，その後悩み，カルテには「ピック病」と書いていました。治療としては，グルタチオン800mg＋幼牛血液抽出物（ソルコセリル®）4mLの点滴を行い，点滴直後にアパシーが改善し，歩行速度も速くなりました。

55歳女性，進行性非流暢性失語－大脳皮質基底核変性症，HDS-R 0点

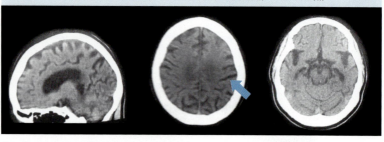

前頭葉も頭頂葉も萎縮が強い。　CBD溝がみられる。　前頭側頭葉変性症を確定できる所見はない。

図Ⅷ-3-1　大脳皮質基底核変性症を疑わせるCT所見（図Ⅷ-1-15の症例）

初診から2年が過ぎ，いよいよ歩行が悪化してきたとのことで，臨時受診されました。臨時受診の理由は，意味がますますわからなくなって，不眠を生じたからとのことでした。そこで筆者は，アマンタジン朝・昼（シンメトレル®サブロケット）が不眠を誘発した可能性を考慮し，昼のアマンタジンを75mgから50mgに減量し，またニトラゼパムを処方しました。

歩行は両脇からの介助が必要になっていました。ここで筆者は，「歩行がおぼつかないとなると，本例は**CBDなのではないか**」とやっと気づくことができました。家族によれば，**ひもは結べない**，自宅では**前倒れ**が非常に強くみられるとのことでした。

初診から2年2カ月が経過した今，CBDを疑う目で改めてCT画像を見るとCDBらしさが見えてきます。本例は**PNFA-CBD**だったのです。1粒×3（1-1-1）で推奨していたフェルラ酸含有食品（強・粒タイプ）は，朝3粒（3-0-0）とするように伝えました。

②初診から診断までに5年半を要した例

図Ⅷ-3-2は67歳女性。何か変だなとは思っていたのですが，その違和感の正体は筆者には最初わかりませんでした。本例は初診時からほとんど言葉を発しませんでした。つまり**PNFAであるのに，「かなり進行してから来院された患者さんなのだな」と思ってしまった**のです。しかしそうではなく，本例の場合，**発語がない状態こそが初期症状だった**のです。

臨床症状がPNFAである場合，病理基盤はCBDである場合が少なからずあります。筆者がCBDを見落とす理由は，おそらく**末期まで歩行が可能な患者がいる**からだろうと考えています。つまり，そこが進行性核上性麻痺（PSP）と違う点なのです（参考として，筆者が過去に経験した，印象深いPNFA-PSPの典型例の様子を**図Ⅷ-3-3**に示します）。

図Ⅷ-1-3（p.215参照）に示した通り，**PSPは最初レビー小体型認知症**

67歳女性，進行性非流暢性失語－大脳皮質基底核変性症，HDS-R 0点

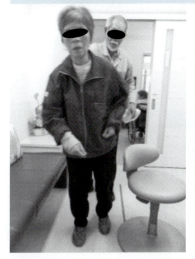

筆者は最初，「しゃべらないピック病」と思っていた。いまだに歩行できるが，右手を使わないという。

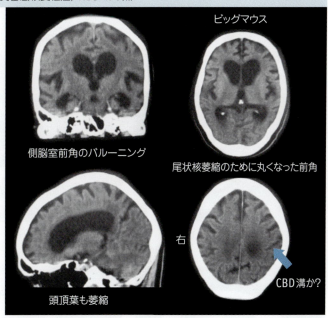

ビッグマウス
側脳室前角のバルーニング
尾状核萎縮のために丸くなった前角
右
CBD溝か？
頭頂葉も萎縮

図Ⅷ-3-2　診断までに5年半を要したPNFA-CBDの例
側脳室前角のバルーニング：ミッキーマウスよりさらに円形が強まったさま。

と思われていて，CBDはピック病と思われているという誤診パターンがありますが，筆者もこのパターンに陥りかけていたのです。本例は大脳萎縮が強かったため，"進行したピック病"であろうと納得してしまっていたのです。しかし，**初診から5年半が経過してもいまだに歩いて診察室に入室してくる**本例の様子を見て，やっとCBDだと気づいたのでした。

本例の症状がまったく改善しないのも，歩行障害が現れてこないのも，CBDだからなのでしょう。もちろん患者個々のバリエーションがあるので，経過の比較的早い時期から歩行できなくなるCBDもいますが，総じて予後は長いと言われています。

4　大脳皮質基底核変性症とほかの認知症責任疾患の合併

1）認知症責任疾患の合併に対する考え方

ただでさえ大脳皮質基底核変性症（CBD）の診断は難しいのに，ほかの認知症責任疾患が合併しているとなると，診断はさらに難しくなるように思えるでしょう。しかし，"どうにも腑に落ちない症例"は，**2疾患の存在**

80歳女性，進行性非流暢性失語－進行性核上性麻痺，HDS-R 0点

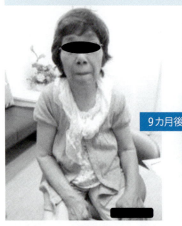
PNFAの病状（発語ができない）

9ヵ月後 →

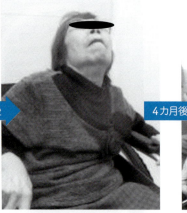
PSPの頸部後屈，歩行不能

4ヵ月後 →

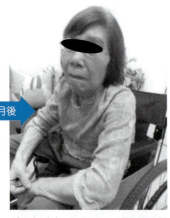
グルタチオン2,000mg/月2回で頸部の屈曲が正常に戻る時間が増えた。

PNFAを示す所見

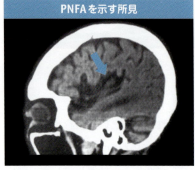
シルビウス裂周囲後方の萎縮

PSPを示す所見

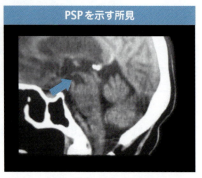
ハミングバードサイン（+）

図Ⅷ-3-3　PNFA-PSPの典型例
PNFA：進行性非流暢性失語，PSP：進行性核上性麻痺

を意識することで，各症状に対して説明がつけられるようになり，「この症状は治せない，しかしこの症状は治せるかもしれない」と**治療戦略を整理しやすくなる**ものです。

　もちろん，治せるものとそうでないものをはっきりさせることは患者家族にとってよいことであり，症状について医師がある程度明快に説明することで，患者家族は「この症状は治らないのだ」と納得することもできます。そして一方で，今後も通院しようというモチベーションは，「一部の症状は改善できるんだ」と考えることで生まれてくるものでしょう。

　ですから医師の側も，説明をうやむやにせずに，自分には治療が難しいと思う場合には，「私では治せません」と時にはっきり伝えることも必要だと筆者は考えます。

2）合併しやすい認知症責任疾患

さて，実際にCBDに合併する認知症責任疾患ですが，特に**ビンスワンガー型の脳虚血**，**正常圧水頭症**に気をつけて下さい。これらについては，**いずれも画像検査なしで気づくことは不可能**だと思います。歯車現象がなければ，ニセルゴリン，アマンタジン，フェルラ酸含有食品を用います。

胃全摘の既往，脊柱管狭窄症，股関節疾患の有無についてはきちんと確認しておきましょう。一般血液検査で総コレステロールが270mg/dL以上であれば，CPK（CK）の値が正常であっても，甲状腺が腫大していなくても，**甲状腺機能低下**を疑って下さい。

5　大脳皮質基底核変性症の改善例

1）グルタチオン2,400mgに反応を示した例

図Ⅷ-5-1は75歳女性，改訂長谷川式スケール（HDS-R）24点のDNTC-CBD（石灰化を伴うびまん性神経原線維変化病－大脳皮質基底核変性症）の患者です。初診から11カ月間コウノカクテルが奏効せず，筆者は診察のたびに気が重く感じていました。しかし家族はあきらめずに根気強く注射に通ってきました。その回数は18回にもなりました。

そして結局，**グルタチオン2,400mg＋シチコリン1,000mg**でついに反応を示しました。本例の治療窓*はグルタチオン2,400mgだったのです。この日，本例は何度も笑顔を見せてくれました。

*治療窓：副作用なくかつ効果が得られる用量の範囲。

2）2度のグルタチオン点滴で知能，味覚改善を得た例

67歳女性。10日前に初診したばかりで再び来院されたので理由を問うと，急激に歩行が不安定となり，大学病院脳神経外科を受診したが「問題なし」とされたとのことでした。この年齢で**家族に抱きかかえられながら入室**してきて，**体幹傾斜**，**易怒**があり，さらに**頭頂部の萎縮に左右差**がみられたことから，筆者はCBDだろうと考えました。握力は右22kg，左18kgでした。

すぐにグルタチオン600mg＋幼牛血液抽出物（ソルコセリル®）4mLを点滴しましたが，直後は何も変化がありませんでした。そこでリバスチグミン（リバスタッチ®パッチ）2.25mgを最初の8日，その後4.5mgに

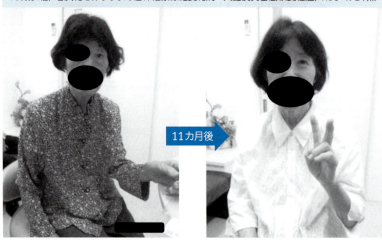

75歳女性，石灰化を伴うびまん性神経原線維変化病-大脳皮質基底核変性症，HDS-R 24点

11カ月後

びっくり眼，寡黙，アパシーの状態。
シチコリン1,000mg×7回，グルタチオン
×11回でも反応しなかった。

この日，3回も笑顔がみられた。

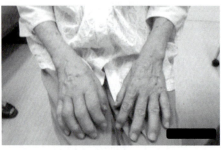

右手だけ動かない。

リバスタッチ®パッチ 4.5mg
メネシット® 300mg
マドパー® 0.5錠×2
ペルマックス® 100μg
アロチノロール 5mg×2
リントン® 0.3mg（昼）
ドグマチール® 50mg
プロマック®D 75mg
〈点滴〉
グルタチオン 2,400mg
シチコリン 1,000mg

図Ⅷ-5-1 グルタチオン2,400mg＋シチコリン1,000mgに反応した大脳皮質基底核変性症

増量するよう処方し，1カ月後に再診の予約をしました。

ところが，本例は予約日よりも18日早く来院されました（図Ⅷ-5-2）。依然として「食欲が出ず，足が前に出ない」と言います。いわゆるパーキンソニズムの足の出なさではなく，筋力低下でした。「それなら前回の点滴は効かなかったですか？」と家族に尋ねると，「すごく頭がよくなって，味の苦さが消え，翌日から『これなら食べられる』と自分で言ったのだけれども，2日後には『何が食べられるかわからない』と不安げに言い出したので，また点滴を打ってほしい」とのことでした。

前回はグルタチオン600mgの投与だったので，今回は800mgに増量し，シチコリンも0mgから500mgに増量しました。今回は点滴直後から，ふらつかずに1人で歩くことができ，背もたれのないいすにも座っていられるようになりました。グルタチオンで味覚が改善した最初の症例です。

67歳女性，大脳皮質基底核変性症，HDS-R 省略

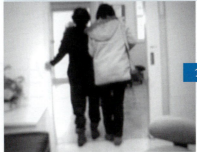

家族に抱きかかえられるようにして歩く。坐位保持も困難。

15分後

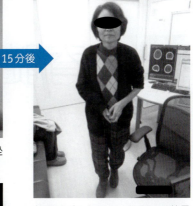

前回はグルタチオン600mgで効果発現は1時間後。今回は直後に改善が得られた。独立歩行が可能になった。

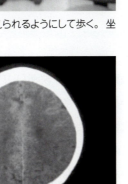

頭頂部萎縮の左右差

〈点滴〉
グルタチオン 800mg
シチコリン 500mg
ソルコセリル® 4mL

図Ⅷ-5-2 グルタチオン800mgが奏効した大脳皮質基底核変性症

IX 脊髄小脳変性症

　小脳失調と言えば，映画「1リットルの涙」で有名になった**脊髄小脳変性症**を思い出す人も多いでしょう。この物語の主人公は25歳で亡くなった実在の女性でした。

　もしこの時代に筆者がグルタチオン点滴を知っていて彼女に打つことができていれば，彼女は1カ月でも余分に歩けたのではないかと後悔の念を禁じえません。

　筆者は本書を通じてプライマリケア医の読者に強く発信したいことがあります。それは，小脳の難病など神経内科学を専攻していない一般医が関与すべきものではない——そう思わないで頂きたいということです。

　コウノメソッドには，コウノカクテルという"武器"があります。たとえ整形外科医，脳神経外科医，あるいはリハビリテーション医であろうとも，来院した患者が，既に神経内科の主治医をもっていたとしても，**あなたにはその患者を治す義務がある**と筆者は考えます。なぜなら，患者はあなたを頼って来たのですから。

　そして，小脳の医学は未知の部分が多いものの，大脳機能と大いに関係があり，認知機能とも無縁でないことを紹介していきたいと思います（**図IX-1**）[1,2]。なお，第XIII章（p.298〜）でも小脳との関連性を解説していますので，併せて参考にして下さい。

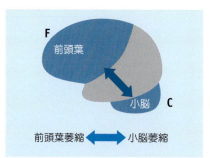

図IX-1　前頭葉-小脳連携
前頭葉機能低下によって平衡機能が障害を受け[1]，小脳障害で前頭葉症状を起こしうる[2]。

文献
1) 石井光昭, 他：特発性正常圧水頭症における運動障害と画像所見の関連性. 理学療法学. 2007；34：Supplement 2, 656.
2) Schmahmann JD, et al：The cerebellar cognitive affective syndrome. Brain. 1998；121(Pt 4)：561-79.

1 小脳と認知機能

　小脳と認知機能は一見無関係のように思われますが，最近の研究ではそうでもないようです．脊髄小脳変性症は長らく神経内科の範疇でしたが，認知機能が関わるとなるとプライマリケア医も知っておく必要があるでしょうし，グルタチオン点滴で歩行や覚醒度を改善できるため，ぜひ理解しておきましょう．

1）小脳・大脳ループの存在

　小脳は，脊髄や脳幹，大脳基底核，視床，大脳皮質と，ほぼ**中枢神経系のすべての部位と連絡**しています．

　大脳皮質の感覚野，高次運動野，連合野を含む広い範囲の領域から神経線維が小脳皮質に投射されており，反対に小脳皮質からは運動野，前頭連合野などの大脳皮質に投射されています．

　このような**小脳・大脳ループ**が存在することは，**小脳と高次脳機能が関連を有する**ことを説明できる解剖学的基盤と言ってよいでしょう．

2）小脳症候と認知症症状

　多系統萎縮症（MSA）の国際診断基準（2nd consensus criteria）で示された小脳症候群は，**小脳性構音障害を伴う歩行失調，四肢運動失調，小脳性眼球運動失調**です[1]．

　MSA-C（小脳型の多系統萎縮症）の症候で最も多いのは**歩行失調**で，後期になると**眼振**が出現します（**図Ⅸ-1-1**）．進行性核上性麻痺（PSP）を疑って眼球を左右・上下に動かすように指示すると眼振が誘発されます．PSPはより認知症になりやすく，語義失語が加わると眼球を動かしてくれません．「下を見て下さい」と指示すると舌を出す患者が少なくないことは前述の通りです．

　最近では，小脳は運動制御のみならず，**認知，感情**などの高次脳機能の

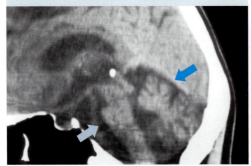
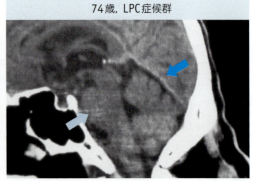
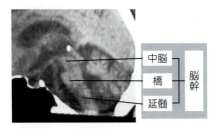

図Ⅸ-1-1 脊髄小脳変性症のCT画像

制御にも関与していることが示唆されているようです[2]．また，**言語機能**にも貢献していることがわかってきました[3]．

近年，パーキンソン病における非運動症状が話題になっているように，**非運動性小脳症状**に注目した文献[4]もみられます．**高次脳機能も小脳も"概念"を制御している**わけですから，小脳障害で高次脳機能が低下する姿が認知症症状と認識される場合があるのでしょう．

小脳は言語や思考をはじめとする認知活動において**早く正確な情報処理**を可能にしていると考えられます．MSA患者の話し方，動き方の**緩慢さ**を見ると，それが納得できる気がします．

3）脊髄小脳変性症の分類

脊髄小脳変性症（SCD）は遺伝性と孤発性にわけられ，およそ6割が孤発性です（**表Ⅸ-1-1**）[5]．遺伝性のSCD患者がプライマリケア医を訪れることはないでしょう．若いのに歩きにくそうにしている姿は，だれが見ても神経内科疾患です．

孤発性には多系統萎縮症（MSA），皮質性小脳萎縮症（CCA，純粋に小脳だけが萎縮する）が含まれ，二次性のものとしてアルコール性，抗てんかん薬性，傍腫瘍性症候群によるものがあります．**最も多いのがMSA**で，MSAの一部の患者は認知症になります．

表IX-1-1 脊髄小脳変性症（SCD）

分類	病型	日本における患者比率[5]
遺伝性	2009年現在で31の病型が知られている。	約40%
孤発性	多系統萎縮症（MSA） 皮質性小脳萎縮症（CCA）	約60%

遺伝性（SCA17，歯状核赤核淡蒼球ルイ体萎縮症），多系統萎縮症の一部が認知症を呈しうる。

文献

1) Gilman S, et al：Second consensus statement on the diagnosis of multiple system atrophy. Neurology. 2008；71(9)：670-6.
2) 西澤正豊：小脳障害の病態―総論．小脳と運動失調―小脳はなにをしているのか〈アクチュアル脳・神経疾患の臨床〉．西澤正豊，編．中山書店，2013，p120-4.
3) Thach WT：On the mechanism of cerebellar contributions to cognition. Cerebellum. 2007；6(3)：163-7.
4) Schmahmann JD, et al：Disconnection syndromes of basal ganglia, thalamus, and cerebrocerebellar systems. Cortex. 2008；44(8)：1037-66.
5) 水澤英洋：種類と全体像．脊髄小脳変性症のすべて．月刊『難病と在宅ケア』編集部，編，水澤英洋，監．日本プランニングセンター，2006，p15-8.

2　脊髄小脳変性症の見方

1) 脊髄小脳変性症の検出

　脊髄小脳変性症（SCD）に気づくためには，筆者が提唱するレビースコア，ピックスコアをこまめに採点することがやはり有用です。そしてこのことは，プライマリケア医でも十分にSCDの診断が可能であることを示すものでもあります。

　レビースコアは変性疾患，ピックスコアは前頭葉機能障害の各徴候を検出するものです。したがって，両スコアが高い患者の病理背景はレビー小体型認知症（DLB）か，あるいは前頭側頭葉変性症（FTLD）である可能性が最も高いことは既に述べてきた通りです。つまり**DLBに二次性の前頭葉機能低下**が現れている，あるいは**FTLDに二次性パーキンソニズム**が現れている状態なのでしょう。これらに該当する患者は便宜的にLPC（レビー・ピック複合）と呼んでおきます。

　そして，経過を観察していくうちに，通常の診療ではプライマリケア医が受けもつことのない疾患群をついに自力で検出する日がきます。1疾患のみで両スコアの得点が高くなるのは，**進行性核上性麻痺（PSP）**と**大脳皮質基底核変性症（CBD）**です。この2疾患をKerteszはPick complex

と呼んだわけですから，病識がなく，声が大きく，いつもにこにこしていて，目がくりっとしているのが特徴です。

どう見てもDLBの暗いキャラクターとは異なるのですが，しばしば誤診されます。動作緩慢，体幹傾斜といった所見から，DLBと思われるのでしょう。言うまでもなく，DLBはPick complexには含まれていません。そしてPick complexはアームスイングが消失したりはしません。みられるのは小刻み歩行ではなく"ふらふら歩き"です。

また，CT画像で矢状断だけを見ると，PSPではピック病ではないかと思うほど前頭葉が萎縮しています。

診断が固まるまではこれらの患者をLPC症候群としておきましょう。無理に診断しようとしてDLBなどと誤診することは避けたいところです。

図IX-2-1は83歳と高齢ですが，遺伝性のSCD患者です。発病から23年が経過しており，介助歩行させると，マリオネットのように着地が不確かで，一瞬でも介助の手を離せばどこに倒れるかわからない状態です。

このように小脳失調は，直感的にも非常にわかりやすい所見を示します。見たことがないのは，ただ単純に，プライマリケア医の前になかなか小脳失調の患者が現れないだけでしょう。ただし最近は，専門医によっても小脳失調が見落とされ，パーキンソン病と誤診されているケースも少なからずあります。なぜ見落とされるかと言うと，診察室で常にふらつきがみられるとは限らないからでしょう。画像検査に頼りきりになるのではなく，家族への問診をきちんと行い，神経内科学的なルーチン検査を一通り行いさえすれば，見落としは減るだろうと筆者は考えています。

さて，LPC症候群に小脳失調，排尿障害が加われば，もう多系統萎縮症（MSA）以外にはないでしょう。LPC症候群のイメージが湧かなければ，

83歳女性，意味性認知症＋脊髄小脳変性症（発病から23年），HDS-R 11点，ピックスコア2.5点，レビースコア3.5点，家族歴：母と弟が脊髄小脳変性症

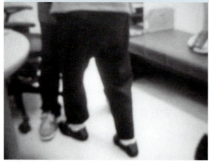

レビー小体型認知症ではこれほど足は前に出ない。

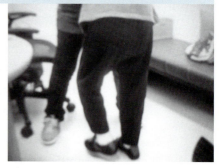

パーキンソニズムではこれほど足は上に上がらない。

図IX-2-1　小脳失調の歩行

パーキンソニズム＋小脳失調を想像するとよいと思います。このような症候を示す患者は，脳血管障害以外ではほかにいないと思います。

2) 小脳失調を検出するための検査

小脳失調は，格別に神経内科のトレーニングを受けていなくても検出することができます。図Ⅸ-2-2のように，**指鼻試験（F-Nテスト）**，**指指試験（F-Fテスト）**を行うと，指を軌道修正する様子がみられますし（目的部位まで至る間に軌道修正したら陽性），仮にこれらの試験で陽性にならなくても，**タンデムゲイト**はぜひ行ってもらいたい検査です（図Ⅸ-2-3）。CTなどの画像診断機器をもたない場合には，これらの手技は特に大切です。

タンデムゲイトは，たとえば床に貼った直線のテープの上を継ぎ歩行してもらうもので，小脳失調の患者では多くの場合，最初の一歩で大きく左右に足が出てしまいます。**Uターンとなるとまったく不可能**です。

DLBの場合，Uターンのときは非常に小刻みになって，方向転換までに10歩ほど要するのですが，それで倒れてしまうということはありません。つまり小刻み歩行はバランスを保持するのには好都合なのです。

一方のPSP，CBD，MSAの歩行は小刻みではなく，**バランスが悪いのに大きく足を踏み出してしまう歩行**であるため，激しく転倒します。

また小脳失調では，話し方が**くぐもっていてろれつが悪い**という特徴も現れます。検者が指を水平に動かしてそれを追視させることで，眼振が誘発される患者もいます。

ほとんどの小脳失調は孤発性で，良性〔皮質性小脳萎縮症（CCA）〕か悪性（MSA）かは**自律神経失調**の有無でわかります。排尿障害，発汗過多，起立性低血圧があればMSA，それらがなければCCAです。

なお，起立性低血圧を検出するための検査に**シェロング試験**があります。安静臥位から起立させ，立位のまま10分間血圧の変化を測定するもので，収縮期血圧が30mmHg以上低下する場合には陽性とされます（MSAの診断基準には起立性低血圧が含まれます）。ただし，筆者が先日診察したヘモグロビン値9g/dLのやせの高齢者は，本試験で陽性を示しました。つまり貧血でも陽性になる可能性があるので，その点には注意が必要でしょう。

3) グルタチオンを用いた治療

当院へは，孤発性のCCAとMSAの患者がコウノカクテルを目的にずいぶん多く通院するようになりました。PSPと違って誤診は少なく，パーキンソン病治療薬の出番でもないため，神経内科ではしばしばタルチレ

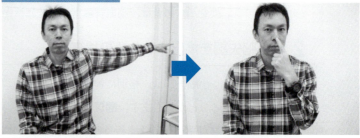

軌道修正して（指が揺れて）鼻尖部に到達するのは小脳失調。

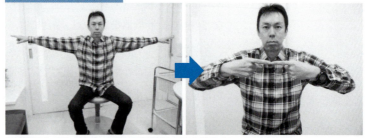

軌道修正してもう一方の指に到達するのは小脳失調。

図IX-2-2 小脳失調の検出テスト（指鼻試験，指指試験）

ラインの上を継ぎ足歩行してもらう。
左右に大きく揺れるのが小脳失調。

図IX-2-3 小脳失調の検出テスト（タンデムゲイト）

リン（セレジスト®）が処方されるのですが，なかなかよくならないと訴えて来院します。

　筆者の印象では，どちらの疾患にもセレジスト®はほとんど効果を示さず，一方で**グルタチオン点滴が奏効**します。セレジスト®は高価な薬です。効果がみられないなら，自費にはなりますがコウノカクテルやフェルラ酸含有食品を試みたほうが，副作用の心配なく歩行を改善させることができるでしょう。**図IX-2-4**はグルタチオン点滴の直後にタンデムゲイトが可能になったCCAの患者です。

　保険薬で効果が得られる可能性があるのは**アマンタジン**です。認知症が

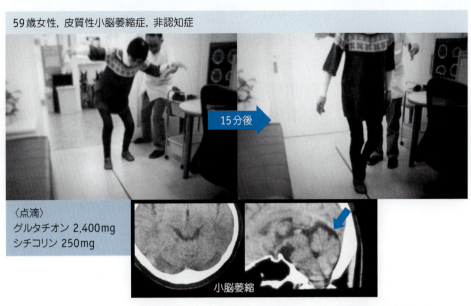

図Ⅸ-2-4 グルタチオン高用量でタンデムゲイトが可能になった皮質性小脳萎縮症

ある場合にはリバスチグミン低用量（2.25mg～）を試みることもあります。

4) プライマリケア医にもできる脊髄小脳変性症の診療

　筆者がSCDをも診療の対象とするようになったきっかけは、ある男性患者でした。

　軽度認知障害で3年半通院していたこの男性は、ある日診察室に入る際にふらついてドアに強くぶつかりました。見た目にはまるで酒に酔っているかのような感じでした。

　小脳を意識してCTを読影し直すと、**小脳萎縮**がありました。SCDと診断し、国立病院の神経内科に紹介すると、「以後はこちらで診察します」との返答があり、その後の経過はわかりませんが、今思い返せば、**なぜ認知症症状が先行していたのか**という疑問が残ります。筆者は本例の場合、MSA-D（認知症が先行する稀なタイプ）が3年半後にMSA-C（小脳型）になったのだろうと理解しています。

　その後筆者は、多くのSCDを診る機会に恵まれました。それまで見逃していた原因不明の患者に診断をつけられるようになったという部分もあるかもしれませんが、多くは当時運営していた「認知症ブログ」で、グルタチオンがMSAを改善させることを報告した結果として患者が集まってきたのです。

　こんな例もあります。コウノメソッド医療者*でケアマネジャーの小板建太氏が、「担当地域の方ではないのですが」と言って当院に連れて来

*コウノメソッド医療者：コウノメソッドを理解しその理念に基づいて行動できる医療・介護従事者や一般介護者。コウノメソッド実践医と同様に登録制となっている。

女性は，**MSA-C（小脳型）**でした。

　たまたま仕事の関係で出入りしていた家庭で歩けなくなったこの女性を見て，彼は医師でもないのにMSAと気づいたのです。コウノメソッドを広く公開するメリットは，このように，医師でなくても病気を理解することができるという点にもあると筆者は考えています。女性はコウノカクテルによって，点滴から15分後にはすたすたと歩いてみせました。小板氏は「これだからケアマネはやめられません」と会心の笑みを浮かべました。

　これらのことからもわかるように，SCDはプライマリケア医が診断できない疾患ではありません。以下でより具体的に解説していきますので，ぜひ理解を深めてほしいと思います。

3　まどわされやすい無症候性小脳萎縮

1）認知症に小脳失調が加わる例

　脊髄小脳変性症（SCD）についての知識が頭に入ると，小脳の脳溝が見えるCT画像はすべて小脳失調ではないかと思えてくるものですが，もちろんそうではありません。**小脳の病気はないのに，画像上萎縮しているように見える高齢者は少なからずいます。**

　筆者のこれまでの経験では，2例だけ，通院途中で小脳失調が加わった患者がいました。**認知症が先行して生じ，その後，合併していた小脳萎縮に意義が出てきた**のです。

　2例とも認知症ではありましたが，元気に歩いて数年来通院していたのが，途中で歩けなくなっていきました。1例は先に紹介した男性です。紹介先の病院に通院されているため詳細はわかりませんが，MSA-D（認知症が先行する稀なタイプの多系統萎縮症）からMSA-C（小脳型）へ移行したのだろうと思います。

　もう1例は88歳の女性でした。改訂長谷川式スケール（HDS-R）は17点で周辺症状はなく，おそらくアルツハイマー型認知症（ATD）か神経原線維変化型老年期認知症（SD-NFT）だと思うのですが，初診から1年後に急に歩けなくなり，小脳失調を示しました。当然，初診時から小脳萎縮はあったわけで，"その目"でCT画像を見直すと，小脳は確かに萎縮しているのです。幸いコウノカクテルによって歩行は改善しましたが，本例には多系統萎縮症で起こる悪性の自律神経失調はなく，一次変性性認知症に

皮質性小脳萎縮症（CCA）が合併したものと思います。高齢ですから，大脳疾患と小脳疾患が合併することはあるのでしょう。

このほか，初診の段階で前頭側頭葉変性症（FTLD）＋CCAとわかった女性患者もおり，この患者を含めれば合計3例です。

2) 無症候性小脳萎縮にまどわされない

さて本題に入りましょう。**図Ⅸ-3-1**の75歳女性はHDS-R 24点のATD患者で，ドネペジル5mgとチアプリド25mgを処方し，1年ほど通院しています。現在までほとんど1人で生活できている状態です。先日2度目のCT検査を行ったところ，小脳に脳溝が目立つため，念のためタンデムゲイトをしてもらいましたが何の問題もありません。将来的に小脳失調になる可能性はありますが，今の時点では病名はつかないのです。**無症候性小脳萎縮**としておくのが正しいでしょう。

図Ⅸ-3-2も無症候性小脳萎縮のある患者です。90歳とは思えないほど元気に歩く混合型認知症ですが，ピック症状もなく，おそらく近所の人は認知症と気づかないような方です。

1年3カ月ほど前から通院しており，小脳症状が出現しないかずっと注意して診ているのですが，何も起こりません。ビンスワンガー型の虚血によって二次性小脳萎縮が生じているのでしょうか。しかしながら，**こうした症例は稀ではありません**。現在は，ドネペジル8mgとクロルプロマジン（ウインタミン®）4mg＋4mgを処方し，長期に安定しています。

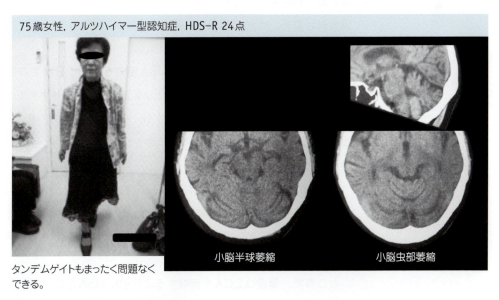

タンデムゲイトもまったく問題なくできる。

図Ⅸ-3-1　無症候性小脳萎縮の例1

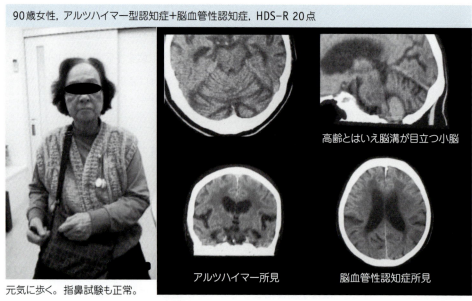

元気に歩く。指鼻試験も正常。

図Ⅸ-3-2　無症候性小脳萎縮の例2

4　脊髄小脳変性症の良性・悪性の区別と認知症の合併

1）脊髄小脳変性症における良性と悪性の区別

　先にも述べた通り，孤発性の脊髄小脳変性症（SCD）には**皮質性小脳萎縮症（CCA）**と**多系統萎縮症（MSA）**がありますが，**前者は良性，後者は悪性**と覚えればよいでしょう。CCAは小脳だけに問題が生じるもので，予後も良好です。MSAでは脳幹も萎縮するため，発汗過多，起立性低血圧，排尿障害が生じ，**生命予後が不良**です。

　筆者が診察していた60歳男性のMSA患者も，ある日自宅の玄関先で突然呼吸停止となり，そのまま亡くなりました。コウノカクテルによって歩行を改善させることはできるのですが，病勢が早いため，初期からFG療法（フェルラ酸含有食品＋グルタチオン）を導入しないと予後を延長させることはできない印象です。

　MSA患者は，長年神経内科に通院し，タルチレリン（セレジスト®）を処方されていることが多いのですが，それで安心してはならないということです。もちろん効いているなら，セレジスト®を継続したままFG療法を加えます。

　ところで，筆者はCCAを理解するより前にMSAがわかるようになったため，最初，CCAの存在が腑に落ちませんでした。しかしある1人の

患者がCCAを一気に理解させてくれました。

その患者は，介護者として夫を当院に連れて来ていた妻だったのです。最近では介護者も軽度の認知症であることが稀ではなくなりましたが，本例の場合はまったくの健常者でした。

ところがある日，診察室でよろけたので，「ずいぶんお疲れですね」と声を掛けようとしたとき，ふと思いとどまって本例にタンデムゲイトをしてもらうと，まったくできませんでした。健康保険証は持っているとのことだったので，急遽CT検査を行ったところ，みごとにCCAだったのです。この日は無料でグルタチオン点滴を行い，比較的グルタチオンの効果が持続する方だったため，その後は再び3週間後にグルタチオン点滴を実施しました。

このときの経験から，患者がCCAであるのに，将来の予後を深刻に話してはまずいと思い，短時間でCCAとMSAを鑑別する方法は何かと考えた結果，**排尿障害の有無**を聞き出すのが最もよいだろうと思いました。そのため筆者は，小脳失調患者には必ず排尿障害，発汗過多，起立性低血圧（自律神経症状）の有無を確かめるようにしています。

2）"MSA-CD"の存在

多くの医学書では，MSAはほとんど認知症にならないとされていますが，患者を数多く診ていると，改訂長谷川式スケールが25点以上になる患者は多くはありません。25点を認知症と考えるかどうかは別として，判で押したようにみな25点です。

中には18点くらいの患者もいて，ほかの一次変性性認知症を合併しているわけではないのです。MSA-Dという概念（認知症が先行して起こる稀なタイプ）がありますが，筆者は**MSA-CDとでも言うべき患者が少なからず存在する**ように思います。つまり，**小脳症状（C）と認知症（D）がほぼ同時期に起きてくる患者**です。

MSAのCDタイプについて記述したのは，おそらく筆者が初めてだと思います（これは，MSAを診察し，医学書を執筆する神経内科医に，認知症にも興味がある医師が少なかったためかもしれません）。

越ら[1]の報告では，遺伝性のSCDのうち，Menzel型群（3例）ではJoseph病群（4例）に比べて有意に**前頭葉皮質での血流低下**があり，それが意欲低下，記銘力低下の原因であろうと考察されています。

文献

1) 越　泰彦, 他：遺伝性脊髄小脳変性症における知的機能と局所脳血流量の関連についての検討─Joseph病とMenzel型OPCAの比較. 臨神経. 1995；35(3)：237-42.

コラム

3年間診断できなかった「自律神経失調」の原因

・症例紹介

　3年ほど前，当時59歳の女性が1人で来院されました（**図1**）。知的な印象の女性でしたが，**何が主訴かよくわからない**感じがありました。改訂長谷川式スケールは29点，CT所見では，軽度の前頭側頭葉変性症（FTLD）といったところです。

　3人の子どもがいるとのことでしたが，1人（30歳代）は双極性障害で，本例が自動車で送迎して大学病院に通院しており，躁期には入院しないとならないほど重い状態だそうです。本例自身にうつ病の既往はなく，更年期（40歳代）には3年ほど無気力になったそうですが，医師にかかるほどではなかったそうです。

　便秘や頭痛もないので，筆者は，大うつ病ではない，結局医師にかかれば**自律神経失調症**とされてしまうタイプの患者だろう，と感じました。メニエール病で耳鳴りもあります。しびれもあるとのことでしたが腱反射は正常です。ここ数カ月間，集中力がなく，呆然としてしまうから受診したとのことでしたが，1つ気になったのは，**左足の靴が履けない**という一言でした。

62歳女性，多系統萎縮症＋側頭葉てんかん，HDS-R 29点

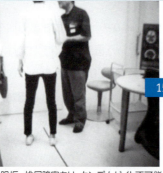 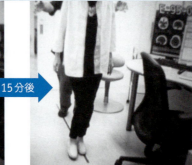

〈点滴〉
グルタチオン 3,000mg
シチコリン 250mg
ビタミンC 1,000mg

15分後

眼振，排尿障害あり，タンデムゲイト不可能。　コウノカクテルで歩行が改善した。

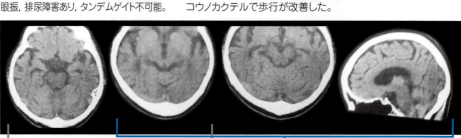

左側頭葉の萎縮　　　小脳萎縮を疑う所見

図1　グルタチオン3,000mgで歩行が改善した多系統萎縮症

筆者は，本例の体調不良の大もとは脳萎縮の少ないFTLDであろうと考え，ドネペジル1.67mg，クラシエ五苓散3g×2，カリジノゲナーゼ（カルナクリン®）50mg×3，クロナゼパム（リボトリール®）0.5mgの半錠（就寝前），ジフェニドール（セファドール®）25mg×1（就寝前）を処方しました。そのほかには，フェルラ酸含有食品（弱）×2本の摂取を推奨し，メコバラミン（メチコバール®）筋注を行いました。

　2度目の外来時には，「耳鳴りも足も治った」とのことでした。筆者は，ずいぶん治りやすい患者だな，この患者はそのうち来院しなくなるだろう，と考えました。本例が「夫がいい加減だったので，自分が潔癖にならざるをえなかった」と話したので，そういうタイプの人は自律神経が不調になりやすいのだろう，と自分で勝手に納得していたのです。

　ところがその予想に反して，本例は3年にわたって筆者を苦しませる患者になりました。

- **3年間の経過**

　初診から2年ほどが経過した時点でも，筆者は本例に確たる診断を下せずにいました。

　通院3年目に入ったあるとき，本例に循環器科から**めまい**の治療薬が処方されていました。メニエール病だから当たり前だと思いましたが，階段は登れるし物は落とさないが，筋力が落ちたと盛んに訴えてきました。握力は右が18kg，左が16kgでした。最近は子どもの送迎で「**自動車を運転するのが怖くなった**」と言います。「頭がふわふわする」という訴えもありました。

　翌月の受診時，夜中はきちんと寝ており，寝言も幻視もないものの，**意識消失発作**を3回起こして大学病院に搬送されたとの報告がありました。しかし，とても一過性脳虚血発作を起こすような虚血脳ではありません。大学病院では，脳波に少し異常はあるが，診断できないという結論だったそうです。筆者もレビー小体型認知症である証拠はつかめませんでした。ひももしっかり結べ，ピック症状もないので，大脳皮質基底核変性症との証拠もありません。

　そこで筆者の脳裏をよぎったのは，**側頭葉てんかん**でした。だから呆然として記憶が落ちていくのだと思い，カルテに「側頭葉てんかん」と書き込んだのです。このとき筆者は「ついに診断できた！」と思いました。

　ところがそれから約3カ月後，再診予定より33日早く本例が来院しました。めずらしく子どもが付き添っていました。それくらい歩行に不安があったようで，「**目を動かすとめまいがする**」と言います。筆者はすぐに指を左右に動かして，それを追視するように指示しました。すると予想通り，**眼振**が起こりました。小脳症状です。尋ねてみると**排尿障害**もあると言います。つまり本例は**多系統萎縮症（MSA）**だったのです。

　MSAを念頭に置いて本例のCT画像を見直すと，小脳半球，虫部に脳溝が

見えました。無症候性小脳萎縮の高齢者はいくらでもいますが，本例はまだ61歳。**タンデムゲイトもできません**でした。

実は本例には1年ほど前に，苦し紛れに**グルタチオン点滴**を行っていた期間がありました。そのときにはまったく効果がありませんでしたが，筆者は**「今なら効く」**と思い，グルタチオン3,000mg＋シチコリン250mg＋ビタミンC1,000mgの無料点滴を15分で行ったところ，直後から**タンデムゲイトが完璧にできるよう**になりました。

•考察

結局，本例に生じた3回の意識消失発作はMSAの起立性低血圧の可能性もあり，また，筆者は現在も側頭葉てんかん合併の可能性を否定していません。本例の前頭葉・側頭葉は萎縮が強いのです（ただし側頭葉てんかんは，どちらかというと側頭葉が腫大するのですが）。

本例がいろいろな医師のもとを訪れるにしても，結局は当院に戻ってきてくれたことで，筆者は大きな財産を得ました。そもそもMSAは自律神経症状が現れる病気です。ですから**自律神経失調症という診断は，実は正解だった**のです。ただ，それを起こしていたのが**小脳萎縮**だったということです。

筆者は研修医時代から，ずいぶん多くの女性に「自律神経失調症」と診断してきました。今思えば，中には誤診もあっただろうと思います。しかし筆者は，医師33年目にして自律神経失調の本質をついにつかんだのです。ですから本例には，**「当院でなければあなたは治せない」**と説明しました。本例は大きく頷きました。

本例を通して読者に伝えたいことは，1年前には効かなかったコウノカクテルが，現在の変容してきた症状には効くということがありうるのだという点です。もちろん用量や配合は調整する必要があります。筆者はMSAに対しては，だいたい**シチコリン250mg**を"隠し味"と考えて付加しています。小脳は脳幹（意識の座）に近いから，という漠然とした発想からです。

もし筆者が，「一度やって効かなかった療法だから」とあきらめていたら，本例を救う道は閉ざされていたでしょう。多くのMSAや皮質性小脳萎縮症に対してコウノカクテルを実施してきて，**病巣が小脳ならほぼ全員に効くという信念**があったことは大きかったと思います。**グルタチオン3,000mg**という用量選択も，経験から導き出すことができました。

5　皮質性小脳萎縮症の治療

1）治療の基本

　皮質性小脳萎縮症（CCA）と多系統萎縮症（MSA）で，歩行の治療法が特に異なるわけではありません。

　CCAもMSAも，**FG療法（フェルラ酸含有食品＋グルタチオン）**が安全・確実に歩行を改善させますが，MSAであっても**レボドパ・カルビドパ（メネシット®）**にある程度反応を示すことがあるため，保険薬ではまったくよくならないとあきらめる必要はないとは思いますが，著明な効果は得られず，短期間で病勢に圧倒されることは頭に入れておきましょう。

　タルチレリン（セレジスト®）は高額である反面，十分な効果が得られるとは言いにくい印象です。少なくともまだ**アマンタジン（シンメトレル®ロケット）**のほうが効果を得られると思います。

2）症例紹介

　図Ⅸ-5-1は89歳女性，CCAの患者です。本例は長らく社会に出て働いていた女性で，そのためか年齢に対して非常に若く見えました。初診時はシルバーカーを押して，3人に付き添われて来院しました。本例の「お薬手帳」を確認すると，大学病院からレボドパ・ベンセラジド（マドパー®）3.5錠，セレギリン（エフピー®）などが処方されていました。2年ほど前に何度も画像検査を行い，パーキンソン病（PD）または脊柱管狭窄症との診断がなされたそうです。

89歳女性，皮質性小脳萎縮症，HDS-R 25点

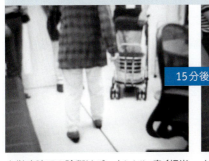

大学病院での診断はパーキンソン病（担当医）か脊柱管狭窄症（部長）。マドパー®で歩きやすくなる。大きく腕を振って歩くのでパーキンソン病ではない。

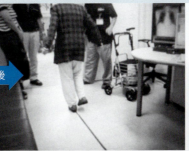

15分後

よろけ歩き（ふらつき）から小脳萎縮が疑われたためグルタチオン点滴を施行。タンデムゲイトが可能になった。

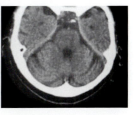

〈点滴〉
グルタチオン 2,600mg

図Ⅸ-5-1　皮質性小脳萎縮症における歩行の改善

歩行してみてもらうと**大きく腕を振る**ので，まさかPDではないだろうと思いました。小刻み歩行でもなく，**左右へのふらつき**があります。筆者はこの時点で，おそらくCCAだろうと思いました。腱反射は左上肢でやや亢進傾向であるだけで，きわだったものではありません。

振戦の有無を尋ねると，左右差はなく，両手とも小刻みに震えるとのことでした。これはPDの振戦ではなく，**本態性振戦**だと思いました。CTを撮影してみると，小脳萎縮があるように思えます。排尿障害はありません。

CCAであればグルタチオンが奏効するのでさっそく点滴投与したところ，**歩行が改善**しました。

エフピー®は，投与開始時は足が出なくなったということで，いったん中止になったものの，現在は再開されているそうです。てんかんはないものの，バルプロ酸（デパケン®）も処方されています。マドパー®は効いているとのことなので，やはり脊柱管狭窄症だけということもないと思いました。

診察中に雑談をしてみると，本例は第二次世界大戦時の名古屋大空襲の折に，10個ある防空壕のどれに入るか迷ったという話をしてきました。1945年6月のB29編隊は，昼間に攻撃してきたと言います。白鳥爆撃といって，300kgや500kgの爆弾が雨のように落ちてきたそうです。本例は1号防空壕に入る予定で，まだ2人ほどは入れたらしかったのですが，何となく嫌な予感がして2号防空壕に入ったのだと言います。すると1号防空壕に直撃弾が命中して，中にいた10人全員が死亡したのだと話しました。

昔のこととはいえ，これだけ明晰な記憶があるのです。改訂長谷川式スケール（HDS-R）の点数は25点であり，これはまさにCCAやMSA（非認知症タイプ）にありがちなHDS-Rのスコアです。

筆者は，本例を診察した9カ月後にも，大学病院でPDと誤診されていたCCAを初診で見つけ，コウノカクテルで歩行を改善させました。読者の皆さんも，時に信じがたいような誤診例と出会うこともあるかもしれませんが，たとえその診断を下した前医が専門医であっても，その看板に惑わされることなく，淡々と診察義務を果たして頂きたいと思います。

> コラム

皮質性小脳萎縮症と前頭側頭葉変性症の合併例

図1は構音障害があり，歩行時に左右にふらつきのみられる66歳女性のCT画像です．**著明な小脳萎縮に右側頭葉のみの強い萎縮**が合併していました．タンデムゲイトはまったくできず，2mほど歩いて単独歩行も断念しました．指鼻試験では自分の顔をたたいてしまう様子がみられました．

血圧は低いものの，排尿障害や発汗過多はないことから，多系統萎縮症（MSA）ではなく**皮質性小脳萎縮症（CCA）**と考えざるをえません．改訂長谷川式スケールは14点で，わずかに易怒があります．そうなるとMSA-Dによる認知症ではないので，小脳失調はCCAの症状であり，認知症は前頭側頭葉変性症（FTLD）の症状（2疾患の合併）であると説明できます．ちなみに症状は，歩行障害→認知症の順で起こってきたそうです．

本例は2疾患の合併であると確定診断したあと，家族に「タルチレリン（セレジスト®）とドネペジルを処方した先生は何と診断していたのですか？」と聞くと，脊髄小脳変性症＋アルツハイマー型認知症との診断だったそうです．半分誤診です．しかし，やはり**大脳・小脳萎縮の合併に驚いていた**そうです．

易怒を誘発し歩行を阻害するドネペジルは2.5mgに減量し，セレジスト®は中止としました．また，フェルラ酸含有食品（強・粒タイプ）を2粒×3（2-2-2）で摂取することを推奨しました．

66歳女性，皮質性小脳萎縮症＋前頭側頭葉変性症，HDS-R 14点

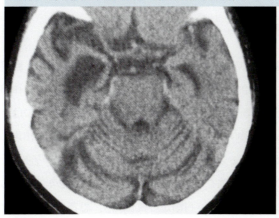

小脳半球の強い萎縮と，大脳萎縮の左右差が確認できる．

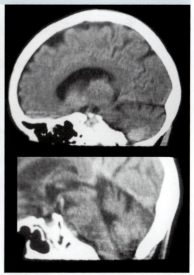

ハミングバードサイン（−）
脳幹萎縮はなく，単純性の小脳萎縮．

図1 小脳変性と大脳変性の合併

MSAではなくCCAであるだけに、初回無料のコウノカクテル（グルタチオン2,400mg＋シチコリン250mg）は著効し、改善が得られました（図2）。

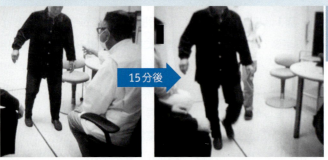

図2 グルタチオン2,400mgで歩行が著明に改善（図1の症例）

6 多系統萎縮症の概要と治療

1) 多系統萎縮症の概要

　多系統萎縮症（MSA）は，**パーキンソニズム**，**小脳失調**，**自律神経症状**のいずれかから始まります。ただし，パーキンソニズムや自律神経症状が初発症状だった場合には，とうていMSAであるとの正診にはたどりつかないであろうと思います。たとえば筆者なら，小脳失調が出現してくるまで気づかないでしょうから，正診までには初診から2年程度かかると思います。このような勉強をさせてもらうには，患者が2年間通院してくれる必要があるわけですから，日頃から誠心誠意，患者の訴えに向き合う態度が必要です。

　さて，MSAの症状は左右対称で，安静時振戦は起こりにくいです。レボドパには初期には反応することがあります。**MSA-C（小脳型）**と**MSA-P（パーキンソン型）**があり，日本では前者が多いです。

　MSA-Cは，まさに"小脳萎縮症"のイメージ通りで，**脳幹・小脳の萎縮**

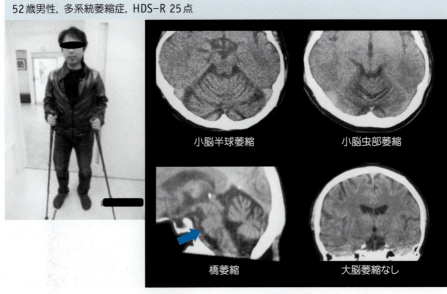

図Ⅸ-6-1 多系統萎縮症の典型例

があるのですが(**図Ⅸ-6-1**)，小脳失調が現れるまで小脳が病的に萎縮していることに医師が気づかないことも多いです．先に記した通り，無症候性小脳萎縮の高齢者もいます．

MSA-Pは両側被殻の萎縮とされていますが，現実には進行性核上性麻痺(PSP)との鑑別がきわめて難しいと思います．

また，画像から予想外の結果が得られた症例に対しては，排尿障害，発汗過多，シェロング試験陽性などのMSAの症候をこまめに拾い集めて，画像に振り回されない診療態度が必要でしょう．もちろんこのことは，コウノメソッドにおいて何度も強調し続けている点でもあります．

2) 初期から出現する排尿障害

MSAでは**排尿障害**が初期から出現することをぜひ覚えて頂くために，膀胱にバルーンカテーテルを留置した症例を示します(**図Ⅸ-6-2**)．本例は79歳女性，MSAのため排尿障害が生じています．嚥下にも問題がありましたが，現在はトウガラシエキスをフィルム状にした，カプサイシン入りフィルム状食品(サプリメント)の活用で改善が得られています．眼球はよく動きます．CT画像では，橋と小脳の萎縮がわかります．

排尿障害(特に男性，残尿量100mL以上)は超音波で数値化でき，起立性低血圧よりも早期に出現する自律神経症状です．

一方，確実例の**起立性低血圧**とは，3分間の安静仰臥位のあとに起立させ，3分後に収縮期血圧が30mmHg以上低下した場合を指します．この

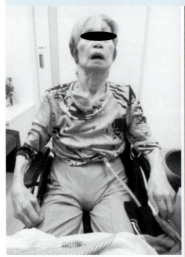
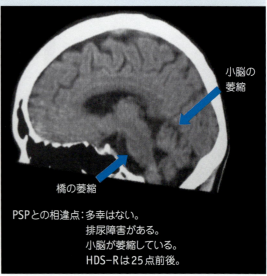

眼球は動いている。排尿障害のためにバルーンカテーテルが留置されている。

図Ⅸ-6-2　多系統萎縮症に生じる排尿障害
PSP：進行性核上性麻痺

検査（シェロング試験）の結果は，難病認定申請時の診断書に記載が必要な事項です。

MIBG心筋シンチグラフィでは，基本的には心臓へのアイソトープの取り込みは正常で，パーキンソン病（PD），レビー小体型認知症との鑑別に利用できます。ただし，進行するとH/M比は低下する場合があります[1]。

MSAは，大脳皮質基底核変性症（CBD）やPSPほどにはPDとは似ていません。パーキンソニズムが初発症状として現れるMSAは28.9％，最終的にも51.4％にしか現れません[2]。

3）多系統萎縮症の治療

脊髄小脳変性症（SCD）について書かれた専門書を読むと，胃瘻や呼吸管理の方法などについての記載もあり，長期療養を要する疾患にも思えますが，悪性のSCDであるMSAは先にも紹介した通り，ある日突然倒れてそのまま亡くなることもある疾患です。やはり**血圧，脈拍，呼吸のトラブルが急に生じてくる可能性がある**ということは頭の隅に置いておくべきでしょう。

なおMSAの治療では，自律神経系の合併症のために，皮質性小脳萎縮症に比較して対症療法のために使用する薬剤が多くなり，あるいはMSAの一部は認知症ですから，治療薬としてリバスチグミンが加わることもあります。

以下には，MSAの改善例を示します。

図IX-6-3は71歳男性。来院時には車いすを使用していました。前医は歩行障害の原因がわからず困っていたそうです。2年ほど前に転倒による外傷性くも膜下出血の既往があり，CT画像では小脳の萎縮がみられたため，フロンタルアタキシアが小脳に影響したのかなと思いました。

歩行してもらうと完全に小脳失調だったので，もう一度矢状断のCT画像を見直すと，橋も萎縮していたことから**MSA-C**と思われました。

治療としては，グルタチオンは2,400mgでよいだろうと思ったものの，遠方から来院され，診察は1度きりになるため確実に改善させなければと考え，幼牛血液抽出物（ソルコセリル®）は8mLとし，シチコリンは250mgに抑え，ビタミンC 1,000mgも加えました。

点滴開始から15分後，歩行は著明に改善し，以後は地元のコウノメソッド実践医に引き継ぐことになりました。結局本例の場合，2年前の外傷性くも膜下出血の既往は歩行障害には関係がなく，くも膜下出血を起こしたときには既にMSAだったのだと思われます。構音障害も明確にみられました。

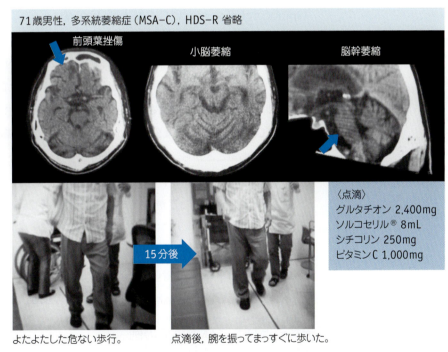

図IX-6-3 コウノカクテルで歩行が著明に改善した多系統萎縮症

文献

1) 渡辺宏久, 他：多系統萎縮症（MSA）―診断ガイドライン. 小脳と運動失調―小脳はなにをしているのか〈アクチュアル脳・神経疾患の臨床〉. 西澤正豊, 編. 中山書店, 2013, p137-45.
2) Yabe I, et al：MSA-C is the predominant clinical phenotype of MSA in Japan：analysis of 142 patients with probable MSA. J Neurol Sci. 2006；249(2)：115-21.

7 遺伝性脊髄小脳変性症

1) 遺伝性脊髄小脳変性症の分類

　脊髄小脳変性症（SCD）のうち遺伝性のSCDが占める割合は約4割で，日本には数千人の患者がいます．このうち約3/4が遺伝子診断により診断可能となっています．

　遺伝形式は常染色体優性遺伝性のものがほとんどで，脊髄小脳**失調**症（spinocerebellar ataxia；SC**A**）と呼ばれます．

　原因遺伝子あるいは遺伝子座が特定された順に1型，2型……と呼ばれますが，一方で障害の強い部位別に，脊髄小脳型，純粋小脳型，脊髄型という分類もされ，当然ながら純粋小脳型はある程度良性と言えます．

　すなわち，**小脳のみが障害される疾患**としては，孤発性では**皮質性小脳萎縮症（CCA）**，遺伝性では**SCA6**になります．SCA6は高齢発症で，進行が緩徐であることから，発症しても天寿を全うする場合もあります．

　遺伝性のSCDで代表的なものは，SCA1，SCA2，マシャド・ジョセフ病（SCA3），SCA7などがありますが（**表IX-7-1**），ここでの詳述は控えます．

　筆者は，日本人に多く遺伝性患者の約10％を占める**歯状核赤核淡蒼球ルイ体萎縮症（DRPLA）**患者の診察機会を得て，歩行改善に成功しました．そのときの様子を以下に紹介します．

2) 歯状核赤核淡蒼球ルイ体萎縮症の例

　SCD患者の歩行をコウノカクテルで改善させることができるようになって2年も経たない頃，車いす使用の44歳の女性が当院を初診しました．車いすに座って，にこにこしながら身体をくねらせて踊っているように見えます．家族が「脊髄小脳変性症と言われています」と言ってくれたので，

表IX-7-1　代表的な遺伝性脊髄小脳変性症

常染色体優性遺伝	● SCA1 ● SCA2 ● SCA3（マシャド・ジョセフ病） ● SCA6 ● SCA7 ● SCA10 ● SCA12 ● DRPLA（歯状核赤核淡蒼球ルイ体萎縮症）
常染色体劣性遺伝	● フリードライヒ失調症 ● ビタミンE単独欠乏性失調症 ● 眼球運動失行と低アルブミン血症を伴う早発性小脳失調症

SCA：脊髄小脳失調症

ああそうかと思いましたが，これまでに見たこともない患者の姿でした。
「正式な病名は何ですか？」と家族に尋ねたのですが，アルファベットということしか覚えていませんでした。

筆者は，本例がCTを撮影している3分の間にインターネットで調べました。すると，遺伝性のSCDの中で認知症を呈するのはDRPLAとSCA17の2疾患しかないことがわかり（SCA1，SCA2も認知症になると記載された成書もあります），家族に「DRPLAですか？」と確認すると家族は「そうそう！」と言いました。筆者は興奮しました。

もちろんこうした場面で興奮するなどと言うのは不謹慎ではありますが，筆者のような神経難病についての専門知識をもたない医師でもインターネットの検索エンジンの助けを借りて3分以内に正診でき，そして，自分は本例を救えるのではないかと思ったのです。

CT画像を確認すると，**小脳だけでなく大脳が高度に萎縮**していました（**図IX-7-1**）。見たことのない所見です。本例にみられる多幸感と大脳萎縮の高度さから考えて，本例が認知症であることは調べるまでもありませんでした（**図IX-7-2**）。

本例は起きている間中，勝手に動く四肢と闘っています。無理を言って歩き方を見せてもらうと，とても歩行などという状況ではありません。パーキンソニズムとは異なる歩行障害です。当然ながらパーキンソン病治療薬を試そうという気にもなれません。

しかしながら，幸いにもコウノカクテルが奏効し，30分後には処置室まで**ずんずんと勢いよく歩くことができました**（**図IX-7-3**）。その後本例は10日ごとに点滴を受けに来院しており，アンケートにもいつも「効いた感じがする」に○（マル）がついています。

残るは不随意運動をどう抑えるかですが，クロルプロマジン（ウインタミン®），クロナゼパム（リボトリール®）などを少しずつ増量していく予

44歳女性，遺伝性脊髄小脳変性症（歯状核赤核淡蒼球ルイ体萎縮症）

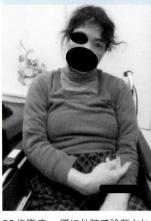

39歳発病。既に他院で診断されており，当院にはコウノカクテルを目的に受診された。

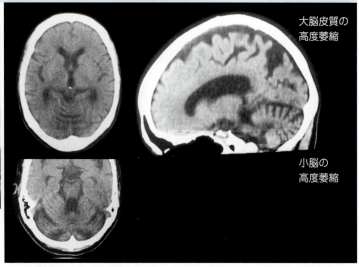

大脳皮質の高度萎縮

小脳の高度萎縮

図IX-7-1 歯状核赤核淡蒼球ルイ体萎縮症のCT所見

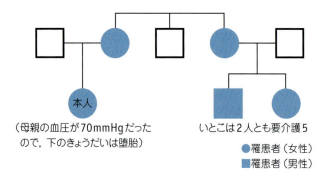

本人
（母親の血圧が70mmHgだったので，下のきょうだいは堕胎）

いとこは2人とも要介護5

● 罹患者（女性）
■ 罹患者（男性）

図IX-7-2 39歳発病の歯状核赤核淡蒼球ルイ体萎縮症（図IX-7-1の症例）の家系と発病の状況

脊髄小脳変性症は，遺伝性のほうが孤発性より予後がよいが（10〜20年かけて進行），歯状核赤核淡蒼球ルイ体萎縮症だけは例外で悪性度が高い。

44歳女性，遺伝性脊髄小脳変性症（歯状核赤核淡蒼球ルイ体萎縮症）

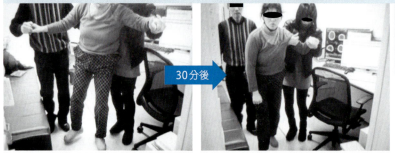

30分後

〈点滴〉
グルタチオン 2,600mg
シチコリン 250mg
ソルコセリル® 4mL

歯車現象はほとんどない。便器着座のときに激しく落ちるように座るため，これまでに3回便座を破損したと言う。

ゆっくりだが軽い片手介助だけで左右のぶれなく歩ける。

図IX-7-3 コウノカクテルにより歩行が改善した歯状核赤核淡蒼球ルイ体萎縮症（図IX-7-1の症例）

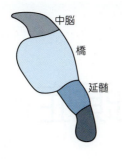

図IX-7-4　3疾患の障害部位

黒質：パーキンソン病で最も目立つ病巣。　　　　　　　（文献1を参考に作成）

定です。

　なお，DRPLAの障害部位は，**図IX-7-4**[1]に示すように，進行性核上性麻痺（PSP）や大脳皮質基底核変性症（CBD）で障害される神経核と似ているようです。**障害部位に黒質が含まれるとパーキンソニズムが強く現れる**，と理解しておけばよいのではないかと考えます。DRPLAでみられるのは振戦ではなく舞踏ですから，腑に落ちます。

　PSPやCBDは，実は小脳にも病変があるのです。ですから多系統萎縮症と鑑別がつきにくい，PSP-C（小脳型）が存在するということが理解できるでしょう。

文献

1）饗場郁子，他：進行性核上性麻痺における自律神経障害．自律神経．2014；51(2)：82-6．

X 正常圧水頭症

1 正常圧水頭症の概要

1）正常圧水頭症の三徴候

正常圧水頭症（NPH）の三徴候は，**歩行障害，尿失禁，認知症**です。

歩行はワイドベースになり，トイレに間に合わなくなり，ボーッとした顔貌の認知症になります。つまり陰証ですから，**ニセルゴリン，アマンタジン**といった興奮系薬剤，**シチコリン点滴**による覚醒が奏効します。歩行については**グルタチオン点滴**，認知症対策の保険薬は**リバスチグミン**が第一選択となります。ドネペジルは当然ながら禁止です。

NPHにみられる認知症は，**皮質下認知症**のパターン（長考して正解にたどり着くタイプ）です。もし「でまかせ応答」や「考え無精」があればピック病かアルツハイマー型認知症（ATD）の合併だと気づく必要があります。

2）画像診断の盲点

NPHはほかの認知症に合併しやすいものです。ATDのほか，レビー小体型認知症（DLB），脳血管性認知症（VD）など，あらゆる認知症にごく当然のように合併しています。ところが**NPHの合併は，病院で精査を行っていても見落とされることが少なくありません**。なぜ見落とされるかと言えば，やはり読影する医師の経験患者数の絶対的不足に加え，MRIやSPECTの画像に盲点があるためだと思います。

MRIは脳溝がくっきりと見えすぎてしまうため，CTで観察されるNPHの特徴である脳溝の消失というエフェクトがわかりにくいということがあるかもしれません。また，SPECTは認知症責任疾患の重複があるとまったく無力で，特に診察が十分でない場合には，積極的に**誤診が誘導**

される可能性すらあると思います。

　NPHが存在すると，約6割の患者で前頭葉の血流低下が起こりますが，それに気づくことはまず不可能でしょう。ですから認知症の診療の基本はCT検査と問診なのです。CTなしでNPHやVD，脳腫瘍に気づくのはさすがに難しいでしょう。

　CT（マルチスライスCT）あるいはMRIにおけるNPHの所見としては，**DESH所見**（disproportionately enlarged subarachnoid-space hydrocephalus；DESH）をぜひ覚えて下さい。シルビウス裂だけが大きく開き，あとの頭頂部（前頭葉，頭頂葉）の脳溝は消失する所見です。このような構造は生理的にありえないことです。

　つまりNPHは，基本的には髄液系の検査（脳槽シンチグラフィ，タップテストなど）を行うまでもなく，マルチスライスCTやMRIの冠状断の画像から，常識的に診断が可能です。

3）タップテストとシャント手術

*タップテスト：髄液を30mLほど排除して歩行が改善するかどうかを調べる検査。

　3カ月ほどの間に急激にすり足歩行が出現したり尿失禁が悪化した場合は，再度CT検査を行い，脳神経外科にタップテスト*を依頼しましょう。仮にCT所見が症状悪化前と変わらなくても，タップテストは実施してかまいません。

　シャント手術が必要だと判断したら，脳神経外科に手術を依頼します。依頼の際には**シャント手術に習熟した医師**を指名して依頼することが非常に大切です。シャント手術の適否の決断は脳神経外科医によって意見がわかれることが少なくないことや，シャント手術（L-Pシャント）が不得手な医師も少なくないためです。

　手術が効果的であるかどうかは，長らくその患者の経過を追ってきた主治医が最も理解していることですから，たとえば最初に依頼した脳神経外科医の回答が「この患者はNPHではない」「まだ手術するほどではない」といったものであっても，手術を引き受けてくれる脳神経外科医が見つかるまで根気よく，3人目までは粘って依頼状を書き続けてほしいと思います。

　NPHの治療は脳神経外科の仕事，と丸投げするのではなく，主治医が主導権をもち，協働して行うようにします。認知症患者の場合，**開頭手術の刺激で認知症が悪化することがある**ので，できるだけL-Pシャントを希望して下さい。ただし腰椎が癒合している患者ではL-Pシャントは施行できません。

　なお，シャント手術ができなかった患者，あるいは失敗した患者に対しては，フェルラ酸含有食品やグルタチオン点滴を用いることで，ある程度

2 無症候性正常圧水頭症

　第Ⅸ章で「無症候性小脳萎縮」について紹介しましたが(p.246参照)，当然ながら正常圧水頭症(NPH)にも同様に**無症候性正常圧水頭症**と呼べる患者がいます。

　NPHの定義が症状(歩行障害，尿失禁，認知症)のみで行われるならば，無症候の患者はNPHと言ってはならないのかもしれません。しかし，DESH所見がみられる患者では，長く観察を続ければ，いずれそれらの症状が現れてくるものと筆者は考えています。

　また，急激にNPHの症状が現れてくるきっかけとして経験上多いのは**頭部打撲**です。ですから患者には，頭部打撲を起こさぬよう注意喚起しています。

　図Ⅹ-2-1に示す2例の患者は，歩行にはまったく問題がなく，尿失禁もありません。あるのはともに改訂長谷川式スケール(HDS-R)21点の認知症だけです。左側の71歳の女性は海馬萎縮があることから，認知症の責任疾患はアルツハイマー型認知症であろうと思います。右側の76歳の女性は非常に常識的で上品な方で，進行が緩徐であることから，レビー小体型認知症が妄想を起こし，一方**NPHが認知症症状のみに加担している**可能性があります。

　図Ⅹ-2-2は76歳男性，有症状のNPH患者です。**図Ⅹ-2-1**の2例とあえて比較してみるとすれば，**脳梁角の鋭角化**が顕著です。

　図Ⅹ-2-3は，三徴候のうち，まだ尿失禁が出現していない女性患者です。HDS-R19.5点のレビー小体型認知症で，肘には歯車現象があり，レボドパ・カルビドパ(ドパコール®)12.5mg×2回の服用によって歩行スピードは速くなります。3箇所の圧迫骨折を生じて以来，前傾姿勢になっています。

　CT画像を見ると，典型的なDESH所見(シルビウス裂以外の脳表に脳溝がなくなる)ではなく，ところどころに湖のように脳溝が圧迫集簇しています。筆者はこれを**しわ寄せ**と呼んでおり，**NPHの確定的所見**です。

71歳女性，アルツハイマー型認知症，HDS-R 21点　　76歳女性，レビー小体型認知症，HDS-R 21点

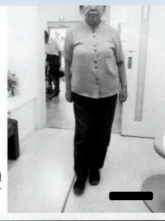

歩行はまったく問題なし。歩隔は閉じている。尿失禁なし。

歩行はまったく問題なし。歩幅は大きく，歩隔は閉じている。尿失禁なし。

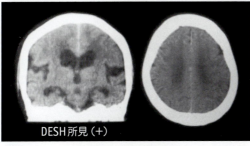

DESH所見（+）

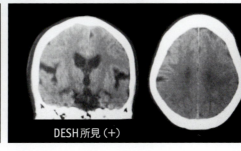

DESH所見（+）

図X-2-1　無症候性正常圧水頭症

76歳男性，アルツハイマー型認知症＋正常圧水頭症，HDS-R 14.5点

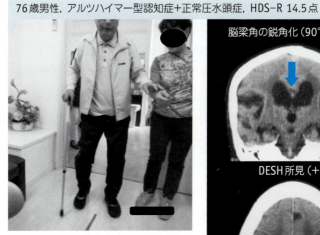

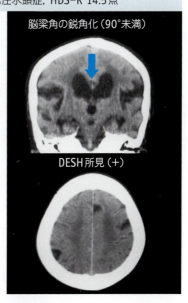

脳梁角の鋭角化（90°未満）

DESH所見（+）

ワイドベースで小刻み歩行。杖と介助が必要。3カ月前から急激に尿失禁が悪化。歯車現象なし。易怒なし。

図X-2-2　有症状の正常圧水頭症

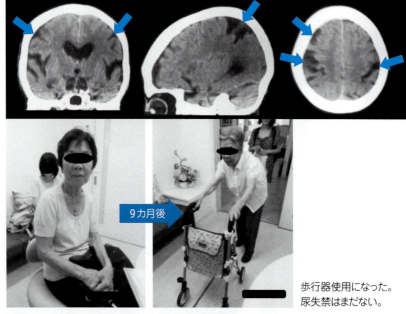

図X-2-3　「しわ寄せタイプ」の正常圧水頭症

3　脳室拡大型脳萎縮と脳室の大きくない正常圧水頭症

　無症候性の正常圧水頭症（NPH）の患者がいる一方で，**NPHでないのに脳室が大きい患者**がいます。

　図X-3-1は81歳女性，アルツハイマー型認知症（ATD）の患者です。重度の認知症ですから年齢よりも老けて見えますし，海馬萎縮は4＋と高度で，どの部位の皮質にも均等に太い脳溝が切れ込んでいます。ですからDESH所見は陰性です。筆者はこうした例を**脳室拡大型脳萎縮**と呼んでいます。

　仮に本例に対してタップテストやシャント手術を行うと，アミロイドがクリアランスされてATDの症状が改善する可能性があるため，そのことでNPHだったと確定することはできないでしょう。脳梁角の鋭角化もありません。

　図X-3-2は82歳女性，基底核の片側だけに石灰化があるレビー小体型認知症のCT画像です。右側の比較的最近のCT所見ですらたいして**大きくない脳室**ですが，以前（左側）の所見に比べて**頭頂部の脳溝が消失**したのがわかります。

　シルビウス裂も拡大しているので，脳萎縮も進行したのですが，それな

らば頭頂部の脳溝は深くなったはずです。そして，側脳室前角の周囲低吸収域の存在はNPHになった証拠でもあり，ビンスワンガー型虚血が合併してきたというわけではありません。

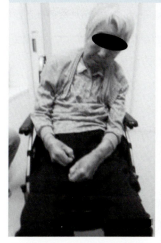
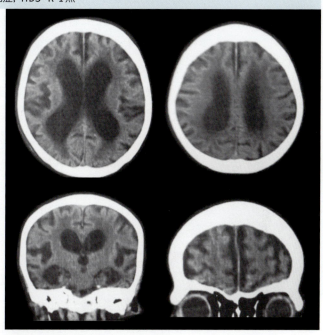

くも膜下腔の不均衡な拡大を伴う水頭症（DESH）がみられない。

図X-3-1 脳室拡大型脳萎縮（DESH所見がみられない）

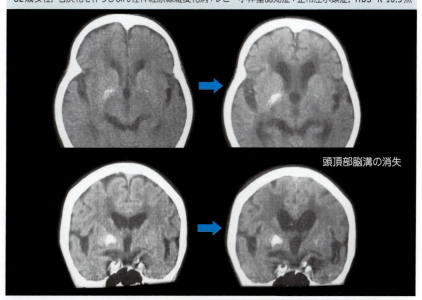

図X-3-2 前頭葉萎縮の進行と正常圧水頭症の出現

4 変性疾患とのリンクか続発性正常圧水頭症か

特発性正常圧水頭症（iNPH） という病名がありますが，原因のない疾患はないわけで，アルツハイマー型認知症やレビー小体型認知症，前頭側頭葉変性症，進行性核上性麻痺（PSP），大脳皮質基底核変性症，脳血管性認知症（VD）などに合併したNPHを筆者は数え切れないほど診察してきました。"特発性"という言葉は「原因がない」のではなく「原因が今のところ同定できない」というだけの意味なのでしょう。

2016年3月に行われた第17回日本正常圧水頭症学会では，iNPHの患者（疑いを含む）は高齢者の2.3％にあたる76万人だとする推計が発表されました[1]。これは東北大学，山形大学，鳥取大学の3大学の疫学研究を解析した結果から得られたもので，従来推計（1.1％，31万人）の2倍以上であるとのことです。

これに対して，実際にiNPHと診断された患者は全国で年間13,000人，シャント手術を受けたのは6,700人にとどまると厚生労働省の研究班は推定しています[2]。

PSPの比率が高くなってきた最近の筆者の外来では，「やけに脊柱管狭窄症の合併が多いな」と思うようになり，一部の患者はコウノカクテルで歩行を改善させると脊柱管狭窄の症状が軽快しました。背筋が伸びるからだろうと思います。それと同様に，VDやPSPに「やけにNPHの合併が多いな」と感じています。

前述の第17回日本正常圧水頭症学会の演題を見てみると（**表X-4-1**），

表X-4-1　第17回日本正常圧水頭症学会の演題（抜粋）

筆頭発表者	他疾患とリンクした正常圧水頭症の発表
川並　透	iNPHはPSPやCBDなどの神経変性疾患の一表現型か?
徳田隆彦	iNPHの脳でのAβ沈着と神経原線維変化：分布や量に特徴はあるのか? ── 1) アミロイドPETを用いた検討
宮田　元	iNPHの脳の血管病変は特徴的か?
張　家正	レビー小体型認知症を合併した特発性正常圧水頭症の診断 ── DaTSCANの有用性とその意義について
森　敏	特発性正常圧水頭症（iNPH）は進行性核上性麻痺（PSP）の部分症である：probable iNPH連続5症例のFP-CIT SPECT
高橋賛美	iNPHを合併した多系統萎縮症の1例
小田桐逸人	特発性正常圧水頭症におけるレビー小体病の合併を疑う臨床的特徴
曽山直宏	慢性硬膜下出血発症を機に発見された正常圧水頭症の3例

（第17回日本正常圧水頭症学会，2016年3月）

変性疾患とNPHの合併を報告するものが思いのほか多いのです．認知症診療を専門とする筆者からすれば，変性疾患の症状が典型的に存在し，そこにNPHが合併しているという見方をしますが，脳神経外科医からすれば，NPHに変性疾患が潜んでいるという発想は近年まで起こりにくかったのかもしれません．

しかし，患者の高齢化によって合併例は急速に増加しているように思えます．幸い当院ではマルチスライスCTがあるため，年間2,000件のCT画像を撮影する間に，日常的にNPH合併を見出し，脳神経外科に紹介するタイミングにも熟達してきました．

その過程で，ある脳神経外科医が「グルタチオン点滴をぜひやってみたいのだが，脳神経外科外来にはそれほどNPHは来ない」と話したのには驚きました．少なくとも頭痛外来にNPHの患者は来ないでしょう．MRAで未破裂動脈瘤を探索している脳ドック施設では，軽度のNPHは見落としているのかもしれません．

反対に，**認知症外来や整形外科にこそNPHの患者が多く来院している可能性があります**．このことから筆者は，脳神経外科以外の医師も，NPHの知識を十分に蓄える必要性を感じています．

文献

1) 森　悦朗，他座長：iNPHは稀少疾患か？ Common diseaseか？―本邦の疫学研究から．シンポジウム1（iNPHの疫学），第17回日本正常圧水頭症学会，2016．
2) 在日米国商工会議所：高齢者の歩行障害や認知症改善による在宅医療の推進・寝たきり防止のための特発性正常圧水頭症（iNPH）診療の普及．ACCJ-EBC医療政策白書2015年版．在日米国商工会議所，2015，p97．

5　症例紹介

図X-5-1は，だれもが認める**二次性の正常圧水頭症（NPH）**患者です．原因は脳腫瘍（髄膜腫）であり，脳腫瘍がNPHを形成する機序としては，髄液排出経路の閉塞というイメージが理解しやすいと思います．本例は進行して体幹傾斜を生じていますが，筋固縮は歯車様ではないので，ドパミン系の歩行障害ではないということは，画像検査の前に察知できるかもしれません．

図X-5-2は，**NPHを合併した前頭側頭葉変性症（FTLD）**の患者です．矢状断のCT画像から，頭頂部の脳溝消失が明確にわかります．FTLD

でもNPHでも側脳室前角はミッキーマウスの耳のように広がるわけですが，本例の場合，前頭葉眼窩面の萎縮があるため，FTLDが基礎疾患であるとわかります。

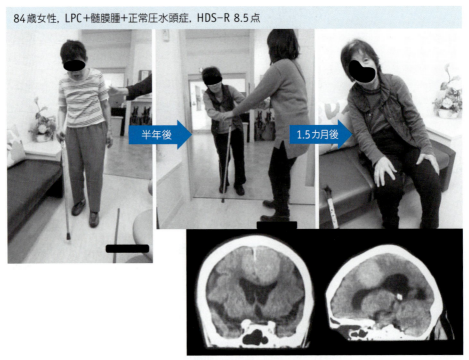

図X-5-1　脳腫瘍による正常圧水頭症で体幹傾斜を起こしたLPC

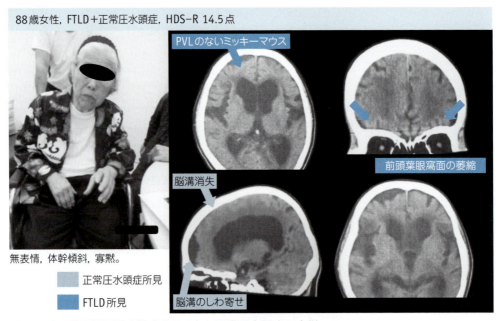

図X-5-2　前頭側頭葉変性症（FTLD）と正常圧水頭症の合併
PVL：脳室周囲白質軟化症

図X-5-3は，大脳皮質基底核変性症とNPHの合併と思われる患者のCT画像です．握力と脳萎縮に左右差があります．普段は左足を引きずって歩いていましたが，グルタチオン2,600 mgなどのコウノカクテル点滴により，15分後には自覚的にも他覚的にも歩行が改善しました（図X-5-4）．

図X-5-5は69歳男性，重度のピック病で，DESH所見はなく，筆者はNPHではないと判断していたのですが，本例の地元の脳神経外科医がNPHの合併とみなしてL-Pシャントを施行しました．結果として，頸部ジストニアが改善し，以前は車いすを使用していましたが，自分で歩いて再診されました．筆者はNPH合併を見落としていたことにショックを

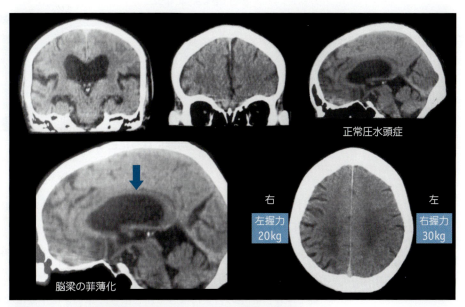

図X-5-3　大脳皮質基底核変性症と正常圧水頭症の所見

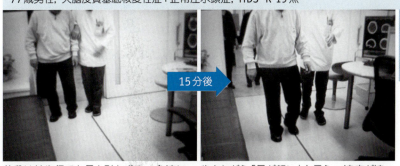

図X-5-4　正常圧水頭症を合併した大脳皮質基底核変性症の歩行改善（図X-5-3の症例）

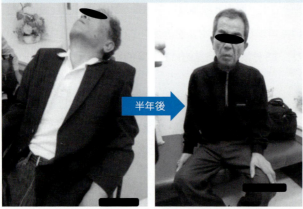

69歳男性，ピック病+正常圧水頭症，HDS-R 0点

〈術後〉
挨拶できる，握手もできる。自分の言葉で話し，妻に「老けないでね」と伝えた。

ドパコール® 250mg
メマリー® 10mg（夕）
セルシン® 1mg×3
ベンザリン® 2.3mg
フェルラ酸含有食品
　（強・粒タイプ）×5粒
　（地元で点滴療法）

車いすからずり落ちる。

シャント手術により，普通に1人で歩行できるようになった。

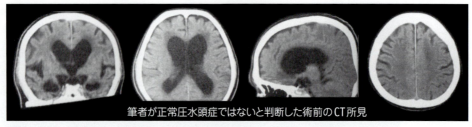

筆者が正常圧水頭症ではないと判断した術前のCT所見

図X-5-5 L-Pシャント手術によって歩行可能になったピック病

受け，脳神経外科医に助言を求めたところ，**「脳梁角が鋭角であるため，NPHを疑ってもよい」**とのことでした。

本例はその後，キャッチボールができるまでになり，県外から名古屋まで新幹線を利用して，歩いて来院しています（**図X-5-6**）。現在は無言症ですが，相手の言葉にはきちんと頷き，車いすは不要になっています。NPHと見破ってシャント手術を行ったのは，大学から病院に出向していた30歳代半ばの若手の脳神経外科医でした。そのおかげで，本例の運動機能はこれほどまでに著明に改善したのです。

本例を経験したあと，筆者は，歩行障害の出現してきた患者のCT所見について，**冠状断で観察されるDESH所見が陰性のときには特に注意して脳梁角を見る**ようにしています。**脳梁角が90°未満であれば，NPHを考えます。**

図X-5-7は，大学病院でシャント手術を受けたものの効果がなく（家族の認識では「手術の失敗」），内科的に歩行を改善させる以外の手段が残されていなかったNPHの患者です。グルタチオンは1,000mgのみですが，点滴15分後にはスムーズに1人で歩くことができました。脳梁角は鋭角であり，FTLDにNPHが合併していることは明らかだと思います。

69歳男性，ピック病＋正常圧水頭症，HDS-R 0点

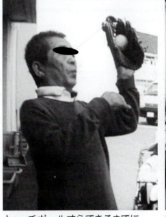
キャッチボールすらできるまでに改善。

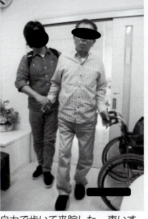
自力で歩いて来院した。車いすは不要に。

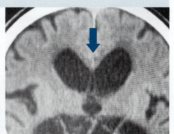
手術前の頭部CTで正常圧水頭症と気づける唯一の所見（脳梁角の鋭角化）。

図X-5-6 L-Pシャント手術によってキャッチボールすらできるようになったピック病（図X-5-5の症例）

86歳男性，前頭側頭葉変性症＋正常圧水頭症，HDS-R 5点

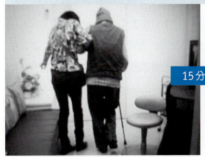
完全に介護者に身体を預けてしまっている。引きずられるように歩く。Uターンはできない。

15分後

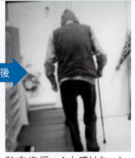
独立歩行。1人でUターンできるようになった。

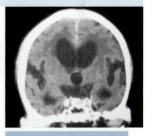

〈点滴〉
グルタチオン 1,000mg
シチコリン 500mg
ソルコセリル® 4mL

図X-5-7 グルタチオン1,000mgで体幹機能，歩行が改善した正常圧水頭症

　本例のように，脳外科手術をあきらめた患者においても**FG療法（フェルラ酸含有食品やグルタチオン点滴）**という手段があり，かつ非常に効果が得られやすいことは，NPH診療に携わる内科系の医師としてはぜひ覚えておきたい治療戦略です。

　もっとも，脳梗塞のように脳細胞が壊死してしまった状態と比較して，NPHは単に大脳が圧迫されている状態であると考えれば，効果が得られるのは当たり前と言えるかもしれません。

コラム

コウノカクテルの配合変更で改善した正常圧水頭症の例

図1は88歳男性，幻視があるということで，他院でレビー小体型認知症（DLB）と診断されていました。前医の処方がマッチしていなかったので，地元のコウノメソッド実践医が処方を変更したところ，幻視は改善しました。傾眠があり，シチコリン1,000mgの点滴を行っていましたが，効果は思うように得られていないようでした。傾眠にシチコリンとの考えは基本であり，実践医の処方は悪くはありません。

歩行してもらってみると，よろけて足を引きずる様子がみられました。難聴があるため改訂長谷川式スケールの実施はやめておきましたが，FTLD検出セットの1項目である「左手で右肩をたたく」はできました。筆者はCT所見と併せて本例をアルツハイマー型認知症＋正常圧水頭症（NPH）と診断しました（実践医はCT画像を見ていませんでした）。

家族の希望は，**歩行と覚醒度の両方の改善をめざしてほしい**とのことでした。尿失禁は最近になり悪化して，1日中おむつを着用するようになったそうです。歯車現象は認められないため，傾眠はDLBのせいではなくNPHのせいだろうと思いました。もし本例が実践医にかからなければ，ドネペジルを処方されてさらに歩行が悪化していた可能性が高いでしょう。

88歳男性，アルツハイマー型認知症＋正常圧水頭症

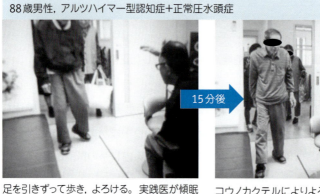

15分後

〈点滴〉
グルタチオン 2,400mg
シチコリン 250mg

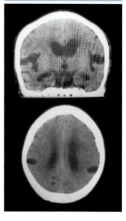

足を引きずって歩き，よろける。実践医が傾眠に対してシチコリン1,000mgを投与していたが歩行には無効。覚醒効果も不十分とのことだった。家族の要望は，歩行も覚醒度も改善させたいとのことだった。

コウノカクテルによりよろけずに速くスーッと歩いてくる。家族から歓声が上がった。脳神経外科にタップテストを依頼しようと考えていたが，しばらくは点滴で治療を継続することになった。

図1 正常圧水頭症に対するコウノカクテルの歩行改善作用

筆者はシャント手術の適応と考え，脳神経外科に依頼状を書こうとしたのですが，家族は手術に二の足を踏んでいる様子でした。

　そこでまずは**グルタチオン2,400mg＋シチコリン250mg**の無料点滴を行ったところ，歩行は著明に改善しました。そのため，タップテストはしばらく保留とし，地元の実践医に点滴の配合変更を依頼しました。筆者が診察するのは半年後でよいでしょう。

　なお，フェルラ酸含有食品は朝・夕各1粒（1-0-1）で摂取しているとのことだったので，朝2粒（2-0-0）の摂取を勧めました。

XI 硬膜下血腫・水腫

　筆者は以前，福祉村病院（愛知県）に10年間毎週通って診察をしていました。認知症治療病棟があり，2階から6階まですべての患者が重度の認知症でした。入院時はもとより定期的に入院患者の頭部CTを撮影しており，そのすべてを読影していました。

　そのうち，奇妙なことに気づいたのです。すなわち，頭部打撲の患者の中に，**打撲直後に三日月型のlow densityのSOL（space occupying lesion）を示す患者がいる**ということです。急性期なのにlow densityということは，髄液で形成された**水腫**です。

　しかし，いくら医学書を探しても硬膜下水腫（subdural hygroma）という記載は見つからず，論文や総説に稀に見つけるぐらいでした。その後かなりの割合で，**慢性硬膜下血腫（CSH）には水腫が先行し，のちに血腫に変わる**ことがわかりました。それを筆者はCSHの「水腫先行説」と呼んでいましたが，だれも関心を示してはくれませんでした（今では説ではありませんが）。

　30年も前のことですから，転倒しやすく頭部打撲を起こしやすいレビー小体型認知症（DLB）のこともよく知らず，歯車現象の有無も一部の患者でしか調べなかったと思います。血腫を形成する患者は飲酒家，男性で，左側に多いことはわかりました。今思えば多くの進行性核上性麻痺（PSP）の患者も含まれており，頻回に頭部を打撲して血腫をつくっていたのだろうと思います。しかしながら当時の筆者にはPSPは診断できませんでした。

　患者の症状の有無にかかわらず定期的にCTを撮影していると，知らないうちに水腫が出現し，自然に消退していくケースが散見されました。まるで生き物のように出現・消退するのです。

　共和病院（愛知県）の認知症治療病棟でも奇妙な現象を目の当たりにしました。**両側性の硬膜下水腫が自然吸収されたあと正常圧水頭症になった患者がいた**のです。その間1カ月です。"特発性"正常圧水頭症とは言うも

のの，実際には原因があるのだと感じました。

1 硬膜下血腫・水腫のCT画像

1)「慢性硬膜下血腫」という用語

医学書を読むと，ほとんどが「慢性硬膜下血腫」と記載されています。しかし筆者はこの言葉は，急性・亜急性のものや水腫，出血を無視した表現であるように感じ，あまり好きではありません。

ここはやはり**「硬膜下血腫・水腫」**と言うべきだと思いますし，出血した直後は血腫ではなく「硬膜下出血」と言うべきでしょう。非常に多くの症例を診てきた筆者には，そのようなこだわりがあり，本書ではそのように呼びます。

2) 急性硬膜下水腫の例

図XI-1-1は88歳女性，前頭側頭葉変性症（FTLD）ですが元気な患者でした。ところが5カ月後，よれよれの状態で，家族に支えられながら来院しました。顔にけがをしています。家族の話では，**「頬を強打してからすぐによれよれになった」**そうです。

CTを撮り直して確認すると，**脳表にかすかなlow densityの帯**があります。つまり硬膜下出血ではなく**急性硬膜下水腫**です。

仮に本例が初診患者で，このCT画像を見せられたとしたら，水腫を見落とすかもしれません。しかし，経験的に，このような脳萎縮の軽い88歳の患者の改訂長谷川式スケールが6点にまで落ちるはずはありません。

頭頂部を見ると水腫であるとわかりやすいでしょう。つまり，大脳鎌に平行した脳萎縮などありえません。前極から後極にかけて**薄い三日月**があり，これはまさしく水腫です。**水腫が脳萎縮と鑑別しにくいもうひとつの理由は，両側性に同じ容量でたまる**からです。初診時のCT画像と比較すれば，急性両側硬膜下水腫の存在が明らかです。本例は，わずかな水腫でも歩行が悪化した稀な患者です。普通は脳萎縮が強いために，水腫が生じても脳圧が上がらず，歩行に変化は生じないものです。

さて本例の歩行障害はどのように治せばよいでしょうか。この程度の容量の水腫では手術適応になりません。発生してからでは五苓散も効きませんし，やはり自然吸収されるまで**グルタチオン点滴とフェルラ酸含有食品**

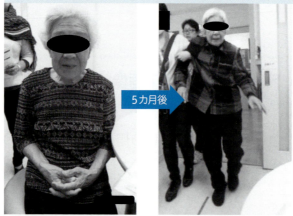
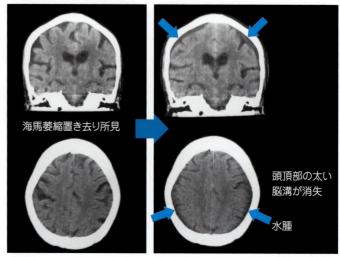

図 XI-1-1 見落としやすい急性硬膜下水腫

で支えるのが最も効果的でしょう。**水腫は血腫と異なり自然吸収されやすい**からです。

超高齢社会ですから，このように頻発する水腫を読影できるようにしておくことは必要でしょう。初診でできるだけCT検査をしておくことを勧めます。

3) 慢性硬膜下血腫の例

冠状断で，さらに慢性硬膜下血腫（CSH）であることがわかりやすいのが**図 XI-1-2**の患者です。後述しますが，ピック病は前頭葉萎縮があるため，構造上その**萎縮部位にCSHが生じやすい**です。したがってピック病にはCSHの合併頻度が非常に高く，画像上，萎縮なのかCSHなのかを鑑別できるよう読影能力を高めておく必要があります。

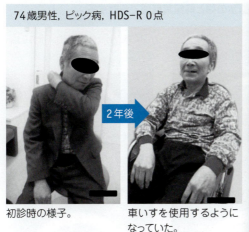
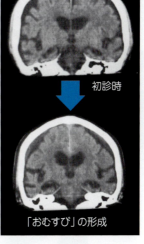

74歳男性，ピック病，HDS-R 0点

2年後

初診時の様子。　車いすを使用するようになっていた。

初診時

「おむすび」の形成

図XI-1-2　慢性両側硬膜下血腫を起こしたピック病

おむすび：もともと萎縮していた前頭葉が両側血腫で圧迫されることによって，いっそう三角形状が尖鋭化したさま。

2　脳萎縮と硬膜下血腫・水腫の鑑別方法

　日頃，認知症患者の頭部CTを撮影して発見するのはほとんどが**硬膜下水腫**です。古い硬膜下血腫との共通点はlow densityであることで，鑑別はMRIの強調画像でつけられるのですが，なかなかMRIを撮影するために他院や専門施設にまで行って頂く機会がなく，また，ボリュームが少ないなら撮影する意味はあまりありません。

　水腫は原則として手術の必要はなく，脳神経外科に手術依頼をしても断られることがあります。ただし，症状（体幹傾斜，不全麻痺，嘔吐）があるなら水腫であろうと手術が必要です。増大がとまらない場合，脳ヘルニア（嵌頓）に至る恐れがあります。

　low densityであるということは，脳萎縮と鑑別しにくいということでもあります。なぜ鑑別が必要であるかと言うと，水腫の場合，**架橋静脈が牽引されて血腫になる危険性がある**からです。脳萎縮ならその心配はありません。

　では鑑別のポイントを見ていきましょう。**図XI-2-1**の2例は，同年代の男性のピック病患者です。

　左側の85歳の患者は慢性硬膜下血腫・水腫（CSH）の例です。改訂長谷

脳室の幅と前頭葉前部で判断する

85歳, ピック病, HDS-R 22.5点
硬膜下血腫（水腫）＋前頭側頭葉変性症

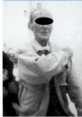

診察中に口笛を吹いた。「左手で右肩をたたく」ことができない。

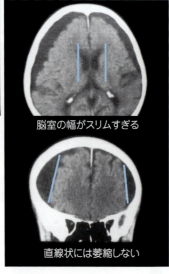

脳室の幅がスリムすぎる

直線状には萎縮しない

84歳, ピック病, HDS-R 10点
前頭葉萎縮

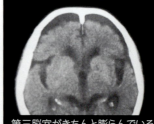

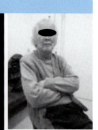

"ピック病らしさ"の腕組みがみられた。

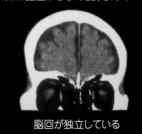

第三脳室がきちんと膨らんでいる

脳回が独立している

図XI-2-1 血腫・水腫と萎縮の見分け方

　川式スケール22.5点でアルツハイマー型認知症かと思われましたが，CT画像は硬膜下血腫でマスクされているために，先行する変性性認知症が何であるかがわかりにくくなっています。

　冠状断で前頭葉前部を見ると，**上下にまっすぐなlow density areaが確認できる**ことから，CSHです。そして，診察の途中で口笛を吹き始めたことからピック病とわかりました。写真のように「左手で右肩をたたく」ことができません。ピックスコアは4点なので，反社会性は少なく，意味性認知症としてもよい患者です。

　なお本例に対しては，とりあえずは，夜間と雨の日の自動車運転をやめるよう助言し，クロルプロマジン（ウインタミン®）4mg，リバスチグミン（リバスタッチ®パッチ）で治療を開始しました。本例は非定型抗酸菌症のためにやせており，よく転倒するとのことで，CSHが出現したのは当然です。前頭葉に萎縮があるので，その部位に体液がたまりやすいのです。

　認知症患者の場合，転倒しなくても，たとえば浴室のタイルの壁に頭をゴンとぶつけてCSHをつくることは多いです。

　右側の84歳の患者は医師の前で平気で腕組みをするピック病の症状を示しました。前頭葉が限局的に萎縮しておりCSHとの鑑別が必要で，MRIの強調画像で決着がつくでしょう。冠状断では**前頭葉皮質の脳回がしっかり分離しています**が，水平断ではCSHのように見えます。

このように限局したCSHもありえます。最初から限局して発生するのではなく、三日月状の長細いCSHが自然吸収される過程で前方にだけ残るのです。

コラム

飲酒は硬膜下血腫・水腫のハイリスク

飲酒家に硬膜下血腫が多い理由は、酩酊して気づかないうちに頭を打っているからとする説が有力ですが、飲酒によって頭蓋内の血管が拡張するからなどの理由も否定できません。

図1は80歳男性のCT画像です。語義失語がありますが、"アルツハイマーらしさ"もあるので、病理基盤はアルツハイマー型認知症だろうと予想しています。

本例は独居で、4年ほど前の初診時には、2カ月で体重が3.5kg減少したとのことでした。酒の飲みすぎです。栄養障害に対して栄養剤（ラコール®）を処方しましたが、甘いものは受けつけません。リバスチグミン（リバスタッチ®パッチ）は48時間貼りっぱなしです。デイサービス先では嫌酒薬の利用が検討されたものの、身体がだるいといって結局デイサービスにも行かなくなりました。

初診から約4カ月後、施設に入居してもらい、強制断酒する手はずが整いました。ところがその20日後、再診予約日より64日早く来院しました。すり足歩行がみられ、足根骨も骨折していました。息子が付き添っており、「頭を打ったらしいので調べてほしい」と言います。握力は右が35kg、左が30kgで、本例は右利きなので右が多少強くても不思議ではありませんが、

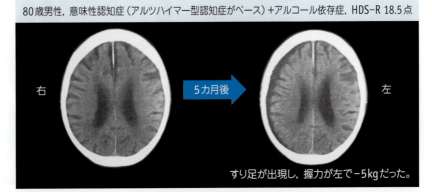

図1 飲酒家のすり足は急性硬膜下水腫の可能性を疑う

CT検査を行うことにしました。結果は見ての通りの急性硬膜下水腫。5kgの弱力は水腫のせいだったようです。

ただし手術適応となる量でもないので、患者家族には「お椀を落とすようになったら再検査しましょう」と伝えました。独居の認知症は何かと難しい点が多いと感じます。

3 ピック病と慢性硬膜下血腫・水腫

1) 手術適応か否かの判断基準

図XI-3-1は71歳女性，典型的なピック病の患者です。長年通院しており，病期が進行して車いすを使用するようになったのですが，このように両側に慢性硬膜下血腫・水腫（CSH）が生じると握力差もわかりません。

再診日のこの日，頸部ジストニアで後屈があり苦しそうな表情だったため，CT検査を行うことにしました。側脳室体部が生理的な幅よりスリムであるため，仮に両側のCSHがlow densityであっても萎縮ではなくCSHだとわかるでしょう。

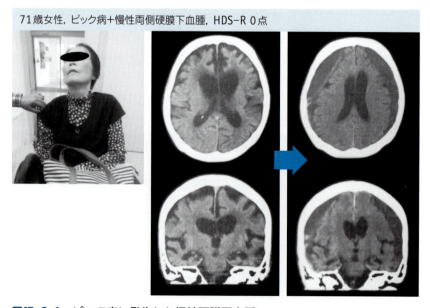

図XI-3-1　ピック病に発生した慢性硬膜下血腫

両側性に血腫ができるということはほとんどありませんし，両側ともisodensity（脳実質に近い濃度）なので，**両側性水腫の中に出血**したことが想像されます．筆者の経験では，脳萎縮の比較的強い認知症に発生したCSHで**手術適応**とすべきなのは，**水平断において，CSHが大脳半球の外側おおむね1/3以上の幅を占める場合**です．ですから本例は手術適応です．

手術後に本例の歩行を改善させる手法としてFG療法（フェルラ酸含有食品＋グルタチオン）が考えられますが，いずれにしても保護帽の着用は必須です．

2) 前頭葉萎縮の3タイプと慢性硬膜下血腫・水腫

図XI-3-2に，**ピック病の前頭葉萎縮の3タイプ**を示しますが，③-a)がCSHとの鑑別が難しいタイプです．鑑別というより，萎縮によってできたスペースに髄液や血液が貯留しやすいわけで，**萎縮＋CSH**になりやすいです．CSHが存在すると側脳室前角のミッキーマウス様のふくらみは圧迫されるので気づかれます．

図XI-3-3は78歳女性，ピック病で盗食もあるためクロルプロマジン（コントミン®）12.5mg×2錠が必要です．5年前の初診時からCT所見は変わらないのですが，両側に硬膜下水腫があります．なぜ水腫と断言できるかと言うと，**側脳室体部がスリムすぎる**からです．

そしてよく見ると，**左前頭葉上部に出血の痕跡**があります．本例がアルツハイマー型認知症（ATD）ではなくピック病であることは，矢状断で前

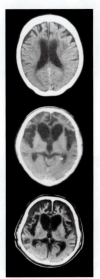

①前頭葉外側面の萎縮　　DLBの萎縮に似る
自発性低下，アパシー

②前頭葉内側面の萎縮
短絡的，反射的，無反省➡模倣，反響言語，強迫的音読

③前頭葉全般の萎縮（①＋②）
➡眼窩面の萎縮
　a)脱抑制，考え無精，わが道を行く行動，立ち去り，鼻歌
　b)常同，滞続，強迫的，反復

図XI-3-2　ピック病の前頭葉萎縮3タイプ
DLB：レビー小体型認知症

頭葉萎縮が強いことからわかります。このスライスでは脳回の矮小化が観察できます。

図XI-3-3の右上端に示した81歳の男性患者もピック病ですが，側脳室前角や第三脳室が**スリムすぎる**ことから両側水腫とわかります。メマンチン（メマリー®）服用によってめまいがして転倒したあとのCT画像です。

このように，ピック病でのCSH合併は日常茶飯事で，相当貯留しないと運動障害は現れません。

図XI-3-4は，ピック病ではなくATD＋脳梗塞の患者ですが，最初に激しく右側頭葉を打撲して急性硬膜下出血を起こしました。その約5カ月後に，脳震盪の影響か左側に生じた硬膜下水腫内に出血しています。

その後この血腫は吸収されていきますが，一部は残って被膜がカプセル

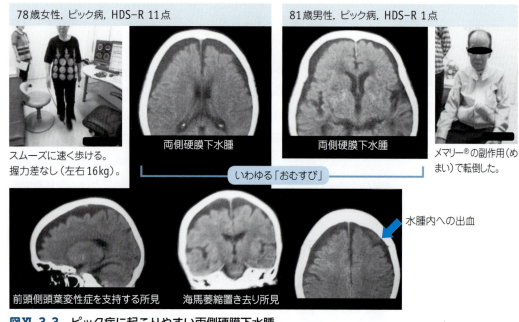

図XI-3-3　ピック病に起こりやすい両側硬膜下水腫

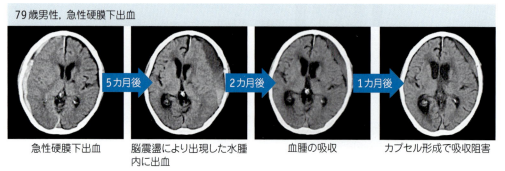

図XI-3-4　左右の硬膜下に血腫と水腫が出入りした例

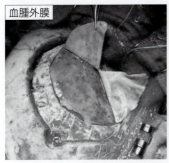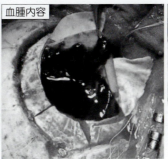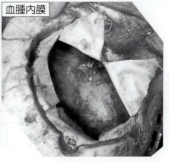

図XI-3-5　難治性再発性慢性硬膜下血腫の開頭手術
薄い被膜は軽症の慢性硬膜下血腫にも認めるが，難治性の場合には，きわめて厚い被膜を認めると考えてよい（土田先生）．
（写真提供：黎明脳神経外科医院・土田英司先生［鹿児島県］）．

化しました．もしもこの残された血腫が片麻痺など生活に支障をきたすような障害をもたらすようなら開頭手術になります（**図XI-3-5**）．

　若年者のオートバイ事故では**急性硬膜外血腫（凸レンズ状）**を生じることが多いのですが，高齢者の場合，ここに紹介したように**硬膜下血腫（三日月状）**になりやすいようです．

　若年者は脳萎縮がないため少しの出血でも死亡しますが，高齢者はかなり大きな血腫があっても問題なく歩きます．それだけに発見が遅れることもあります．平気で歩き，平気で食べていて，認知症だけを起こすCSHもあります．こうした場合には，早期に手術すればまさしく**treatable dementia（完治しうる認知症）**と言えるわけで，たとえば改訂長谷川式スケールが20点から30点に回復することもありえます．

XII その他の歩行障害系疾患

1 アルコール関連認知症

1) アルコール性認知症とアルコール関連認知症

アルコールの多飲と認知症の関連性については不明な点が多いため，最近はアルコール性認知症と言わずに**アルコール関連認知症（ARD）**という用語が使われるようになっています。

直接的なアルコールの影響で大脳に構造的な変化が生じやすい部位として，乳頭体，中脳水道周囲，視床が言われています。もしこれらの部位に変化がみられなければ，その患者の症状は栄養障害（おかずを食べていなかったなど）によって生じたかもしれないため，アルコール性認知症という呼び方は不正確なものになります。

2) 症例紹介

図XII-1-1は87歳男性，車いすを使用して来院しました。なぜ歩けない

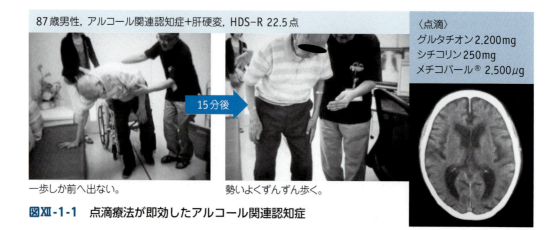

87歳男性，アルコール関連認知症＋肝硬変，HDS-R 22.5点

〈点滴〉
グルタチオン 2,200 mg
シチコリン 250 mg
メチコバール® 2,500 μg

15分後

一歩しか前へ出ない。　　勢いよくずんずん歩く。

図XII-1-1 点滴療法が即効したアルコール関連認知症

のかと尋ねても，本人も娘も「わからない」と言います。少なくとも膝や脊髄に障害はありません。そうなると通常であれば考えられるのは正常圧水頭症（NPH）です。

しかし，本例には**肝硬変**がありました。ウイルス性ではなくアルコール性です。改訂長谷川式スケールは22.5点あり，娘も「それほどボケてはいないのです」と言います。本例の妻が当院の治療で改善したため，何とかなると考えて漠然とした気持ちで来院したようです。

前頭側頭葉変性症（FTLD）やレビー小体型認知症を疑う所見もないため，**ARD・歩行障害・肝硬変**と理解してよいだろうと考えました。

まったく歩行ができず，また高齢であるため，グルタチオンは相当量が必要だろうと考え 2,200mg とし，少し覚醒を促すのにシチコリン 250mg を加え，代謝系なので**ビタミン B_{12}**（メチコバール®）を $2,500\mu g$（5アンプル）配合して点滴を行いました。すると15分後には勢いよくずんずんと歩き，笑顔を見せました。その後は10日ごとに点滴をしに来院してもらうこととし，保険薬はリバスチグミン（リバスタッチ®パッチ）を処方しました。

グルタチオンは脳血管性認知症，NPHの歩行に対しても効果が得られるため，たとえ疾患が何であっても試みる価値があります。ほぼどんな疾患でも歩行が改善するのは大きな強みです。

2 脳血管性認知症

1) 脳血管性認知症とアルツハイマー型認知症の血管因子

脳血管性認知症（VD）が，現在認知症の何割を占めているのかという統計を出すことは，おそらく不可能に近いと思います。なぜなら，患者の高齢化が進み，ほかの認知症に合併している虚血病巣が，どの程度認知症に関与しているのかを定量化できないからです。

ただでさえ，本当に認知症を得意とする医師のもとにはVDの患者はあまり訪れないため，統計を出すことは余計に困難となっています。

純粋なVDというのは，**高血圧の既往**，**構音障害**，**脳血管性パーキンソニズム**，**流涎**，**感情失禁**，**夜間せん妄**など，症状に"脳血管障害らしさ"があるものですが，多発ラクナ梗塞が長期にわたって集積してきたような患者では，この"らしさ"がありません。

たとえば，アルツハイマー型認知症（ATD）＋VDなのかVD単独なのか迷う場合には，筆者の場合，改訂長谷川式スケール（HDS-R）で**遅延再生が6/6であり，海馬萎縮が軽ければVD**と判断しています。なおその場合の中核薬はガランタミンを第一選択にします。

海馬萎縮など"アルツハイマーらしさ"が強く，認知症を呈するほどには規模が大きくない虚血病巣の場合は，**ATDの血管因子**と呼ばれ，VDとは認められません。

いずれにしても，**ATDの約4割は脳梗塞をもっている**[1]と言われていますから，歩行障害を生じた場合は脳虚血に対する治療が有効となります。ニセルゴリン，シロスタゾールを用いるのがよいでしょう。

このとき，ATDが進行したと考え**ドネペジルを増量してしまうと，余計に歩けなくなります**。ですから歩行障害の目立つ患者なら，最初からドネペジルではなくリバスチグミンにしておきましょう。繰り返しになりますが，**歩行障害系にドネペジルという選択肢はありません**。

画像検査において，スポット状に描出されるラクナ梗塞とは違い，脳室周囲に広がるlow densityが強い場合は，**ビンスワンガー型虚血**と言われます（ビンスワンガー病という独立疾患が存在するか否かの議論は現在においても決着がついていません）。

ビンスワンガー型虚血がみられる場合はほとんどがVDであり，なぜか**正常圧水頭症（NPH）の合併が非常に多い**と感じます。そうなるとワイドベースはより高度になり，杖や介助を必要とする状態になります。

2) 脳血管性認知症とほかの認知症責任疾患の合併

ATD＋VDは**混合型認知症**と呼ばれていますが，近年ではレビー小体型認知症（DLB）や前頭側頭葉変性症（FTLD）の患者が増加しているため，すべての混合型を同じ扱いとするわけにはいきません。そこで筆者はそれぞれを**アルツミックス**（ATD＋VD），**レビーミックス**（DLB＋VD），**ピックミックス**（FTLD＋VD）と呼びわけることを勧めています。

レビーミックスはせん妄を起こしやすく，ピックミックスは陽性症状を抑えるための抑制系薬剤によって転倒しやすくなることがイメージできると思います。このような陰証と陽証の混合患者は，やはりコウノカクテルやフェルラ酸含有食品で覚醒度や歩行能力を支えておくことが安全で確実でしょう。

なお，せん妄をシチコリンで制御する場合には注意が必要です。アルツミックスやピックミックスのせん妄に対しては，シチコリン単独なら1,000mgの投与も可能ですが，**ピックミックスやPSPミックスの場合に**

は，初回は**500mg**にしておきましょう。大せん妄が2〜3日だけ悪化する恐れがあります。

また，**グルタチオンを少量併用したい場合は600mg程度**にしておいて下さい。グルタチオンを1,000mg以上にすると，**シチコリンハイテンション**を生じるリスクが上昇します。

3）症例紹介

図XII-2-1は3年半通院している86歳女性のVD患者です。HDS-Rも初診時の12点から7点に低下してきていました。歩行には杖と介助が必要で，非常にゆっくりとしか歩けないので，グルタチオンが効果を示すか試みてみました。

当時，筆者はまだ配合についてよくわかっていなかったので，グルタチオンに加え，シチコリン，幼牛血液抽出物（ソルコセリル®），ビタミンCを配合して点滴を行いました。

15分後，本例は**杖も持たず，大きく手を振って，長距離を何ということもなく歩きました**。さすがにUターンの際には小刻みになりましたが，それでもバランスを崩したりはしません。

理学療法を得意とする外来でも，グルタチオン点滴が採用されるとよいだろうと筆者は思います。リハビリテーション前に点滴しておくことで，患者は楽に訓練ができるはずです。

86歳女性，脳血管性認知症，HDS-R 12点→7点

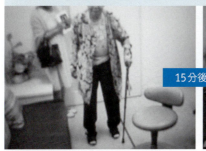
ワイドベースですり足歩行がみられた。

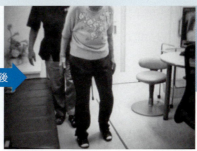
十分な速度で長距離を歩けるようになった。

〈点滴〉
グルタチオン 1,800mg
シチコリン 250mg
ソルコセリル® 4mL
ビタミンC 1,000mg

ビンスワンガー型虚血

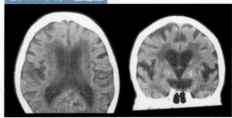

図XII-2-1 コウノカクテルが奏効した脳血管性認知症

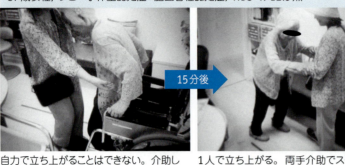

87歳女性，レビー小体型認知症＋脳血管性認知症，HDS-R 12.5点

〈点滴〉
グルタチオン 2,400mg
シチコリン 250mg
ビタミンC 2,000mg

15分後

自力で立ち上がることはできない。介助しても一歩も前へ出ない。

1人で立ち上がる。両手介助でスースーッと歩く。筆者を見て「ありがとう」と言う余裕さえある。

図XII-2-2 コウノカクテルが即効したレビーミックスの高齢者

　図XII-2-2は87歳女性，レビーミックスの患者です。この年齢では健常であっても車いすを使用することが多くなると思いますが，本例は，介助で立ってもらってみても最初の一歩すらまったく出ず，歩行にならない重症でした。

　しかしながら本例も，コウノカクテルによって15分後には介助歩行ながらスースーッと歩き，筆者のほうを見てお礼を言うほど余裕がありました。シチコリン250mgは"隠し味"として配合しているものですが，その理由は，DLBという意識障害系の認知症であることと，高齢であることから，少し覚醒させることが歩行に有効であろうと考えたからです。

　図XII-2-3は89歳女性，DLBと三尖弁閉鎖不全の影響でしょうか，両側小脳半球・中脳・橋に大きな脳梗塞があります。右眼は失明しており，幻視が現れた時期もあります。

　最初，大学病院でATDと誤診され，その後DLBに診断変更されて，地元の医療機関でパーキンソン病治療薬とドネペジル10mgが処方されていましたが，肘の歯車現象が強くみられたため，週2回は間引くように助言しました。診察室で娘と話をしている間に，本例は寝てしまいました。DLBの嗜眠です。

　眼振が誘発されるので，歩行時は浮遊感で気持ちが悪いだろうと思いました。要するに**ドパミン系歩行障害と小脳失調が合併した，きわめて歩行困難な状態**であるはずです。しかし対症療法を旨とするコウノメソッド（コウノカクテル）においては，何が合併していても関係ありません。

　グルタチオン2,600mg＋シチコリン250mg＋ソルコセリル®4mLの点滴によって，本例も15分後には速くバランスよく歩行できるようになりました。

89歳女性，レビー小体型認知症＋小脳・中脳・橋梗塞，HDS-R 5点

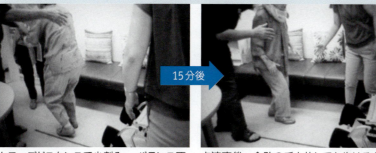

〈点滴〉
グルタチオン 2,600mg
シチコリン 250mg
ソルコセリル® 4mL

15分後

クローズドスタンスで小刻み。バランス不良。眼振も誘発され，小脳失調あり。歯車現象も強い。傾眠で膝は曲がったまま。

点滴直後，介助の手を放しても歩けるようになった。

三尖弁閉鎖不全の影響

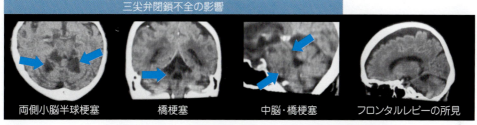

両側小脳半球梗塞 　　橋梗塞 　　中脳・橋梗塞 　　フロンタルレビーの所見

図XII-2-3 ドパミン系歩行障害と小脳失調の合併した超高齢者の歩行改善

　ルンブルクスルベルス含有食品2カプセル（朝）＋2カプセル（夕），また，易怒があるのでフェルラ酸含有食品（弱）×2本を推奨し，地元のコウノメソッド実践医に点滴を委託しました。

　易怒が生じているのは，かなり萎縮した前頭葉のせいでしょう。ドネペジルも過剰であるのだと思います。

　図XII-2-4は85歳男性。3人に付き添われて初診しました。常同的に金を使う，多少性的な発言があるということで，正しい診断を求めて来院したのです。CT画像からはATDと思われましたが，症状はピック病でした。

85歳男性，ピック病＋小脳梗塞，HDS-R 16点

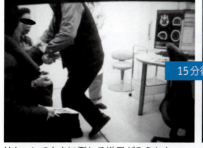

15分後

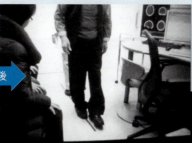

〈点滴〉
グルタチオン 1,800mg
シチコリン 250mg
ソルコセリル® 4mL
ビタミンC 1,000mg

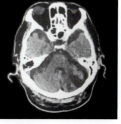

Uターンのときに倒れる様子がみられた。

タンデムゲイトが完璧にできた。

図XII-2-4 コウノカクテルで改善した小脳梗塞によるバランス障害

それよりも，小脳半球の左側に梗塞があるのが気になり，歩いてもらってみると，やはり小脳失調があります。

スターターパックに近い内容でコウノカクテル点滴を行ったところ，歩行は改善されました。遠方から来院し，通院はできないとのことだったので，認知機能と問題行動に対してフェルラ酸含有食品（弱）×3本を推奨し，歩行が悪化したら近所のコウノメソッド実践医のもとに点滴を受けに行くということになりました。グルタチオンは小脳失調に対して非常に奏効します。

4) 脳出血にも効果を示すコウノカクテル

図XII-2-5は85歳女性，ピック病にて通院していましたが，ある外来日に，これまでにない不気味な目つきでやって来たので，CTを撮影し直したところ，左後方の表層型境界領域にアミロイドアンギオパチー（脳出血）を起こしていました。

シチコリン500mgを主軸として，グルタチオン1,000mg＋ソルコセリル®4mLをサポートとして配合し点滴したところ，15分後にはさわや

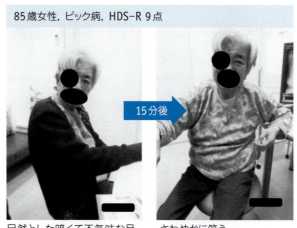

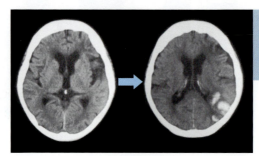

図XII-2-5 アミロイドアンギオパチーの急性期意識障害にコウノカクテルが即効した例

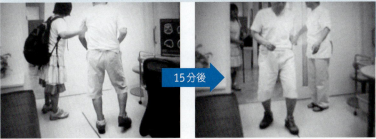

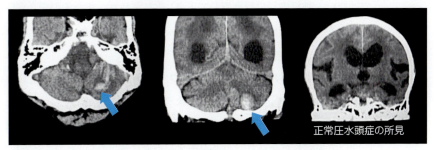

図XII-2-6 グルタチオン1,600mgが即効した急性期小脳出血

かな笑顔がみられました。覚醒したからです。

　もう1例脳出血の症例を紹介しましょう。**図XII-2-6**は80歳男性，FTLD＋NPH＋アルコール依存症で通院していましたが，ある日，車いすに乗せられて臨時に再診されました。歩行してもらうとタンデムゲイトができなかったため，小脳のトラブルだと思い，CTを撮影し直したところ，**左小脳半球に脳出血**が起きていました。

　血圧は高くなかったため，グルタチオン1,600mgに"隠し味"のシチコリン250mgを配合し，タンデムゲイトが改善してから総合病院に紹介し，入院してもらいました。

　出血があれば普通は安静処置をとるべきだと思いますが，このケースでは周囲への脳ダメージを広げないよう，早めに抗酸化物質を投与しておくという考え方をしました。

文献

1) Neuropathology Group. Medical Research Council Cognitive Function and Aging Study：Pathological correlates of late-onset dementia in a multicentre, community-based population in England and Wales. Neuropathology Group of the Medical Research Council Cognitive Function and Ageing Study(MRC CFAS). Lancet. 2001；357(9251)：169-75.

XII-3 筋萎縮性側索硬化症

コウノカクテルは**筋萎縮性側索硬化症（ALS）**に対しても効果を示します。

図XII-3-1は79歳男性。自宅のトイレや玄関のマットがずれていたことから、妻が1年ほど前に「夫は歩くときにマットに足を引っかけている」と気づいたそうです。総合病院を受診したものの「異常はない」と言われ、次には整形外科開業医に診てもらったところ、一瞬で「これはうちの病気ではない。神経内科に行き直して下さい」と言われ、また先の総合病院に行き、やっと精密検査が始まってALSと確定されました。「めずらしい高齢発病ですね」と言われたそうです。

細胞保護薬の**リルゾール（リルテック®）50mg×2**が処方されているのですが、改善はまったくみられないようです。医師からは「しかたがないから継続して下さい」と伝えられていました。当院へは、妻が筆者の講演を聞いて来院したそうで、「グルタチオン点滴に賭けたい」とのことでした。

筆者はALSを初めて診察しましたが、4年ほど前に**FTD-MNDタイプ**（日本人が発見した前頭側頭型認知症とALSの合併疾患）の患者を2年間診ていたことがあり、歩き方はそっくりでした。大腿部を高く上げないと

79歳男性，筋萎縮性側索硬化症，HDS-R 26.5点

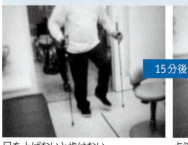
足を上げないと歩けない。

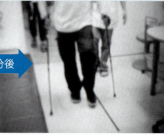
15分後
点滴直後から足を上げずに前に進めるようになった。

〈点滴〉
グルタチオン 2,600mg
ビタミンC 1,000mg

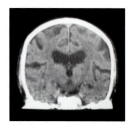

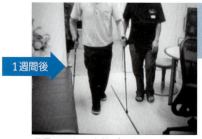
1週間後
増量でさらに改善がみられた。スースーッと速く自然に歩く。

〈点滴〉
グルタチオン 3,200mg
ビタミンC 2,000mg

図XII-3-1 グルタチオン用量依存性に歩行が改善した筋萎縮性側索硬化症

歩けないのです。

　念のため頭部CTと改訂長谷川式スケール（HDS-R）を施行しました。HDS-Rは26.5点でしたが，知的さを要する職業に就いていた割には切れ味が悪い印象です。非認知症の多系統萎縮症でも25点前後の患者が多いので，変性疾患はHDS-Rで30点は得点できないという感じがします。もちろん認知症とは言いません。採血データでは，CRPが8.3mg/dLでした。

　グルタチオン2,600mgの無料点滴を行い，**15分後には足をあまり上げずに速く歩けるように**なりました。

　1週間後にまた来院し，再び点滴を希望されました。前回は24時間ほど効果が持続していたとのことだったので，今度は**グルタチオン3,200mg**に増量したところ，15分後の歩行速度はさらに速くなりました。ALSに対するコウノカクテルの効果が確認できました*。

*筋萎縮性側索硬化症の患者がコウノカクテルを受けやすくなるように，自費グルタチオン高用量点滴を保険診療日に受けられる，あるいは保険適用となるよう，筆者は団体を立ち上げたいと思っている。これらが実現すれば，高額なリルゾール（1日約3,000円）による医療費の増大を防ぐことができ，かつ，より著明な効果が得られるものと考える。

XIII フロンタルアタキシア

図XIII-1は，前頭葉が強く萎縮した前頭側頭葉変性症（FTLD）の患者です。本例はなぜ歩けないのでしょうか？ これは，たとえば脳卒中後のリハビリテーションを受けもっている医師には，ある意味難解な問いかもしれません。

歩行に関係した回路がピンポイントで障害されている患者が歩けない理由は科学的に説明できますが，このように「何となく」歩けない患者を診ると，「末期だからしかたがない」と思ってしまうものです。しかし，それでは説明になりません。

ここで，序論で述べた主題がついに登場します。彼らは**「歩けない」のではなく「歩かない」**のです。運動器の問題ではなく，**司令部の問題**なのです。これを**フロンタルアタキシア**と言います。「歩け」という指令が出ないのですから，重度の廃用症候群が足に生じていない限り，**前頭葉を刺激すれば歩けます。**

中坂義邦先生（新横浜フォレストクリニック院長）からフロンタルアタ

75歳女性，前頭側頭葉変性症，HDS-R 0点

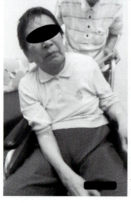

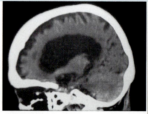

前頭葉脳回の矮小化

7年通院して施設入所となった．語義失語が主体．相手を見ない．歩行できていた頃は，セロクエル®が必要だった．

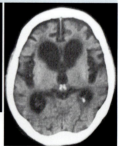

ミッキーマウス

図XIII-1 フロンタルアタキシアによって歩行障害が生じた前頭側頭葉変性症

キシアという概念を初めて聞いて以来，筆者は認知症第3期患者の歩行障害の理由が急速にわかるようになりました。

図XIII-2[1]に示すように，前頭葉は足を出すタイミング，余計な動作の抑制，歩行の指示を司っていて，歩行にきわめて重要な部位なのです。脊髄や運動器が悪いという以前の問題です。

この概念を考慮することにより，歩行障害には**ドパミン系と非ドパミン系**があり，**後者の主役がフロンタルアタキシア**なのだとわかりました。つまり，たとえば進行性核上性麻痺は，パーキンソン病治療薬をやみくもに増量するのではなく，抗酸化系の治療で前頭葉を賦活することで改善率が上昇するのです。

フロンタルアタキシアは，ほかに**frontal lobe ataxia**という言い方もあるようです。"Handbook of Clinical Neurology"（第103巻第44章）では，オーストラリア・アデレード大学のPhilip Thompsonが総説を記しており，章のタイトルはfrontal lobe ataxiaとされています。一方，本文ではfrontal ataxiaとされている箇所もあります[2]。

これによると，**高齢者の歩行障害の30％以上がフロンタルアタキシア**によるものだとされています。最近，老年医学分野では「フレイル」「サル

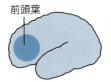

図XIII-2 歩行に関わる前頭葉の役割 （文献1を参考に作成）

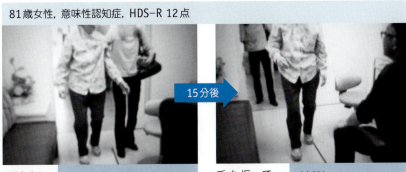

図XIII-3 ソルコセリル®が奏効したフロンタルアタキシア

CSH：慢性硬膜下血腫

コペニア」といった言葉がしばしば聞かれますが，前頭葉機能不全という考え方をすると，治療の可能性がみえてきます．**図XIII-3**は幼牛血液抽出物（ソルコセリル®）が奏効したフロンタルアタキシアです．

文献

1) 中川賀嗣：認知症の生活機能障害―認知症における行為・動作研究. Cognition Dementia. 2011；10（4）；318-25.
2) Thompson PD：Chapter 44-Frontal lobe ataxia. Handbook of Clinical Neurology, Vol.103. Sankara H, et al ed. Elsevier, 2012, p619-22.

1 歩行に必要な前頭葉の指令

1）前頭葉の広範な機能

コウノメソッドを学んできた医師であれば，歩行は覚醒系薬剤や興奮系薬剤を用いることで改善するのではないかと気づくことでしょう．意識の座は脳幹と大脳皮質全般にあると言われますが，筆者は前頭葉が重要だと感じてきました．多数の患者を診ていると，前頭葉機能の低下は老衰や生命予後にも直結しているのではないかと感じます．

コウノカクテルにはアンチエイジング作用も期待でき，また10年間も歩行できなかった変性疾患でも点滴の15分後には歩けるようになるところを見ると，老衰にもある程度有効であると確信をもつことができます．たとえば，だれが見ても老衰と思われる90歳過ぎの高齢者を，「大事なイベントがあるからどうしてもあと1カ月延命してほしい」と家族から言われれば，おそらくは可能です．

2）前頭葉と歩行障害

前頭葉疾患による歩行障害を初めて要約したのはMeyerとBarron（1960年）が最初でした．**frontal ataxia**という言葉を最初に使用したのはBruns（1892年）です．

前頭葉-橋-小脳には連携（fronto-ponto-cerebellar connections）があり，歩行を障害します．それを考えるとfrontal lobe ataxiaとfrontal ataxiaは同じ意味ではないのでしょう．前者は前頭葉に何らかの器質的病変がなくてはならず，後者は機能的障害だけでも（ほかの部位との関連で）歩行障害を起こすというニュアンスの違いだと筆者は感じてい

ます。

"Handbook of Clinical Neurology"[1]の最終章には，老人性歩行障害(elderly gait syndrome)について書かれてあります。

高齢者のバランスが悪いこと，転倒しやすいことと白質病変が関連するという説[2,3]や，姿勢反射障害は血管病変性の白質障害に起因するとする報告[4,5]があり，高齢者に生じる歩行障害は，アルツハイマー型認知症(ATD)の発生によるものではなく，血管性のものだとする意見が多いようです。

白質は神経の連絡路ですから，当然前頭葉皮質にも投射しています。多発梗塞が前頭葉になくても前頭葉の局所脳血流が低下することは既に知られており，それによって感情失禁や易怒が脳血管性認知症(VD)で起こるのでしょう。

言ってみれば，VDは前頭側頭葉変性症(FTLD)と同様，**前方型の認知症**です。ATDは後方型の代表です。ただし，ATDのフロンタルバリアントは確かに存在しますし，レビー小体型認知症(DLB)がLPC化した患者はDLBのフロンタルバリアントと言ってもよいのでしょう。現に前頭葉は萎縮しています。

何度も述べている通り，KerteszはDLBをPick complexには含めていませんが，それは正しいと思います。真性LPC(DLB基盤)とLPC症候群[進行性核上性麻痺(PSP)，大脳皮質基底核変性症(CBD)]を比べると，後者は最初からPick complexです。

前掲書[1]の結語にはこう書かれてあります。**「前頭葉は人間の歩行にとって重要(crucial)で，歩行をコントロールしている」**── 筆者は二度童になっている第3期のピック病患者にみられる，小刻みでいたずらっぽく飛ぶようなリズム，時には肩を左右にゆすって猫背で歩く姿を「子ども歩き」と表現していますが，**前頭葉機能が子どもに戻ったために，歩きも子どものようになる**と理解してもよいのではないかと思っています。

この歩き方の対極にあるのが，いわゆるモデル歩きです。背筋を伸ばし，優雅なリズムで音もなく，ハイヒールを履いていても決してバランスを崩すことのない歩行です。

筆者は，51歳男性で退行のみられる患者の歩行が，治療によって子ども歩きからモデル歩きに変わったのを確認しています。コウノメソッドは時に患者の時間軸をも逆回転させうる可能性を秘めているのです。そして認知症の治療は，**側頭葉の時代(記憶重視)から前頭葉の時代(豊かさ)に**移りつつあります。

3) 症例紹介

①前頭側頭葉変性症の例

図XIII-1-1は71歳女性の初診時の様子です。71歳という若さにもかかわらず，夫に手を引かれておどおどと診察室に入室してきました。このようなしぐさを見たら**即座にFTLDとわかります**。

案の定，なかなか着座せず，言葉はまったく通じません。改訂長谷川式スケール（HDS-R）を実施することはできず，残すはCT検査で萎縮を確認するのみでした。

コウノカクテルのスターターパックで治療を開始しましたが，点滴15分後には1人で歩き，話し始めました。そしてそれがFTLD特有の滞続言語*だったので，筆者は驚き興奮しました。

点滴前は無言症だったため，発語したことは改善と言えるのですが，おそらく本例は，半年前には滞続言語を話していたのだろうと思われます。グルタチオンは本例を**半年前の歩行と発語の状態に戻した**と言ってよいのではないかと思います。**変性疾患を"病的エイジング"ととらえるならば，アンチエイジング効果が得られたようなもの**です。

本例はもともとコウノメソッド実践医のもとに通院して適切な処方を受けていたのですが，実践医はフロンタルアタキシアを点滴で改善させるという発想はなかったようです。今回の治療によって歩行だけでなく話せるようになったのですから，家族にとってもうれしいことでしょう。実践医には点滴を定期的に行うように助言しました。

②グルタチオンが用量依存性に奏効した例

筆者がフロンタルアタキシアに点滴療法が著効することを初めて確認したのは，序論の**図1**で紹介した75歳の女性患者です。

---

*滞続言語：質問の内容とは無関係に，どのような問いに対しても同じ話を繰り返すもの。
例）「今日は何曜日ですか」
→「木曜」
「あなたは何歳ですか」
→「木曜」

71歳女性，前頭側頭葉変性症，HDS-R 実施不可

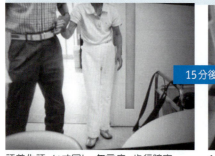

語義失語，いす回し，無言症，歩行障害（パーキンソニズムなし）がみられる。

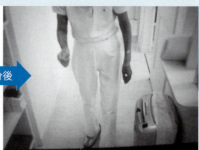

15分後

1人で歩けるようになり，発語もみられるようになった（ただし滞続言語）。

〈点滴〉
グルタチオン 1,600mg
シチコリン 250mg
ソルコセリル® 4mL
ビタミンC 2,000mg

図XIII-1-1 フロンタルアタキシアによる歩行障害にコウノカクテルが即効した前頭側頭葉変性症

グルタチオンの投与を始めたばかりの時期で，おそるおそる600mg点滴を行ったところ，車いすから立ち上がって歩き出したのには驚きました。次の外来日には1,200mgに増量し，シチコリンは1,000mgから500mgに減量しました。シチコリンを減量したのは臨床医としての勘です。

すると今度はしっかり腕を振って歩いたので，歩行には**グルタチオンが用量依存性に効果を示す**こと，また，**意識障害系でない患者にはシチコリン1,000mgは不要**であることがわかったのです。こうして筆者は，コウノカクテルにおける**グルタチオンとシチコリンの配合のコツは天秤の関係である**と早くから気づき始めていました。

グルタチオンの歩行改善作用には目を見張るものがあり，一度この手法を覚えたら，医師も"病みつき"になりグルタチオンに頼るようになります。しかし，**シチコリン単独静注**も，患者によっては非常に効果が得られ，決してグルタチオンに劣るものではありません。

このような事情から，コウノカクテルによる改善率は医師によってばらつきが出ると思います。しかし逆に言えば，自分が勉強することでほかの医師よりもよい改善率を出せるという楽しみが残されているとも言えます*。

*コウノメソッド実践医であれば，配合に悩んだときには筆者にメールを送ることで，筆者からの助言を受けることができる。

③家族性前頭側頭型認知症（FTDP-17）の例

図XIII-1-2は43歳女性，**家族性前頭側頭型認知症（FTDP-17）**を疑う患者です。臨床像は進行性非流暢性失語（PNFA）を示しました。CT所見としては強い前頭葉萎縮が認められます。

流涎のために口元をタオルで押さえる様子がみられますが，流涎はパ

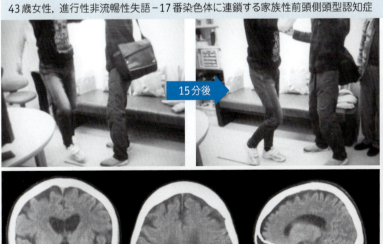

43歳女性，進行性非流暢性失語－17番染色体に連鎖する家族性前頭側頭型認知症

15分後

〈点滴〉
グルタチオン 2,000mg
ソルコセリル® 8mL
ビタミンC 2,000mg

図XIII-1-2 ソルコセリル®8mLで歩行が改善したPNFA-FTDP-17

ーキンソニズム（咽喉頭の無動）によるものですから，本例はPick complexないしはLPC症候群というわけです。

歩行はマリオネットのように安定せず，PSPに近い印象です。**幼牛血液抽出物（ソルコセリル®）**8mLを配合したところ，歩行はかなり安定しました。本例には発語はありませんが，相手の言葉は理解できるので，筆者が「よくなったね」と言うと，写真にみられるように指でOKサインをつくって笑顔を見せました。

ソルコセリル®をしっかり効かせようと考えたときには，経験的に**2アンプル（8mL）〜4アンプル（16mL）が必要**です。スターターパックにおけるソルコセリル®の用量は4mLですが，これは，異種蛋白を配合するという点に関して，最初は1アンプルにしておくという安全上の配慮です。本例は遠方から来院した患者で，筆者は1度しか診察できないため，例外的に初回から8mLとしました。

効果が確認できれば，地元のコウノメソッド実践医に最適なカクテル配合をあらかじめ伝達することができます。効果的な配合を実践医が1度で見きわめるのが難しい場合もあるため，筆者は何としても効果が得られる配合を初診時に見出すよう努めています。

④老衰を人工的に改善させた例

図XIII-1-3は超高齢の意味性認知症患者における1年2カ月の経過を示したものです。最初は寝てばかりの状態だった本例に対して，コウノカクテルによる治療を開始しました。

初回の点滴を行ったところ，15分で覚醒し歩行し始めたので，**疾患の**

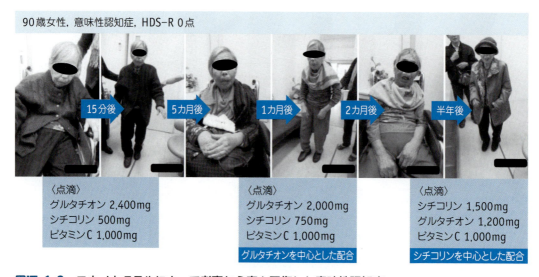

図XIII-1-3 コウノカクテルによって老衰から度々回復した意味性認知症

治療というよりも老衰を治療したように感じました。

5カ月後，覚醒してはいるものの歩けなくなったとのことで，家族に連れられて再び来院しました。このときはグルタチオン主体の点滴としました。シチコリンで覚醒させた過去がある老衰なので，普段はあまりしないことですがシチコリンも750mgと多めに配合しました。

さらに3カ月後，呆然として無感情，つまりアパシーになっていたので，グルタチオンとシチコリンをほぼ均等に配合して投与し，以後の点滴は定期的に地元のコウノメソッド実践医に引き継いでもらうことにしました。遠方から来院する患者なので，再び筆者が診察したときには半年が経過していましたが，非常に元気になっており，「毎日街に出かけている」とのことでした。

本例は，**点滴を行わなければ老衰で寝たきりになる患者**でしょう。しかし，対症療法のコウノカクテルにおいては，本例が老衰なのかフロンタルアタキシアなのかを厳密に鑑別する必要はありませんし，おそらく両方の要素があると思います。**老衰によって前頭葉機能も低下する**ということもあるでしょう。

こうしてみるとコウノカクテルは，薬剤の副作用が現れやすい高齢者のADLを確保したり改善させたりするのに，非常に適した手法だと言えるでしょう。

⑤ グルタチオン800mgで改善が得られた例

図XIII-1-4もピック病による典型的なフロンタルアタキシアですが，グルタチオン800mg＋シチコリン500mgというほぼ均等の配合比率で歩行を改善させることができました。車いすを使用していた患者が座面の深

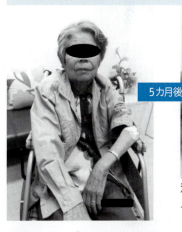
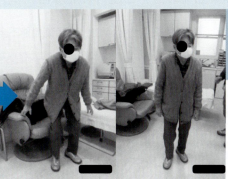

85歳女性，ピック病，HDS-R 13点

5カ月後

深いソファから自力で立ち上がることができた。

〈点滴〉
グルタチオン 800mg
シチコリン 500mg
ソルコセリル® 4mL

図XIII-1-4 グルタチオン800mgで独立歩行したピック病

いソファから何も持たずに立ち上がるのですから，著効と言ってよいでしょう。

なお，グルタチオンの歩行改善作用が得られる最低用量については，これまでにコウノメソッド実践医（北海道）から**400mgで改善した例が報告されています**。これは保険診療で処方できる最高用量でもあります。ですから自由診療がどうしても難しいときにも，**あきらめずに400mgの投与を試みて下さい**。基本的には**600mg以上**，スターターパックではより確実に効果を得るために**1,600mg**に設定しています。

文献

1) Sankara H, et al ed：Handbook of Clinical Neurology, Vol.103. Elsevier, 2012.
2) Tell GS, et al：Relationship between balance and abnormalities in cerebral magnetic resonance imaging in older adults. Arch Neurol. 1998；55(1)：73-9.
3) Whitman GT, et al：A prospective study of cerebral white matter abnormalities in older people with gait dysfunction. Neurology. 2001；57(6)：990-4.
4) Masdeu JC, et al：Brain white-matter changes in the elderly prone to falling. Arch Neurol. 1989；46(12)：1292-6.
5) Baloh RW, et al：White matter lesions and disequilibrium in older people. II. Clinicopathologic correlation. Arch Neurol. 1995；52(10)：975-81.

2　前頭葉機能と疾患・病態の関係

1) 前頭葉血流の低下と遂行機能障害

図XIII-2-1のように，前頭葉機能不全には2種類あります。パーキンソン病（PD）は初期には認知症にはならないとされますが，かなり早い段階

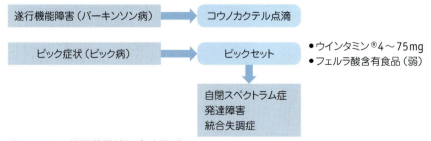

図XIII-2-1　前頭葉機能不全症候群

から前頭葉血流が低下していることが知られています。

その血流低下がどういった形で表出するかと言うと，**遂行機能障害**として現れます。日常生活において生じる問題や課題に対して適切に反応し，上手に解決していく能力のことですが，周囲の人からみると，**判断が遅い**，**動作が鈍い**と感じられます。しかし，際立って病的には見えないかもしれません。こうした症状を改善させるには覚醒させることが大切ですから，**シチコリン点滴**が有用です。

PDにおいて，小刻み歩行やすくみ足のひどい患者の前に丸太を置くとひょいと大股でまたげることや，精神的な緊張で振戦が増悪することは，前頭葉機能の関与がある証拠です。

ですから，PDはドパミン系歩行障害としてPD治療薬が有効ではありますが，フロンタルアタキシアの介入もあると予想され，**リバスチグミン，フェルラ酸含有食品**のように，**前頭葉血流を増加させる成分**も有用ですし，**覚醒系治療**（アマンタジン内服，シチコリン静注）も有効であると理解しています。

もっとも，認知症でないPDにリバスチグミンは用いません。ドネペジルでなくても，少なからずアセチルコリン－ドパミン天秤への悪影響が現れうるからです。また，進行性核上性麻痺（PSP）や大脳皮質基底核変性症（CBD）の場合には，仮に認知症が重度でもリバスチグミンの用量が多すぎる（9mg以上）と**奇異反応**（かえって足が重くなる）が現れる可能性のあることが経験上わかっています。ですから最初は2.25mgの少量から処方を開始します。

2）前頭葉萎縮とピック症状

一方，前頭葉下部の萎縮では**ピック症状**が起こります。ピック症状には，フェルラ酸含有食品（弱）＋クロルプロマジンの**ピックセット**がマッチします。ピックセットは自閉スペクトラム症（自閉症，アスペルガー症候群）や発達障害，多動症，統合失調症にも応用が可能です。

9歳以下の患者の場合には，将来を考慮して，クロルプロマジンの代わりに**甘麦大棗湯**を用います。抑肝散の代替薬ですが，甘味のある漢方なので，子どもでも嫌がらずに飲んでくれます。

3）前頭側頭葉変性症とパーキンソニズム

前頭側頭葉変性症（FTLD）が進行すると，**子ども歩き**になってきます。このときに歯車現象が認められれば**二次性パーキンソニズム**と考えて，レボドパ・カルビドパ（ドパコール®）を用いてチャレンジテストを行いま

す。万が一ドネペジルが処方されていたら中止したほうが無難です。

歯車現象でなく鉛管様筋固縮があればCTを撮影し直して、**正常圧水頭症**の合併がないかを確認しましょう。また**「FTLDではなくPSPやCBDなのではないか」**と考慮し直す必要もあるでしょう。PSPは前頭葉が非常に強く萎縮している患者が多いため、PDと誤診されているだけでなく、ずっとピック病と思われていることもあります。

もっとも、PSPはフロンタルレビー（前頭葉萎縮が強いレビー小体型認知症）と認識される患者に多く含まれているものです。ただ、**第三脳室が大きい**なら、症状（垂直性注視麻痺、後方転倒、ハミングバードサイン）が出そろう前からPSPを疑っておくべきでしょう。また**ドパコール®に反応しない患者もPSPの候補**です。

4) 前頭葉機能不全の病態と症状・疾患の対応

さらに前頭葉機能不全を細分化すると、**図XIII-2-2**のように**①誤って機能する、②機能低下、③機能停止**と3種類にわけられるでしょう。またこのように分類することで、ほとんどの病態は理解できると思います。

妄想、脱抑制、感情失禁は抑制系薬剤で比較的制御が可能です。すなわち、ハロペリドール（セレネース®）、クロルプロマジン（ウインタミン®）、チアプリド（グラマリール®）が第一選択になります。いずれもドパミン阻害薬ですが、コウノメソッドが指定した低用量なら歩行を阻害することはありません。

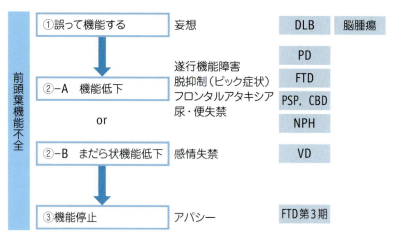

図XIII-2-2　前頭葉機能不全のバリエーションと症状の違い
DLB：レビー小体型認知症、PD：パーキンソン病、FTD：前頭側頭型認知症、PSP：進行性核上性麻痺、CBD：大脳皮質基底核変性症、NPH：正常圧水頭症、VD：脳血管性認知症

3 歩行改善のための治療戦略

1) 高齢者の歩行のサポートに必要なもの

　結局のところ，高齢者に対しては，あらゆる面から歩行をサポートするという考えが必要になります。レビー小体は脳幹にありますから，**表XIII-3-1**に示したように，**脳幹に対してドパミン系（パーキンソン病治療薬）を使用する**と考えましょう。

　小脳系には**グルタチオン点滴**が非常に奏効します。その病態がたとえ変性でも梗塞でも出血でも効果を得られることは，既に示した通りです。

　内耳系の弱い女性はよく転倒します。耳鳴りやめまいはヒステリー症状とも関連しているように思います。

　そして，歩行にとって肝心なことは，何度も繰り返している通り，**覚醒していること**です。特にレビー小体型認知症（DLB）で問題となる**傾眠**は，**妄想・幻視**にも結びつきやすいと考えてよいでしょう。シチコリン静注によって意識を覚醒させると，妄想は自動的に減少します。筆者はよく患者に「あなたの頭は，昼間から15％ほど寝ているのですよ」と伝えます。

　もちろん，歩かせたければまずは何をおいても**ドネペジルの中止か減量**を考えることも忘れてはなりません。たとえ非ドパミン系歩行障害でも，ドネペジルは歩行を阻害する因子になります。そして，**ガランタミンやメマンチンが眠気を誘発していないか**をきちんと問診して下さい。医師から尋ねない限り，家族は話しません。

表XIII-3-1　多方面から歩行をサポートする

バランス	脳幹系	ドパミン系	①ドネペジル→リバスチグミンに ②パーキンソン病治療薬
	小脳系		①グルタチオン点滴
	内耳系		①メマンチンを中止するか夕方以降に ②ジフェニドール（セファドール®），五苓散，カリジノゲナーゼ（カルナクリン®），ベタメタゾン（リンデロン®）
	ヒステリー系		①抑制系薬剤 ②ヒドロキシジン（アタラックス®-P注射液）筋注 ③香蘇散
安全性	覚醒		①非麦角系ドパミンアゴニスト減量，メマンチン減量，ガランタミン減量 ②シチコリン点滴 ③アマンタジン（シンメトレル®ロケット）*

＊興奮の可能性あり。
まずは歩行阻害因子（①ドネペジル，②メマンチン，③ガランタミン）を考慮することが大切である。

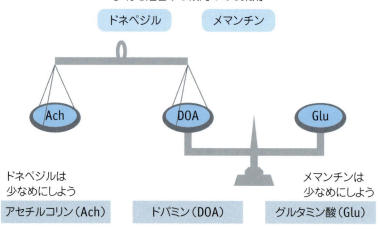

図XIII-3-1 ドパミンを中心としたダブル天秤の理解

図XIII3-1に示すように，脳内には**ドパミン**を中心として，**アセチルコリンとの天秤**，**グルタミン酸との天秤**が存在します。ドネペジルでアセチルコリンを賦活しすぎると相対的ドパミン欠乏で歩行できなくなり，メマンチンでグルタミン酸を揺さぶると，ドパミン過剰（幻覚）やドパミン欠乏（歩行不能）に陥ります。

生理的にも神経伝達物質が減少傾向にある高齢者に対しては，特にこれらの天秤を意識して，レボドパやメマンチンの処方に際して針穴に糸を通すような慎重な用量設定が必要であることが理解できると思います。用法・用量通りに処方することがいかに危険な行為であるかをぜひ認識して頂きたいと思います。

2) 歩行改善に必要な治療戦略

2016年6月1日，厚生労働省は認知症治療薬少量投与のレセプトカット問題について，規定用量未満の投与であっても，**一律に査定するのではなく，個々の症例に応じて医学的な判断を行う**ことを求める事務連絡を発出しました。つまり認知症治療薬（中核薬）の投与量について，やっと医師の裁量が認められることになったのです。このことは，認知症医療正常化の大きな第一歩であると言えるでしょう。もちろん，歩行障害の治療においても大変有用な決定です。

さて，それでは最後に，歩行障害に対する治療戦略をまとめておきましょう。表XIII-3-2がその"戦略図"です。①**ドネペジルの減量・中止**，②**歩行セット**（リバスチグミン＋フェルラ酸含有食品），③**変性疾患セット**（歩

表XIII-3-2　歩行を改善させる治療

	手法/セット名	セット内容	対象疾患
1	ドネペジル減量・中止	―	あらゆる歩行障害系患者
2	歩行セット	リバスチグミン+フェルラ酸含有食品	レビー小体型認知症
3	変性疾患セット	歩行セット+グルタチオン点滴	進行性核上性麻痺 大脳皮質基底核変性症 多系統萎縮症
4	FG療法	フェルラ酸含有食品+グルタチオン点滴	精神疾患 その他種々の疾患・病態

行セット+グルタチオン点滴），④**FG療法**（フェルラ酸含有食品+グルタチオン点滴）があります．

　FG療法については，対象疾患が認知症である必要は特になく，予防，美容，膠原病，線維筋痛症，視力異常，感覚異常，てんかん，発達障害など，一般的な保険薬では満足いく治療効果が確認できない疾患や病態などに対しても有用です．

XIV 整形外科的疾患

　筆者は以前から整形外科医に「認知症の研修を受けましょう」と呼びかけてきました。なぜ骨折するのか？→転倒するから→なぜ転倒するのか？→認知症だから，という連想が筆者の中に起こったからです。

　人口の高齢化によって運動器系のトラブルは増加する一方です。しかも慢性的で，同じ患者が何度もリハビリテーションにやってきます。

　筆者は，**整形外科を訪れる高齢者の中にはかなりの数の認知症患者が含まれている**のではないか，しかも整形外科にはMRIの設備がある場合がある，そうであれば，認知症も同時に診察してもらうことができれば効率がよいだろうと考えています。

　ただし現実には，当然ながら整形外科疾患の診療で手一杯で，それどころではないでしょう。「改訂長谷川式スケールをやってくれませんか？」などと頼める雰囲気ではありません。これに関しては，筆者は後述のコラムの通り，ナースプラクティショナーの導入が早道ではないかと考えています。

1 脊柱管狭窄症と変性疾患の合併

　筆者はコウノカクテルを実施するようになってから，奇妙な現象を経験しました。というのは，来院者に**脊柱管狭窄症**と診断されている患者は非常に多いのですが，点滴後，姿勢がまっすぐになったあと，脊柱管狭窄症の症状（しびれ）が治まってしまった進行性核上性麻痺の男性患者がいたのです。それ以来，脊柱管狭窄には器質的なものと機能的なものがあり，姿勢がよくなれば，後者の場合は症状が消えてしまうのだということに気づきました。整形外科ではこのような機能的なものまでを含めて脊柱管狭

窄症と診断するため，前弯姿勢になっている変性疾患の患者では合併率が高いという，ある意味では当たり前のことがわかったのです。

2 整形外科的疾患と認知症の合併

1) 整形外科的疾患を合併した認知症患者の特徴

図XIV-2-1は，杖を2本使わないと安定した歩行ができない女性患者4人の姿です。まるでスキーヤーのようでもありますが，問診の結果，**杖を2本必要とする患者のほとんどが，両側あるいは片側の股関節に障害がある**ことがわかりました。一方，**杖が1本の女性患者は大抵の場合，膝が悪い**のです。筆者は診察時間をできるだけ短く済ませることを心がけているため，こちらから障害部位を先に当ててしまったほうが話が早いです。膝が悪い女性患者に「昔太っていましたか？」と聞くと，多くはその通りです。

このような歩行障害で来院する患者の場合，**正常圧水頭症（NPH）や脳血管性認知症（VD）による歩行障害がマスクされてしまう**ため，CTなしでそれに気づくのは至難の業です。

あえて特徴を言うとすれば，**改訂長谷川式スケール（HDS-R）**がアルツハイマーパターン（遅延再生が1/6以下），レビーパターン（数字関係が2/4以下かつ遅延再生が4/6以上）以外で，**まだら状に失点**していればNPH，VDのニュアンスになります。

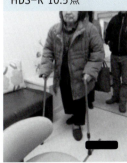

85歳女性，ATD＋NPH，HDS-R 10.5点

障害部位　両側股関節

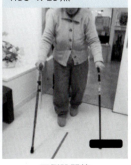

78歳女性，ピック病，HDS-R 25点

両側股関節

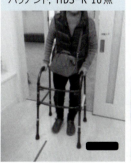

86歳女性，ATDフロンタルバリアント，HDS-R 16点

両側股関節

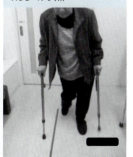

77歳女性，FTLD，HDS-R 9点

両側股関節・膝関節

図XIV-2-1　杖2本を必要とする患者（股関節に障害がある場合が多い）
ATD：アルツハイマー型認知症，NPH：正常圧水頭症，FTLD：前頭側頭葉変性症

2）症例紹介

図XIV-2-2は91歳女性，年齢から考えると元気で姿勢もよい患者ですが，さすがに第4，5腰椎が圧迫骨折を起こしていました。認知症とは言えず，軽度認知障害（MCI）でレビー小体型認知症（DLB）の前駆状態ですから，MCI-DLBと表記される病態です。**レビー小体病（LBD）**と言えば間違いない状態でしょう。

DLB系の患者は神経質で，苦しみや悩みが妄想につながります。本例は腰痛が7カ月にわたって続いており，整形外科では原因がわからなかったそうです。筆者は**3カ月以上続く腰痛は心因性である可能性**を考慮して，**デュロキセチン**（**サインバルタ**®）20mgをチャレンジ投与します。

なおサインバルタ®には20mgと30mgの2用量がありますが，必ず20mgのほうを使用して下さい。もし身体に合わないと強い悪心や吐き気が現れます。できれば最初の3回は1度カプセルをはずして，中身の薬剤を20％程度破棄し，カプセルをはめ直して内服してもらうのがよいでしょう。

本例はサインバルタ®の服用によって**2日で腰痛が消失**し，杖も不要になりました。

図XIV-2-3は79歳男性のアルツハイマー型認知症の患者です。脊柱管狭窄症で小刻み歩行でしたが，**グルタチオン点滴で歩きやすくなりました**。ただしグルタチオンが脊髄にどのように働いたのかは不明です。

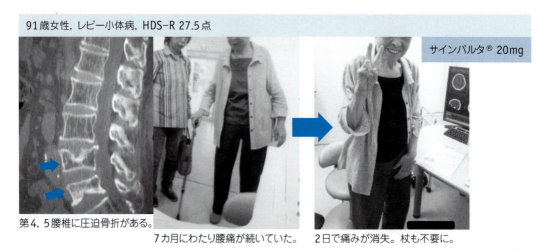

図XIV-2-2　サインバルタ®が著効した腰痛症

79歳男性，アルツハイマー型認知症，HDS-R 21点

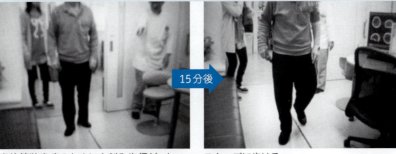

〈点滴〉
グルタチオン 2,000mg

15分後

脊柱管狭窄症のために小刻み歩行だった。　スムーズに歩ける。

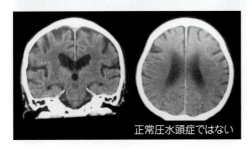

正常圧水頭症ではない

図XIV-2-3 脊柱管狭窄症にグルタチオンが奏効した例

> コラム

看護師のモチベーションアップは好循環を生む

　筆者のクリニックには4人の看護師がいますが，筆者の講演を聴いてからでしょうか，血圧や体重測定の際に，積極的に患者に対して問診するようになりました。

　カルテを見ると，重要な既往や鑑別診断の役に立つ情報がずばり書いてあるのです。筆者がかつて「認知症ブログ」に，看護師が先に意味性認知症を"診断"してしまったケースを掲載したところ，それについてもずいぶん誇りに思ったようでした。

　また，自費点滴のために来院する患者に対しては，保険診療日ではないので筆者は診察をしないのですが，家族アンケートで「前回の点滴は効いたと思う」に○（マル）がついていると，筆者はそこに赤鉛筆でハートマークを描き，前回と同じ配合で看護師に点滴指示をします。それを見て看護師は，「自分たちが治したのだ」という熱い気持ちをもつはずで，現に「うれしい」との発言が聞かれます。

これらの手法は，ハーバード大学経営大学院がさかんに教材として取り上げている，JR東日本の清掃会社が起こした「7分間の奇跡」に通じる，スタッフのモチベーション向上法です。東京駅からの出発を待つ新幹線を7分で掃除しなければならない清掃会社のスタッフに堕落が目立ったのを，親会社から出向した新社長が立て直し，見違えるような仕事をするようになったという話ですが，新社長はスタッフの悩みをきちんと聞き，労働環境を整備し，自身の仕事に誇りをもたせたのです。

　看護師のモチベーションの向上は，医師にとっても患者にとっても，もちろん看護師本人にとっても好循環となり，よい仕事につながっていくものと思います。

　筆者は，米国のように問診や診察のほとんどを看護師が行い，最後に医師が短時間で診るという形の効率化を進めていくべきだと思います。もちろん，国をあげて制度を変えていくには，看護師の地位向上，給与面の厚遇，責任範囲の拡大といった改革が必要で，一朝一夕に実現できることではありません。

　看護師の中には，医師の指示ではなく自分の手で患者を救う方法を開拓したいと思ったり，より幅広い活動範囲を求めて保健師をめざす人もいます。これに近い指導を現行の免許の範囲で行ってはいけないということはないのではないでしょうか。そうすれば看護師もさらにやりがいを感じることができるでしょう。

XV コウノカクテル配合の調整方法

　最終章である本章では，本書の主役である**コウノカクテル**の配合調整法について述べたいと思います。

　シチコリン500mgの投与から始まった筆者の点滴療法ですが，そこにグルタチオンが加わり，その効果の持続を期待して時にビタミンCを添加し，念のために幼牛血液抽出物（ソルコセリル®）を加えました。

　これらの薬剤の系統を筆者はそれぞれ，**シチコリン（C）＝覚醒系，グルタチオン（G）＝抗酸化系，ソルコセリル®（S）＝代謝系**と理解しています。多くの患者では**グルタチオンとシチコリンの間に天秤関係があり**，グルタチオンが著効する患者には，シチコリンは250mgしか加えません。このパターンが奏効する患者は多系統萎縮症に多いですが，シチコリン低用量は，これまでにも述べてきた通り"隠し味"として大切な要素になっています。

　シチコリンは一方で，**ハイテンション**という問題を抱えています。特に併用するグルタチオンを1,000mg以上にするとシチコリンハイテンションのリスクが上昇します。ただ，**ハイテンションを起こす患者はPick complex（進行性核上性麻痺，大脳皮質基底核変性症）や前頭側頭葉変性症（FTLD）に限る**と考えてよいでしょう。

　稀に**GC均等型**，すなわち，たとえばグルタチオン1,000mgに対してシチコリン1,000mgの用量がマッチする患者がいますし，きわめて稀ですが**GCSフルニード型**（グルタチオン，シチコリン，ソルコセリル®のすべてを必要とするタイプ）の患者もいます。

　これらを踏まえて，筆者の数千例への投与経験から得たコウノカクテルの法則を**表XV-1**にまとめました。

表XV-1　コウノカクテルの法則

	法則	特に適応のある疾患
1	グルタチオンは歩行，シチコリンは覚醒に効果を示す。歩行の改善と覚醒の両方をめざすより，標的を決めて一方だけ治すほうが効果的（ツープラトンシステム）。	グルタチオン型：PDD, PSP, MSA シチコリン型：DLB
2	グルタチオンとシチコリンには天秤関係があり，グルタチオンを必要する患者にシチコリンを付加しすぎると歩行の邪魔をする。逆にシチコリンを必要とする患者には，シチコリン単独のほうがクリアに効く。	
3	グルタチオン主体の患者にシチコリンの"隠し味"が必要なことがある。	MSA
4	GC均等型（グルタチオン，シチコリンのいずれの成分も必要なタイプ）の患者がいる。	FTLD, DLB
5	GCSフルニード型（グルタチオン，シチコリン，ソルコセリル®のすべてを必要とするタイプ）の患者が稀にいる。	MSA

PDD：認知症を伴うパーキンソン病，PSP：進行性核上性麻痺，MSA：多系統萎縮症，DLB：レビー小体型認知症，FTLD：前頭側頭葉変性症

1　ツープラトンシステムによる配合の調整

1）歩行系と覚醒系を使い分けるツープラトンシステム

　コウノカクテルの配合は，その内容により**歩行系（グルタチオン主体）と覚醒系（シチコリン）**に大別できます。歩行と覚醒の同時改善が望めるのは，残念ながら比較的軽症の患者のみです。

　多系統萎縮症の患者は一見して傾眠があるようには見えませんが，グルタチオンに"隠し味"のシチコリン250mgを入れるのがテクニックです。一方，レビー小体型認知症のように傾眠が深い場合は，同時の覚醒は期待しないほうがよいでしょう。

　本当にグルタチオンを効かせたいときにはシチコリン高用量は邪魔になりますし，本当に覚醒させたいときにはシチコリンハイテンション予防のためにグルタチオンは800mg以下にすべきで，できればグルタチオンは加えないほうがすっきりと奏効します。

　このように，2つの方向性をもって，必要時にそれぞれを使い分けるシステムを，筆者は野球の戦術になぞらえて，コウノカクテルの**ツープラトンシステム***と呼んでいます。

*ツープラトンシステム：野球の戦術。選手を軍隊の小隊（platoon＝プラトーン）になぞらえ，同じ守備位置に複数の選手を用意し，相手チームによって複数のオーダーを使用すること。コウノメソッドでは，患者個々の状態に応じてコウノカクテルの配合を「歩行系」「覚醒系」のいずれかとすることを指す。

2）症例紹介

　図XV-1-1は73歳女性。進行性核上性麻痺で2年間通院しています。グルタチオン3,000mgなどを用いて（シチコリンの投与はなし），近所の

コウノメソッド実践医のもとで順調に歩行を維持してきました。しかし，徐々に配合がマッチしなくなったため，半年ぶりに当院に相談に来たときには車いす使用で，食事ができない，寝てばかりいるとのことでした。

本例へのカクテル配合は**表XV-1-1**のような変遷をたどっており，経過の途中でシチコリンを中止し，グルタチオン＋幼牛血液抽出物（ソルコセリル®）とし，実践医もこれを続けていました。

しかし，今はまず覚醒させなければなりません。ところがここで**グルタチオンもシチコリンも配合してしまえと色気を出すと，まず失敗**します。本例の場合，シチコリン単独1,000mg静注（「頭部打撲後の意識障害」で保険適用となる範囲）で，3分後に覚醒しました。実践医にはシチコリン単独投与を続けるよう伝えました。

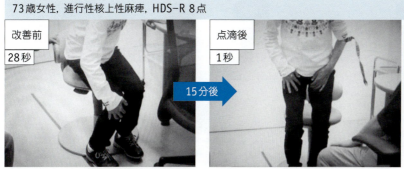

図XV-1-1　グルタチオン主体のコウノカクテルが奏効していた進行性核上性麻痺

表XV-1-1　シチコリンが必要になった進行性核上性麻痺（図XV-1-1の症例）

72歳（当時）女性，進行性核上性麻痺，HDS-R 8点						
標的症状：歩行障害（速度），腰の筋力低下						
月	G (mg)	C (mg)	S (mL)	VC (mg)	配合の経緯，状況	家族の評価
8	1,400	250	0	1,000	"グルタ組"を想定	○
8	1,800	250	0	1,000	増量	○
8	1,800	250	0	1,000	継続	△
翌年1	2,200	250	0	1,000	増量	○
4	3,000	0	8	1,000	サポートの意味でソルコセリル®を付加	○
5	3,000	0	8	1,000	継続	○
6	3,000	0	8	1,000	継続	○
近医（コウノメソッド実践医）へ委託						
3	0	1,000	0	0	5日間投与で改善	◎

G：グルタチオン，C：シチコリン，S：ソルコセリル®，VC：ビタミンC

結局，実践医がシチコリン1,000mgを5日間連続投与したことで，本例は数日で元気が戻り，食事量も順調に増えました。その後は，以前の歩行系（グルタチオン主体）に配合を戻して間欠投与を続けており，2カ月後に当院に来院した際には，図XV-1-2のように顔もふっくらして，ずっと眼を開けて笑っていました（図XV-1-3）。

このようにコウノカクテルは，**歩行系と覚醒系のツープラトンシステム**を，その時々で適宜切り替えて使用することで，より充実した効果が得られます。**歩行も覚醒も一気に治そうと考えないことが大切**です。平時はフェルラ酸含有食品などを用いて下支えをしておくのがよいでしょう。

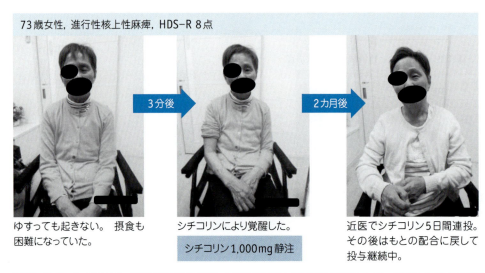

図XV-1-2 シチコリン連続投与で回復した進行性核上性麻痺（図XV-1-1，表XV-1-1の症例）

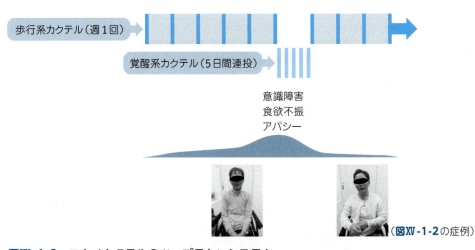

図XV-1-3 コウノカクテルのツープラトンシステム
歩行系カクテル：グルタチオン3,000mg＋ソルコセリル® 8mL
覚醒系カクテル：シチコリン1,000mg（ほかは配合しないほうが切れ味がよい）

2　保険診療の範囲で行うコウノカクテル

1) 正常圧水頭症の歩行が改善した例

図XV-2-1は76歳男性。幻視があり，他院で実施したMIBG心筋シンチグラフィによって既にレビー小体型認知症（DLB）の診断が確定していました。前医の処方していたドネペジル10mgが状態を悪化させていると思われたため，すぐにシチコリン1,000mgを静注したところ，改訂長谷川式スケールは15分で7点から9点に上昇しました。つまり覚醒したのです。

ドネペジルは半量の5mgとし，ハロペリドール（リントン®）0.3mg×2，抑肝散2包を処方し，調子のよい状態が続きました。ところがしばらくしてから，「ここ3週間で急に歩行がおかしくなった」との訴えで再び来院しました。初診時から正常圧水頭症（NPH）の合併があることは認識していたので，CTを撮影し直しました。

CT検査の結果，NPHは増強してはいませんでしたが，そもそもNPHですから，いよいよその症状が出現してきたものと解釈し，脳神経外科に紹介することにしました。とはいえ，ある程度歩行を改善させなければなりません。

そこで，**シチコリン1,000mg＋グルタチオン200mg**を静注投与したところ，5分後には歩行が改善し，スムーズに歩き始めました。硬かった表情も和らぎ，すぐに笑ってくれました。これらの用量は保険診療の範囲で処方が可能です。本例は現に頭部打撲のために意識状態が悪く，また肝障害もあったため，処方が可能でした。

76歳男性，レビー小体型認知症＋正常圧水頭症，HDS-R 7点→9点

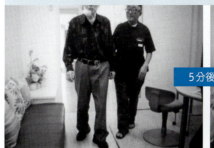
顎にけがをしていた。すり足歩行となっている。

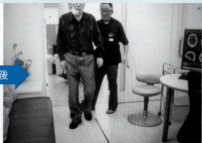
速度も速くなりスムーズに歩いた。足が上がっている。

〈静注〉
シチコリン 1,000mg
グルタチオン 200mg

〈既往〉
頭部打撲後の意識障害
慢性肝炎

図XV-2-1　保険診療内の用量で歩行が改善した正常圧水頭症

危険分散のために，ドネペジル5mg（朝）をさらに1.67mg×2に減量し，フェルラ酸含有食品（弱）×3本は，朝2本＋夕1本での摂取を推奨しました。もちろん歩行障害のある患者にドネペジルは原則禁止ですが，これまで10mgを服用していた患者が急に服用をやめてしまうと認知機能が下がってしまう恐れがあります。

このあと本例にできることは，脳神経外科でタップテストを受けるまで，自由診療日に来院してもらいコウノカクテルをできるだけ行うことでしょう。今回はCT撮影を行った関係で保険診療の範囲内での静注としましたが，自由診療日のカクテルを歩行系にするか覚醒系にするかは，そのときの状態で考えます。

本例は**NPHによって生じた歩行障害**で，**非ドパミン系の歩行障害**であり，単なる大脳圧迫症状であることから，シチコリンで覚醒させれば歩行が可能になると予想し，実際にその通りになった例です。

2) グルタチオン200mgの長期投与で改善した例

筆者の知りうる範囲では，グルタチオンは400mgでも効果を得られる患者がいます。

図XV-2-2は87歳の超高齢者で，近医が保険診療で可能な用量（グルタチオン200mg＋シチコリン250mg）を毎週打ち続けていました。筆者には到底有効量であるとは思えなかったのですが，11カ月後には車いすからも傾眠からも脱却できていました。今では杖も使用せず笑顔で歩いています。

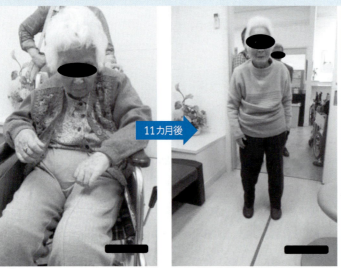

図XV-2-2 重度のアパシーから歩行できるまでに改善した"シチコ組"のLPC

命には限りがあるので，なるべく早く覚醒させ歩行を回復させるにこしたことはないとは思いますが，効果を焦らなければ，このような投与方法もありです。本症例から読者にぜひ知って頂きたいことは，このように，保険診療範囲内の用量であっても，グルタチオン＋シチコリンのカクテル点滴は予想以上の成果を上げる場合があるということです。たとえ自由診療が難しくても，あきらめずにぜひ試みてほしいと思います。

コラム　コウノメソッド実践医からの報告⑤

▶ あなどれないシチコリン250mgの効果

　67歳女性の進行性核上性麻痺（PSP-C）をコウノメソッド実践医に紹介したところ，次のような報告がありました。

　先月逆紹介頂いたPSP-Cの患者さんに，これまで2回点滴療法を実施しましたので，経過をご報告させて頂きます。

　名古屋フォレストクリニック初診の際，**グルタチオン2,600mg＋シチコリン250mg**で歩行速度改善ありとのことでしたので，そのように投与したかったのですが，当方にはシチコリンのアンプルが500mgのものしかなかったため，とりあえず初日はグルタチオン2,600mg単独で点滴を行いました。ところが，まったく効果が得られませんでした。

　そこで2回目は，グルタチオン2,200mg＋シチコリン500mgとカクテル比率を変更したところ，期待通り歩行速度改善を認めました。まさに，シチコリンで覚醒したのは，私のほうでした。小脳萎縮も少しある方でしたので，やはり**シチコリン250mgが"隠し味"**となってうまく効いていたのだと確認できました。

3 コウノカクテルの配合調整による改善例

1) コウノカクテルの配合バリエーション

コウノカクテルが奏効するか否かは，配合を調整する医師の力量にかかっていると言っても過言ではありません。カクテルは3成分（＋ビタミンC）からなり，コウノメソッドにおけるそれぞれの最高用量は，グルタチオン3,600mg，シチコリン2,500mg，幼牛血液抽出物（ソルコセリル®）16mL，またビタミンCは4,000mgを上限とします。

それならば，これらの成分をフルドーズで配合すれば最も効果が上がるのではないかと考えるかもしれません。しかしそれはまったく違います。筆者が数多くの症例から学んだことは，**グルタチオンとシチコリンには天秤関係がある**ということでした。またビタミンCは，グルタチオンの作用時間の延長を期待して，場合により添加するものですから，グルタチオンを配合しないときには加える必要はありません。

ですから，考えられる組み合わせとしては，スターターパック［グルタチオン＋シチコリン＋ソルコセリル®（＋ビタミンC）］の配合は別として，**①グルタチオン（＋ビタミンC），②グルタチオン＋シチコリン（＋ビタミンC），③グルタチオン＋ソルコセリル®（＋ビタミンC），④シチコリン＋ソルコセリル®，⑤シチコリン**となります（**表XV-3-1**）。

用量のバリエーションは，グルタチオンは0mg，400mg，600〜3,600mgの18通り，シチコリンは0mg，250mg，500〜2,500mgの11通り，ソルコセリル®は0mL，4mL，8mL，12mL，16mLの5通り，ビタミンCは0mg，1,000mg，2,000mg，3,000mg，4,000mgの5通りです。

表XV-3-1　コウノカクテルの配合系列

	スターターパック	G型	GC型	GS型	CS型	C型
		歩行系	歩行系	歩行系	覚醒系	覚醒系
G（グルタチオン）	○	○	○	○		
C（シチコリン）	○		○		○	○
S（ソルコセリル®）	○			○	○	
VC（ビタミンC）＊	(○)	(○)	(○)	(○)		

＊グルタチオンの作用延長を期待して時に添加するもの。

したがってコウノカクテルの組み合わせは，理論的には18×11×5×5＝4,950通りということになります。しかし治療窓はピンポイントではなくある程度の幅があるので，さほど心配はいりません。

以下に，初回のコウノカクテルで効果が得られなかった患者に対して，次の回から筆者がどのような考え方で配合を変更していくのかの実例をお示ししましょう。

2) 症例紹介

① "グルタ組"の症例1──歩行を標的とした配合

65歳女性，レビー小体型認知症（DLB）。改訂長谷川式スケール（HDS-R）14点，標的症状：歩行障害（表XV-3-2）。

意識障害系の歩行障害であることから，まずシチコリンで覚醒させようと考えましたが，せん妄のリスクを回避するため1,000mgではなく750mgとし，同時に，主目的（歩行改善）のためグルタチオン600mgを付加しました。グルタチオンの配合量については，1,000mgではシチコリンハイテンションを起こしうることから600mgに抑えました。

ところが効果が得られなかったため"グルタ組"であると考えて，グルタチオンを2,000mgに一気に増量。シチコリンはあきらめ，加えませんでした。ソルコセリル®も効かせたかったため，8mL（2アンプル）に増量。コスト面を考慮してビタミンCは添加しませんでした。配合変更によって効果が得られ，その後3回の投与とも家族から高評価を得られました。

② "グルタ組"の症例2──認知機能を標的とした配合

80歳女性，軽度認知障害（MCI）。HDS-R 28点，標的症状：認知機能の低下（表XV-3-3）。

インターネットを通じてコウノカクテルを知り，投与を希望して1人で来院されました。記憶改善は難しいだろうと思いながらも，手探りでスターターパックを開始しました。ところが無効だったため，"グルタ組"と

表XV-3-2 "グルタ組"の症例1

65歳女性，レビー小体型認知症，HDS-R 14点						
標的症状：歩行障害						
月	日	G (mg)	C (mg)	S (mL)	VC (mg)	配合の経緯，状況	家族の評価
4	5	600	750	4	0	"シチコ組"と予想	×
4	19	2,000	0	8	0	"グルタ組"に予想を変更	○
5	9	2,000	0	8	0	継続	○
5	23	2,000	0	8	0	継続	○

G：グルタチオン，C：シチコリン，S：ソルコセリル®，VC：ビタミンC

考えグルタチオンを2,600mgに一気に増量し、シチコリン、ソルコセリル®はいずれも中止としたところ、効果が得られました。その後の2回の投与とも高評価です。

③ "グルタ組" の症例3──気力、筋力を標的とした配合

83歳女性、意味性認知症（SD）。HDS-R 7.5点、標的症状：気力、筋力の低下（**表XV-3-4**）。

"ソルコ組" を想定し用量を探ったものの効果が得られず、グルタチオンを思い切って2,400mgに増量し、シチコリンは "隠し味" として加えました。少し覚醒させる必要があると考えての配合変更でした。結果は効果あり、以後4回とも同様の配合で投与し好評を得ています。

④ "シチコ組" の症例1──妄想、認知機能を標的とした配合

80歳女性、DLB。HDS-R 21点、標的症状：妄想、認知機能の低下（**表XV-3-5**）。

DLBの妄想を消失させる上で、当然ながら "シチコ組" を想定し、用量を調整しましたが無効でした。次には "ソルコ組" を想定し、ソルコセリ

表XV-3-3 "グルタ組" の症例2

80歳女性、軽度認知障害、HDS-R 28点						
標的症状：認知機能低下						
月	日	G (mg)	C (mg)	S (mL)	VC (mg)	配合の経緯、状況	本人の評価
3	1	1,600	250	4	2,000	スターターパックで開始	×
3	24	2,600	0	0	1,000	"グルタ組" に予想を変更	○
4	19	2,600	0	0	1,000	継続	○

G：グルタチオン、C：シチコリン、S：ソルコセリル®、VC：ビタミンC

表XV-3-4 "グルタ組" の症例3

83歳女性、意味性認知症、HDS-R 7.5点						
標的症状：気力、足腰の筋力低下						
月	日	G (mg)	C (mg)	S (mL)	VC (mg)	配合の経緯、状況	家族の評価
1	16	2,000	500	0	1,000	均等（GとCのほぼ同じ力価の併用）で開始	×
1	30	1,000	0	12	2,000	"ソルコ組" の検索	×
2	27	2,000	0	12	0	GSで検索	×
3	12	1,000	500	0	2,000	模索が続く	×
3	26	2,400	250	0	0	G増量を決意。マッチした	○
4	9	2,400	250	0	0	継続	○
4	25	2,400	250	0	2,000	家族がVC添加を希望	○
5	14	2,400	250	0	2,000	継続	○
5	28	2,400	250	0	2,000	継続	○

G：グルタチオン、C：シチコリン、S：ソルコセリル®、VC：ビタミンC

表XV-3-5 "シチコ組"の症例1

80歳女性，レビー小体型認知症，HDS-R 21点							
標的症状：妄想，認知機能の低下							
月	日	G (mg)	C (mg)	S (mL)	VC (mg)	配合の経緯，状況	家族の評価
1	18	2,000	750	0	1,000	スターターパックよりC多めで開始	×
2	23	3,000	0	8	0	"ソルコ組"でないかの確認	×
4	4	1,000	1,250	0	0	"シチコ組"と考えGを減量	○
5	23	1,000	1,250	0	0	継続	○

G：グルタチオン，C：シチコリン，S：ソルコセリル®，VC：ビタミンC

ル®を増量しましたが，効果は得られませんでした．結局，やはり"シチコ組"であろうと考え直し，シチコリンの効果を減弱させる恐れのあるグルタチオンを1,000mgに減量し，シチコリンを1,250mg（当時最高用量）に増量したところマッチしました．以後，2回の投与とも好評を得ています．

一方，図XV-3-1はDLBでHDS-Rも21点と同じ76歳の女性患者で，3年半通院していたのですが，ある日の外来に驚くほど疲弊した表情で来院しました．ハイテンションになる（寝られなくなる）からという理由で，本人の判断でフェルラ酸含有食品（強）を中止してしまっていたのです．

アパシーとうつ状態の両方がみられます．表情には悲哀もあり，思考停止も見受けられます．そして診察中にうとうとし始めました．もちろん昨晩不眠だったからではありません．

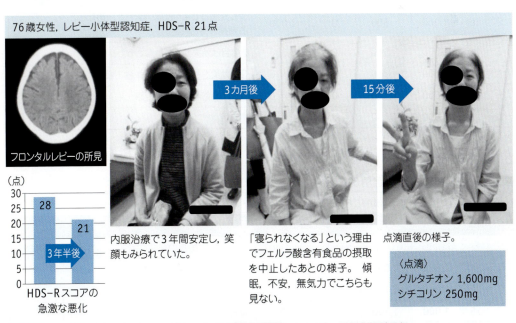

図XV-3-1 コウノカクテルでアパシーから急速に回復したレビー小体型認知症

グルタチオン1,600mg＋シチコリン250mgのコウノカクテルによって15分後には元気が戻り，笑顔で帰宅されましたが，こうした場合，やはり点滴を行わなければ回復は難しいと思います。また，こういった処方が奏効するため，筆者は「DLBは治しやすい」と考えています。

⑤ "シチコ組"の症例2——振戦と歩行を標的とした配合

75歳男性，DLB。HDS-R 18点，標的症状：振戦と歩行障害（**表XV-3-6**）。グルタチオンとシチコリンをほぼ均等力価で開始したところ効果が得られ，2度目も同様の配合で投与しましたが，効果がみられませんでした。覚醒はしているため，シチコリンはあきらめてグルタチオンの増量を試み，3,000mgでようやく効果を得ることができました。その後は同様の配合で評価を得ています。時期によって"シチコ組"であり"グルタ組"でもあった例です。

⑥ "シチコ組"の症例3——認知機能を標的とした配合

88歳男性，DLB。HDS-R 21点，標的症状：認知機能の低下（**表XV-3-7**）。傾眠傾向もみられたため，抗酸化作用と覚醒作用で認知機能を高めようと考え，グルタチオン1,800mg＋シチコリン1,000mgで初回の点滴を行いました（GC均等型）。

表XV-3-6　"シチコ組"の症例2

75歳男性，レビー小体型認知症，HDS-R 18点							
標的症状：振戦と歩行障害							
月	日	G (mg)	C (mg)	S (mL)	VC (mg)	配合の経緯，状況	家族の評価
2	16	1,000	500	0	1,000	少し覚醒させようと思い配合を決めたところ効果が得られた。	○
3	10	1,000	500	0	1,000	2度目は効果が得られなかった。	×
4	8	2,400	0	0	0	Gの効果を検証するため単独で投与	×
5	7	3,000	0	0	0	Gへの反応を引き続き追求	○
6	2	3,000	0	0	0	継続	○

G：グルタチオン，C：シチコリン，S：ソルコセリル®，VC：ビタミンC

表XV-3-7　"シチコ組"の症例3

88歳男性，レビー小体型認知症，HDS-R 21点							
標的症状：認知機能の低下							
月	日	G (mg)	C (mg)	S (mL)	VC (mg)	配合の経緯，状況	本人の評価
1	14	1,800	1,000	0	0	GC均等型の患者と考えた。	×
2	26	1,000	1,750	8	0	覚醒主体へと切り替えた。	○
4	15	1,000	1,750	8	0	継続	○

G：グルタチオン，C：シチコリン，S：ソルコセリル®，VC：ビタミンC

ところが十分な効果を得られなかったため，目的を覚醒にしぼり，シチコリンを増量，天秤を考慮してグルタチオンを減量したところ有効となりました．

一方，図XV-3-2 の 66 歳女性の SD 患者は，グルタチオン 2,000 mg ＋ シチコリン 750 mg のほぼ GC 均等力価配合によって，語義失語が 15 分で改善した例です．

⑦ "シチコ組"の症例 4 ―― 意識障害を標的とした配合

88 歳男性，SD．HDS-R 7 点，標的症状：意識障害（表XV-3-8）．

初回，少し覚醒させたく考え，またフロンタルアタキシアにもアプローチしたかったため，グルタチオン 2,000 mg にシチコリン 500 mg を加えました．初回は効果がありましたが，2 度目に同じ配合で投与したところ，「寝てしまう」との訴えが家族からありました．そこでシチコリンを増量

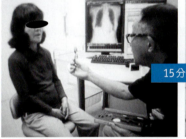

図XV-3-2 コウノカクテルが著効した重度意味性認知症

表XV-3-8 "シチコ組"の症例 4

| 88歳男性，意味性認知症，HDS-R 7点 ||||||||
| 標的症状：意識障害 ||||||||
月	日	G (mg)	C (mg)	S (mL)	VC (mg)	配合の経緯，状況	家族の評価
1	16	2,000	500	0	0	少し覚醒させることを目的に投与	○
1	30	2,000	500	0	0	「寝てしまう」との訴えあり	×
2	27	1,000	1,000	0	0	GC 均等型に変更	○
3	12	1,000	1,000	0	0	継続	○
3	26	1,000	1,000	0	0	継続	○
4	9	1,000	1,000	0	0	継続	○
4	25	1,000	1,000	0	2,000	家族が VC 添加を希望	○
5	14	1,000	1,000	0	2,000	継続	○
5	28	1,000	1,000	0	2,000	継続	○

G：グルタチオン，C：シチコリン，S：ソルコセリル®，VC：ビタミンC

し，天秤を考慮してグルタチオンを減量したところ効果が得られました。

その後，GC均等型で7回連続投与していますが，家族からはいずれも高評価です．途中，インターネットで情報を得た家族から，ビタミンCも添加してグルタチオンの効果を延長させてほしいとの希望があり，以後はビタミンCも加えて継続しています（普段はコストなどを考えてビタミンCを積極的に添加しないこともあります）．一部の家族ですが，ビタミンCを添加したときのほうが効果が長く続くと評価します．

⑧ "ソルコ組" の症例──歩行を標的とした配合

76歳女性，多系統萎縮症．HDS-R 18点，標的症状：歩行障害（表XV-3-9）。

2年半にわたって非常に苦労した症例です．家族も大変忍耐強く，改善が得られるまで53回の点滴を行ってきました．過去に本例に使用した最高用量は，グルタチオン3,600mg＋シチコリン2,000mg＋ソルコセリル®12mLでした．プレドニゾロンを使用したこともありますが無効でした．

ソルコセリル®は異種蛋白のため，あまり高用量を使用したくなかったのですが，過去に12回使用して問題がなかったので，思い切って16mL（4アンプル）に増量したところ，効果を得ることができました．その後6回連続同量で投与を続けていますが好評です．本例にとってはグルタチオン

表XV-3-9 "ソルコ組" の症例

76歳女性，多系統萎縮症，HDS-R 18点							
標的症状：歩行障害							
月	日	G (mg)	C (mg)	S (mL)	VC (mg)	配合の経緯，状況	家族の評価
1	15	3,600	1,000	0	0	一度も効いたことがない。	×
1	22	1,000	1,000	12	3,000	GC均等型に反応があるかの確認	×
2	1	1,000	1,250	12	2,000		×
2	12	1,000	1,250	12	2,000		△
2	22	1,000	1,500	12	2,000		×
3	4	3,000	1,000	12	0		×
3	15	3,000	1,000	12	0		△
3	25	3,000	1,000	12	0		×
4	5	2,000	500	16	0	ソルコセリル®に期待して増量	△
4	15	2,000	500	16	0	再度投与	△
4	25	2,000	500	16	0	「2年間で初めて効いた」と家族	○
5	17	2,000	500	16	0	継続	○
5	26	2,000	500	16	0	継続	○

G：グルタチオン，C：シチコリン，S：ソルコセリル®，VC：ビタミンC

2,000mg＋シチコリン500m＋ソルコセリル®16mLが黄金比だったのです。コウノカクテルにソルコセリル®を採用して本当によかったと感じた症例となりました。なお，一般に"ソルコ組"は8mLで反応を示すことが多いです。

過去の治験では，ソルコセリル®4mLで認知症の精神症状に統計的有意に有効とするには，4〜8週間にわたって毎日静注する必要があるとされています[1]。それを1回の点滴で改善させるには，4倍量が必要だったということになります。

⑨ "GCSフルニード型"の症例──歩行を標的とした配合

78歳男性，進行性核上性麻痺（PSP-PAGF）。標的症状：歩行障害（**表Ⅺ-3-10**）。

最初の一歩が出ないタイプのPSP（PSP-PAGF）の患者です。PSPはグルタチオンが奏効するためすぐに改善が得られると思い，"グルタ組"を想定して投与を開始しましたが，効果はみられませんでした。

通常であればグルタチオンを増量するところですが，いったん"ソルコ組"の可能性を検討すべくグルタチオンを減量。ところが，これも効果がありませんでした。

次には"シチコ組"を想定してシチコリン単独で投与したところ，効果

表Ⅺ-3-10 "GCSフルニード型"の症例

78歳男性，進行性核上性麻痺（PSP-PAGF），HDS-R 施行せず						
標的症状：歩行障害						
月	日	G（mg）	C（mg）	S（mL）	VC（mg）	配合の経緯，状況	家族の評価
1	18	2,400	250	0	0	"グルタ組"を予想して開始	×
1	25	1,000	750	8	0	"CS組"を予想	×
2	2	0	1,500	0	0	覚醒主体に切り替えたところ奏効	○
2	9	0	1,500	0	0	再び無効	×
2	16	3,000	1,000	0	0	GC増量の"禁じ手"を実行	○
2	23	3,400	1,000	0	0	念のためGを増量	○
3	1	3,600	0	12	0	"グルタ組"と予想。切れ味よく奏効させるためC中止	×
3	8	600	2,000	0	0	模索中	×
3	15	3,600	500	4	0	GCSをそろえて投与したところ奏効	○
4	5	3,600	500	4	0	継続	○
4	12	3,600	500	4	0	継続	○
4	19	3,600	500	4	0	継続	○
4	26	3,600	250	12	0	"ソルコ組"の探索	○

G：グルタチオン，C：シチコリン，S：ソルコセリル®，VC：ビタミンC

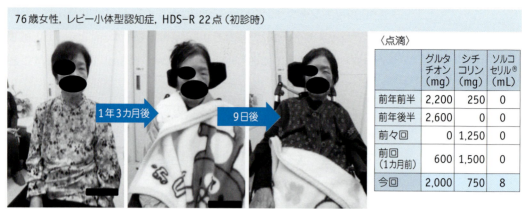

初診時の様子。　寝たきりとなり，まったく食事が摂取できない状態に。　生命の危機から回復し笑顔で食べることができるように。病院からは「認知症だから胃瘻はしない」との連絡があり，まさに危機一髪だった。

図XV-3-3 点滴配合の変更によって生命の危機から回復したレビー小体型認知症

が得られました。しかし，2度目の投与では効果がなく，グルタチオンとシチコリンの同時増量という"禁じ手"を実行したところ，効果が得られました。2度目は念のためグルタチオンを増量したところ，再び効果が得られたため，当分はこの配合で継続できるだろうと考えました。

本例はおそらく"グルタ組"なのだろうと思い，グルタチオンを切れ味よく奏効させようとしてシチコリンを中止し，念のためソルコセリル®12mLを配合したところ，効果が得られなくなってしまいました。そのため再びシチコリン中心の配合に変更しましたが無効です。筆者は自身の中に迷いが生じるのを感じました。

結局，グルタチオン主体のスターターパックに戻すようなイメージで3成分をそろえたところ，効果が得られ，5回連続で投与を続けていますが家族から高評価が得られるようになりました。現在は再びシチコリン減量，ソルコセリル®増量でよりよい配合を探索しています。

最後にもう1例，GCSフルニード型の患者を紹介しておきましょう。図XV-3-3は76歳女性，まだコウノカクテルの効果についてのアンケートを実施していなかった時期に，手探りで配合変更を試みていた患者です。食事ができず生命の危険があったところ，3成分ともに増量する"禁じ手"を実行し，瀕死の状態から回復して胃瘻を造設せずに済んだ，まさに危機一髪の配合比の発見でした。

文献

1) 鈴木英夫，他：脳血管性認知症およびアルツハイマー型痴呆に対するソルコセリルの効果．Geriatr Med. 1988；26：271-89．

付録1　厚生省（現・厚生労働省）特定疾患・神経変性疾患調査研究班によるパーキンソン病の診断基準

(1) 自覚症状
　A：安静時のふるえ（四肢または顎に目立つ）
　B：動作がのろく拙劣
　C：歩行がのろく拙劣

(2) 神経所見
　A：毎秒4～6回の安静時振戦
　B：無動・寡動：
　　a：仮面様顔貌
　　b：低く単調な話し方
　　c：動作の緩徐・拙劣
　　d：臥位からの立ち上がり動作など姿勢変換の拙劣
　C：歯車現象を伴う筋強剛
　D：姿勢・歩行障害：
　　a：前傾姿勢
　　b：歩行時に手の振りが欠如
　　c：突進現象
　　d：小刻み歩行
　　e：立ち直り反射障害

(3) 臨床検査所見
　A：一般検査に特異的な異常はない
　B：脳画像（CT, MRI）に明らかな異常はない

(4) 鑑別診断
　A：脳血管障害性のもの
　B：薬物性のもの
　C：その他の脳変性疾患

- 診断の判定：次の1～5のすべてを満たすものを，パーキンソン病と診断する
  1. 経過は進行性である。
  2. 自覚症状で，上記のいずれか1つ以上がみられる。
  3. 神経所見で，上記のいずれか1つ以上がみられる。
  4. 抗パーキンソン病薬による治療で，自覚症状，神経所見に明らかな改善がみられる。
  5. 鑑別診断で上記のいずれでもない。
- 参考事項：診断上次の事項が参考となる
  1. パーキンソン病では神経症候に左右差を認めることが多い。
  2. 深部反射の著しい亢進，バビンスキー徴候陽性，初期からの高度の認知症，急激な発症はパーキンソン病らしくない所見である。
  3. 脳画像所見で，著明な脳室拡大，著明な大脳萎縮，著明な脳幹萎縮，広範な白質病変などはパーキンソン病に否定的な所見である。

（文献1より引用改変）

付録2 UK PDSBB (Parkinson's Disease Society Brain Bank) によるパーキンソン病の臨床診断基準

ステップ1　パーキンソニズムの存在
動作緩慢
加えて下記項目より少なくとも1項目
　筋固縮
　4～6Hz安静時振戦
　姿勢不安定（視覚障害，平衡機能障害，小脳失調，位置覚障害によらない）

ステップ2　除外基準
段階的に進行するパーキンソニズムを伴う，繰り返す脳梗塞既往歴
繰り返す頭部外傷歴
明らかな脳炎既往歴
oculogyric crisis合併
症状発症時に抗精神病薬の内服歴
2人以上の家族内発症歴
長期的な症状改善
発症3年後においても症状が片側性にとどまる
核上性眼球運動障害
小脳症状の随伴
早期からの重度な自律神経症状
早期からの重度な認知機能障害（記銘力障害，失語，失行）
バビンスキー徴候陽性
CT画像上，脳腫瘍，交通性水頭症の存在
高用量レボドパに対して反応性を認めない（吸収不良を除く）
MPTP曝露歴

ステップ3　パーキンソン病診断を支持する陽性所見
（3項目以上でdefiniteパーキンソン病）
片側発症
安静時振戦の存在
進行性の病歴
発症時に存在した非対称性が，継続して存在する
レボドパに対する良好な反応性（70～100%の改善）
レボドパに起因する重度のジスキネジア
5年以上レボドパへの反応性を示す
10年以上の臨床経過

（文献2より引用）

付録3　パーキンソン病の鑑別疾患

パーキンソン病
　特発性パーキンソン病
　家族性パーキンソン病

パーキンソン病関連疾患，およびパーキンソニズムを伴う神経変性疾患
　レビー小体型認知症
　多系統萎縮症
　進行性核上性麻痺
　大脳皮質基底核変性症

　ハンチントン病
　遺伝性脊髄小脳変性症
　歯状核赤核淡蒼球ルイ体萎縮症
　アルツハイマー型認知症
　前頭側頭型認知症
　第17染色体遺伝子に連鎖しパーキンソニズムを伴う家族性前頭側頭型認知症（frontotemporal dementia and parkinsonism linked to chromosome 17；FTDP-17）
　紀伊ALS／パーキンソン認知症複合（parkinsonism-dementia complex；PDC）

二次性パーキンソニズム
　薬剤性パーキンソニズム
　血管性パーキンソニズム
　中毒性パーキンソニズム
　脳炎後パーキンソニズム
　頭蓋内病変に伴うパーキンソニズム
　　水頭症，慢性硬膜下血腫，脳腫瘍など
　頭部外傷に伴うパーキンソニズム
　　慢性外傷性脳症（chronic traumatic encephalopathy；CTE）など
　代謝異常に伴うパーキンソニズムほか
　　Wilson病，Gaucher病，副甲状腺機能低下症，慢性肝不全，橋中心髄鞘崩壊症，脳内鉄沈着神経変性症（neurodegeneration with brain iron accumulation；NBIA），神経有棘赤血球症（neuroacanthocytosis），fragile X premutation症候群，type Ⅲ G_{M1} gangliosidosisなど

（文献3より引用）

付録4 重症度分類 ── Hoehn & Yahrのパーキンソン病重症度分類と厚生労働省特定疾患・異常運動疾患調査研究班による生活機能障害度

Hoehn & Yahrの重症度分類		生活機能障害度 （厚生労働省異常運動疾患調査研究班）	
評価	判定基準	評価	判定基準
Stage I	症状は一側性で，機能的障害がないか，あっても軽微	I度	日常生活，通院にほとんど介助を要さない
Stage II	両側性の障害があるが，姿勢保持の障害はない。日常生活，職業には多少の障害はあるが行いうる		
Stage III	姿勢保持障害がみられる。活動はある程度制限されるが，職業によっては仕事が可能である。機能障害は軽度ないし中等度だが，1人での生活が可能である	II度	日常生活，通院に介助を要する
Stage IV	重篤な機能障害を呈し，自力のみによる生活は困難となるが，まだ支えられずに立つこと，歩くことはどうにか可能である		
Stage V	立つことも不可能で，介助なしではベッドまたは車いすにつきっきりの生活を強いられる	III度	日常生活に全面的な介助を要し，歩行，起立不能

指定難病として認定されるのは，Hoehn & YahrのStage III以上かつ，生活機能障害度II度以上である。

付録5 認知症を伴うパーキンソン病（PDD）の診断基準

I. 主要徴候
1. Queen Square Brain Bankの基準を満たすパーキンソン病運動症状の存在
2. パーキンソン病の臨床経過と関連して徐々に出現，悪化する認知症
   2つ以上の認知機能下位項目が障害
   病前と比べて機能が低下
   機能低下のために社会・家庭生活や仕事が障害

II. 関連した臨床徴候
1. 認知機能
   注意障害，遂行機能障害，視空間認知障害，記憶障害，言語障害
2. 行動障害
   アパシー，人格変化，情動障害（うつ，不安），幻覚・妄想，日中過眠

（文献4より引用）

付録6　レビー小体型認知症（DLB）の臨床診断基準（改訂版）

1. 中心特徴：正常な社会的または職業的機能に障害をきたす程度の進行性認知機能障害の存在。しかし，初期には記憶障害が目立たないことも多い。また，注意や前頭皮質機能や視空間機能の障害が特に目立つこともある。
2. コア特徴：（probable DLBには2つが，possible DLBには1つが必要）
   （a）注意や明晰さの著明な変化を伴う認知機能の変動
   （b）構築され，具体的な内容の繰り返される幻視体験
   （c）特発性のパーキンソニズム
3. 示唆的特徴：（コア特徴が1つ以上あり，示唆的特徴が1つ以上あればprobable DLBと診断，コア特徴がなくて示唆的特徴があればpossible DLBと診断）
   （a）レム期睡眠行動異常症
   （b）重篤な抗精神病薬への過敏性
   （c）PETやSPECTでの基底核におけるドパミントランスポーター取り込み低下
4. 支持的特徴
   （a）繰り返す転倒と失神
   （b）一過性の説明のつかない意識消失
   （c）重篤な自律神経不全（起立性低血圧，尿失禁など）
   （d）他の幻覚
   （e）系統的な妄想
   （f）抑うつ
   （g）CT/MRIでの側頭葉内側の比較的保持
   （h）SPECT/PETでの後頭葉血流低下と全般的血流低下
   （i）MIBG心筋シンチグラフィにおけるMIBG取り込み障害
   （j）EEGにおける徐波化と側頭葉の一過性鋭波
5. 可能性の少ないもの
   （a）局所性神経徴候や画像で裏づけられる脳血管障害の存在
   （b）臨床像を説明しうる身体疾患や他の脳病変の存在
   （c）重篤な認知症の時期にパーキンソニズムが初めて出現した場合
6. DLBは，認知症がパーキンソン症状の前かそれと同時に出現したときに診断されるべきであり，PDDという用語は，PDの経過中に起こった認知症を記載するのに使用されるべきである。（中略）DLBやPDDを含めてレビー小体病といった総称を使用してもよい。

PDD：認知症を伴うパーキンソン病，PD：パーキンソン病

（文献5より引用）

付録7　代表的なパーキンソン症候群の臨床経過

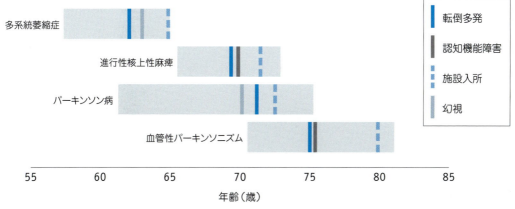

（文献6より引用）

付録8　NINDS-SPSPの進行性核上性麻痺（PSP）の臨床診断基準

必須項目

- 緩徐進行性
- 40歳以上の発症
- probable： 垂直性核上性注視麻痺 ＋ 発症1年以内の転倒を伴う姿勢保持障害
- possible： 垂直性核上性注視麻痺 あるいは 垂直性衝動性眼球運動の緩徐化 ＋ 発症1年以内の転倒を伴う姿勢保持障害
- definite： 臨床上probableあるいはpossible PSPを満たし，かつ病理組織学的に典型的PSPであること

除外項目（下記のいずれにも該当しない）

- 最近の脳炎既往
- 他人の手徴候，皮質性感覚障害，局所性の前頭あるいは側頭頭頂葉萎縮
- レボドパ治療に関連のない幻覚あるいは妄想
- アルツハイマー型皮質性認知症（著明な健忘および失言あるいは失認）
- 著明な早期の小脳症状あるいは著明な説明のできない自律神経異常症（著明な低血圧および排尿障害）
- 高度な，非対称性のパーキンソニズム
- 神経放射線学的に関連のある構造異常（基底核や脳幹の梗塞，葉性萎縮）
- PCRで確認されたウィップル病

支持的所見

- 左右対称性の無動あるいは固縮で遠位部より近位部に優位
- 頸部の異常姿勢，特に後屈位
- レボドパ治療に対するパーキンソニズムの反応が乏しいか欠如
- 早期の嚥下障害と構音障害
- 早期の認知障害，少なくとも以下の2項目を含む
  ——無感情，抽象的思考の障害，語彙の流暢性低下，模倣行為あるいは使用行為，前頭葉徴候

（文献7より引用）

付録9　大脳皮質基底核変性症（CBD）の診断基準

	ほぼ確実な孤発性CBD（probable sporadic CBD）の臨床研究診断基準	CBD疑い（possible CBD）の臨床診断基準
経過	潜行性の発症と緩徐な進行	潜行性の発症と緩徐な進行
症状の最少の経過期間	1年	1年
発症年齢	50歳以上	最少年齢制限なし
家族歴あり（2人以上の血縁者）	除外	可
臨床型	1）ほぼ確実なCBS（probable CBS），あるいは2）FBSないしNAVで少なくとも1つのCBSの特徴（①〜⑥）*をもつ	1）CBS疑い（possible CBS），あるいは2）FBSないしNAVか，3）PSPSでCBSの特徴②〜⑥*のうち少なくとも1つ
タウ遺伝子の変異あり	除外	可

*CBSの特徴：①四肢の筋強剛ないし無動，②四肢ジストニア，③四肢ミオクローヌスのうち2つが非対称性で，加えて④口頬失行ないし四肢失行，⑤皮質性感覚障害，⑥他人の手徴候（alien limb phenomenon）
CBS：大脳皮質基底核症候群，FBS：前頭葉性行動・空間症候群，NAV：原発性進行性失語の非流暢・非文法異型，PSPS：進行性核上性麻痺症候群

（文献8より引用改変）

付録10　多系統萎縮症（MSA）の改訂診断基準

probable MSA

孤発性，進行性，成人（30歳以降）発症の疾患で，自律神経障害（膀胱からの尿排出を制御できない，男性では勃起不全，起立後3分以内に収縮期血圧が30mmHgまたは拡張期血圧が15mmHg以上低下する起立性低血圧），レボドパ反応性の乏しいパーキンソニズム（運動緩慢，筋強剛，振戦，姿勢保持障害），または小脳症状（歩行運動失調，小脳性構音障害，肢節運動失調，小脳性眼球運動障害）を呈する。

possible MSA

孤発性，進行性，成人（30歳以降）発症の疾患で，パーキンソニズムあるいは小脳症状を呈し，かつ自律神経障害を示唆する所見（ほかの原因では説明できない尿意促迫，頻尿，残尿，男性では勃起不全，あるいはprobable MSAの基準は満たさないが有意な起立性低血圧）を少なくとも1つ認め，さらに以下のうち少なくとも1つを満たすもの。
（1）possible MSA-P or MSA-C
　　腱反射亢進を伴うバビンスキー徴候陽性，喘鳴
（2）possible MSA-P
　　急速進行性のパーキンソニズム，レボドパ反応性が乏しい，運動症状出現後3年以内の姿勢保持障害，歩行運動失調・小脳性構音障害・肢節運動失調・または小脳性眼球運動障害，運動症状出現後5年以内の嚥下障害，MRIにおける被殻，中小脳脚，橋，または小脳の萎縮，FDG-PETにおける被殻，脳幹，または小脳の代謝低下
（3）possible MSA-C
　　パーキンソニズム（運動緩慢と筋強剛），MRIにおける被殻，中小脳脚，または橋の萎縮，FDG-PETにおける被殻の代謝低下，SPECTまたはPETにおける黒質線条体系ドパミン作動性ニューロンの脱神経所見

MSAの診断を支持する所見（red flags）

口部顔面ジストニア，頸部前屈，カンプトコルミア（脊柱の高度前屈）and/or ピサ症候群（脊柱の高度側屈），手または足の拘縮，吸気時のため息，高度の発声困難，高度の構語障害，いびきの出現または増悪，手足の冷感，病的笑いまたは病的泣き，律動性のミオクローヌス様の姿勢時・動作時振戦

MSAの診断を支持しない所見

典型的丸薬丸め様の静止時振戦，臨床的に有意な末梢神経障害，薬剤性ではない幻覚，75歳以降の発症，失調症やパーキンソニズムの家族歴，認知症（DSM-Ⅳによる），多発性硬化症を示唆する白質病変

（文献9より引用）

付録11　特発性正常圧水頭症（iNPH）の診断基準

1. possible iNPH
〈必須項目〉
(1) 60歳代以降に発症する
(2) 歩行障害，認知障害および尿失禁の1つ以上を認める
(3) 脳室が拡大している（Evans index＞0.3）＊
(4) 他の神経学的あるいは非神経学的疾患によって上記臨床症状のすべてを説明しえない
(5) 脳室拡大をきたす可能性のある先行疾患（くも膜下出血，髄膜炎，頭部外傷，先天性水頭症，中脳水道狭窄症など）がない

〈参考項目〉
(1) 歩行は歩幅が狭く，すり足，不安定で，特に方向転換時に不安定性が増す
(2) 症状は緩徐進行性が多いが，一時的な進行停止や増悪など波状経過を認めることがある
(3) 症状のうち，歩行障害が最も頻度が高く，次いで認知障害，尿失禁の順である
(4) 認知障害は認知機能テストで客観的な低下が示される
(5) 他の神経変性疾患や脳疾患の併存はありうるが，いずれも軽症にとどまる
(6) シルビウス裂・脳底槽は拡大していることが多い
(7) 脳室周囲低吸収域（CT），脳室周囲高信号域（MRI）の有無は問わない
(8) 脳血流検査は他の認知症性疾患との鑑別に役立つ

2. probable iNPH
〈必須項目〉
(1) possible iNPHの必須項目を満たす
(2) 脳脊髄液圧が200mmH$_2$O以下で，脳脊髄液の性状が正常である
(3) 以下のいずれかを認める
　①歩行障害があり，高位円蓋部および正中部の脳溝・くも膜下腔の狭小化が認められる
　②タップテストで症状の改善を認める
　③ドレナージテスト（脳脊髄液持続排除試験）で症状の改善を認める

3. definite iNPH
シャント術施行後，客観的に症状の改善が示される

＊Evans index：両側側脳室前角間最大幅／その部位における頭蓋内腔幅

（文献10より引用）

文献

1) 厚生省特定疾患・神経変性疾患調査研究班（班長：柳澤信夫），厚生省特定疾患神経変性疾患調査研究班：パーキンソン病診断基準．1995年度研究報告書，1996．
2) Hughes AJ, et al：Accuracy of clinical diagnosis of idiopathic Parkinson's disease：a clinico-pathological study of 100 cases. J Neurol Neurosurg Psychiatry. 1992；55(3)：181-4.
3) 樽野陽亮，他：パーキンソン病患者への対応─パーキンソン病の疫学と診断．老年精神医学雑誌．2014；25(11)：1199-208.
4) Emre M, et al：Clinical diagnostic criteria for dementia associated with Parkinson's disease. Mov Disord. 2007；22(12)：1689-707.
5) McKeith IG, et al：Diagnosis and management of dementia with Lewy bodies：third report of the DLB Consortium. Neurology. 2005；65(12)：1863-72.
6) Glass PG, et al：The clinical features of pathologically confirmed vascular parkinsonism. J Neurol Neurosurg Psychiatry. 2012；83(10)：1027-9.
7) Litvan I, et al：Clinical research criteria for the diagnosis of progressive supranuclear palsy (Steele-Richardson-Olszewski syndrome)：report of the NINDS-SPSP international workshop. Neurology. 1996；47(1)：1-9.
8) Armstrong MJ, et al：Criteria for the diagnosis of corticobasal degeneration. Neurology. 2013；80(5)：496-503.
9) Gilman S, et al：Second consensus statement on the diagnosis of multiple system atrophy. Neurology. 2008；71(9)：670-6.
10) 日本正常圧水頭症学会，特発性正常圧水頭症診療ガイドライン作成委員会，編：特発性正常圧水頭症診療ガイドライン．第2版．メディカルレビュー社，2011, p34-5.

索引

欧文

A
α-シヌクレイン 85
AD 213
ALS 162, 296
ARD 288
ATD 20, 148, 159, 213, 290, 301

C
CBD 151, 211
　——溝 197, 199, 230
CBS 165, 211
CCA 240, 248
CSH 278

D
DESH所見 265
DLB 86
DNTC 10
DNTC-CBD 235
DRPLA 260

F
F-Fテスト 199, 243
FG療法 48, 160, 311
F-Nテスト 243
FTD 199
FTD-FLDタイプ 217
FTD-MNDタイプ 162, 163, 204
FTDP-17 303
FTLD 217
　——検出セット 121
　——分類 217

G
GCS
　——フルニード型 317, 331
　——点滴 131

GC均等型 317

H
HDS-R 148, 149

L
LPA 213
LPC（臨床分類） 150, 158, 221
　——症候群 152, 158, 221, 222
L-Pシャント 265

M
MIBG心筋シンチグラフィ 49, 99
MSA 6, 240, 248
MSA-C 256
MSA-CD 249
MSA-P 256

N
NPH 190, 264
　iNPH 270
NTM 19
　——分類 147

P
PD 41
PDD 5, 42, 50
Pick complex 222, 225, 241
pill-rolling tremor 43
PNFA 213
PNFA-CBD 232
PSP 168
PSP-C 174, 196
PSP-CBS 173
PSP-FTD 173
PSP-P 173
PSP-PAGF 169, 173, 191
PSP-PNFA 173
pull試験 48

R
RS 173

S
SCA 260
SCA6 260
SCD 260
SD 213

和文

あ
アーテン® 56, 72
アセチルコリン 31
　——過剰仮説 33
　——系薬剤 16
　——-ドパミン天秤 96
アトロピン 56
アプロウズサイン 44, 164, 183
アマンタジン 11, 56, 69, 73
アミロイドβ 84
アミロイドアンギオパチー 294
アルコール関連認知症 288
アリセプト® 15, 26, 148, 165, 193
アルツハイマー型認知症 20, 148, 159, 213, 290, 301
　——の血管因子 289
　——の割合 76
アルツハイマー病 213
アルツミックス 55, 290

い
イクセロン®パッチ 35, 114
インスリン自己免疫症候群 132
意識障害 97, 111
　——の治療 97, 102
易転倒性 181

索引

遺伝性脊髄小脳変性症の分類 260
意味性認知症 151, 196, 213, 304

う
ウインタミン® 82, 122, 152

え
エネルギー分類 147
鉛管様筋固縮 22, 182

お
おむすび（前頭葉のCT所見） 281

か
かぶれ 115
ガーデンアンゼリカ 155
ガランタミン 153
家族性前頭側頭型認知症 303
家族性ビンスワンガー病 53
改訂長谷川式スケール 148, 149
海馬萎縮 179
　　——置き去り所見 178
甘麦大棗湯 307
眼振 239
丸薬丸め様振戦 43

き
起立性低血圧 243, 257
急性硬膜下水腫 279
筋萎縮性側索硬化症 162, 296
筋強直性ジストロフィー 160

く
クエチアピン 208
クローズドスタンス 3
クロナゼパム 68
クロルプロマジン 82, 122, 152
　　——への切り替え 208
グルタ（チオン）組 140, 325
グルタチオン 125, 126
　　——点滴 44, 130

首垂れ 194

け
頸部後屈 172
頸部ジストニア 171, 172
幻視 207
　　——の治療 122, 209

こ
コウノカクテル 105, 131, 187, 317
　　——のスターターパック 132, 140
　　——の配合バリエーション 324
　　——の法則 318
コウノメソッド実践医 124
コウノメソッド分類 146
小刻み歩行 3
固縮 22
子ども歩き 8, 301
抗うつ薬 31
　　——の種類 32
構音障害 196
抗酸化系薬剤 17
抗酸化作用 127
硬膜下血腫・水腫 279
高齢者タウオパチー 84
混合型認知症 55, 290

さ
サアミオン® 92

し
シェロング試験 243, 258
シチコ（リン）組 140, 142, 326
シチコリン 102, 188
　　——単独療法 105
　　——によるハイテンション 107, 138, 317
　　——の投与方法 104
　　——レスポンダー 142
シャント手術 265

シンメトレル® 73
　　——ロケット 11, 73, 74
ジアゼパム 208
ジスキネジア 66, 67
ジストニア 23
歯状核赤核淡蒼球ルイ体萎縮症 260
姿勢反射障害 22, 48
自律神経失調 243, 250
自律神経症状 256
小脳失調 243, 256
小脳・大脳ループ 239
食欲セット 25
神経伝達物質 19
進行性核上性麻痺 3, 71, 130, 162, 168
　　小脳型の—— 174
　　——の治療 184
　　——の特徴 168
　　——の歩行 4
進行性失語の3型 214
進行性非流暢性失語 213, 303
振戦 22

す
すり足歩行 3
スルピリド 24
遂行機能障害 306
錐体外路症状 23
垂直性注視麻痺 170, 181

せ
セルシン® 208
セレネース® 25, 208
セロクエル® 208
セロトニン 31
センサリング（薬用量の） 96
正常圧水頭症 190, 264, 321
　　——の三徴候 264
脊髄小脳失調症 260

343

脊髄小脳変性症 238, 260
　──の検出 241
　──の分類 240
脊柱管狭窄症 204, 312
石灰化を伴うびまん性神経原線維変化病 235
前頭側頭葉変性症 28, 77, 150, 217
前頭葉
　──萎縮 176
　──機能不全 306, 308
　──症状 169
　──の役割 299

そ

ソルコ(セリル)組 135, 140
ソルコセリル® 135, 136, 304
側頭葉てんかん 251
側方傾斜 171, 172

た

タウオパチー 84
タップテスト 265
タンデムゲイト 243
多系統萎縮症 6, 240, 248
　──の概要 256
　──の治療 258
他人の手徴候 219
滞続言語 302
第三脳室拡大 176
大脳皮質基底核症候群 165, 211
大脳皮質基底核変性症 151, 211
　──の画像所見 229
　──の診断 212

ち

中核薬 35
　──の選択 206

つ

ツープラトンシステム 318
釣鐘状反応 117

と

トリヘキシフェニジル 56, 72
ドグマチール® 24
ドネペジル 26, 148, 165, 193, 205
　──のDLBへの用量 40
ドパコール®チャレンジテスト 64
ドパミンアゴニスト 57
ドパミン系薬剤 17
ドパミン阻害薬 24
ドパミントランスポーターシンチグラフィ 49
ドプス® 72
ドロキシドパ 72
動作緩慢 203
特発性正常圧水頭症 270, 340

な

ナイフの刃様萎縮 121

に

ニセルゴリン 92
二度童 183
尿失禁 264

の

脳萎縮 281
脳血管性認知症 289
脳血管性パーキンソニズム 38, 52
脳血流シンチグラフィの画像所見 49
脳室拡大型脳萎縮 268
脳出血 294
脳梁角の鋭角化 275

は

ハミングバードサイン 176
ハロペリドール 25, 208
バイタリティ分類 146
バコパモニエラ 155
バランス8 31, 32

パーキンソニズム 23, 33, 38, 256
　二次性── 38, 76, 204
　薬剤性── 21, 38
パーキンソン症候群 23
パーキンソン病 33, 41
　認知症を伴う── 5, 42
　──関連疾患 38
　──治療薬 21, 56, 63
　──治療薬の副作用 80
歯車現象 21
歯車様筋固縮 22
排尿障害 243, 249, 257
拍手徴候 44, 164
発汗過多 243

ひ

ビ・シフロール® 72
ビタミンC 131
ビッグマウス(脳室のCT所見) 220
ビンスワンガー型虚血 290
ピック症状 214, 307
ピックスコア 121
ピックセット 307
ピック病 284
　──の前頭葉萎縮 285
ピックミックス 55, 290
皮質下認知症 6
皮質性小脳萎縮症 240, 248
　──の治療 253
皮質性認知症 6
非定型うつ病 29
表現促進現象 160

ふ

フェルラ酸 155
　──含有食品 155, 186
フロンタルアタキシア 7, 204, 298, 300
フロンタルレビー 169, 176

プラミペキソール *72*
プロマック®D *92*

へ
ペルゴリド *58*, *65*
ペルマックス® *65*
変性疾患セット *48*, *310*

ほ
歩行失調 *239*
歩行障害 *2*, *203*, *300*
歩行障害系認知症 *203*
　――の鑑別診断 *203*
　――の治療 *205*
　――の妄想・幻視 *207*
歩行セット *48*, *310*
ポラプレジンク *92*

ま
マドパー® *65*
前倒れ *171*, *172*, *223*
慢性硬膜下血腫 *278*, *280*

み
ミッキーマウス（側脳室前角のCT所見）*215*

む
無症候性正常圧水頭症 *266*
無症候性小脳萎縮 *246*, *247*
無動 *22*, *47*

も
妄想 *207*

や
夜間頻尿 *183*

ゆ
指鼻試験 *243*
指指試験 *243*

よ
幼牛血液抽出物 *135*, *304*
腰痛 *314*
四大認知症 *76*

ら
ラメルテオン *94*

り
リスパダール® *25*
リスペリドン *25*, *206*
リチャードソン症候群 *173*
リバスタッチ®パッチ *26*, *114*
リバスチグミン *16*, *27*, *114*, *184*, *206*
リバスチグミンの副作用 *115*
リボトリール® *68*
リン酸化タウ *84*
流涎 *47*

れ
レビー小体型認知症 *86*
　――の治療方針 *120*
レビースコア *147*, *148*
レビー・ピック複合 *150*
レビーミックス *55*, *290*
レボドパ *56*, *58*
レボドパ・カルビドパ *65*
レボドパ・ベンセラジド *65*
レミニール® *153*, *206*

ろ
ロゼレム® *94*
老人斑 *84*
老衰 *304*

わ
ワイドベース *3*

あとがき

　2016年4月28日，筆者は10年ぶりに海外（バンクーバー）に出掛けました。点滴療法研究会の橋渡しのおかげで，Orthomolecular Medicine Today Conferenceの招きによりコウノメソッドについて1時間の講演を行いました。本書に先駆け世界に発信できたのです。

　開院して7年，その間海外で遊ぶとか仕事をするなどという状況ではありませんでしたので，話を頂いたときは「冗談でしょ」と言うしかありませんでした。

　動画11分，質疑10分ということで，英語スピーチは37分でしたが半年間特訓を重ねました。スライドの英訳，発音レッスン，当日の通訳で多くの方々に支えられました。

　10年前に岐阜県でインド医師団に，またワシントンDCで米国の研究者にスピーチしていたことは役に立ちましたし，何といっても大学院時代にバンコク，アカプルコ，スプリングフィールド（イリノイ州），トロントで一般演題を発表していた経験は，25年前といっても大きかったと思います。

　今回の講演中まったく緊張しなかったのは，こういった経験と周囲の方々の支えがあったからです。ごく普通の開業医が，大学組織の推薦もなく海外での教育講演を任せられるということは，あまり例がないと思います。これは，コウノメソッドがどこに出しても恥ずかしくない完成された治療システムであり，世界に広く紹介されるべきだと評価して頂けたからでしょう。そして筆者は，海外での発表が「ミッション（使命）」なのだと柳澤厚生先生（点滴療法研究会主宰）から強く諭されました。

◎

　10数年にわたって「認知症ブログ」を毎週更新し，改善症例を余すことなく紹介し，治療法もすべて公開してきました。その気さえあれば筆者の治療法は，すぐにでもだれにでもまねすることができる環境にしていま

す。コウノメソッドはクリニックのホームページでも公開しています。

　筆者は，従来の医学書に書かれていない，学会で推奨されない事柄でコウノメソッドを構築してきました。**東洋医学的**でアンチエイジングとの共通点が多く，**古い薬の見直し**とともに，鑑別診断に使われる医療費の無駄を糾弾し，**開業医でも診断できる手法**を提案しています。

　いま，高額な薬価のがんの新薬で国内の医療保険制度が崩壊するのではないかという心配が高まっています。まだ働けるがん患者には精一杯生きてもらい，一方で社会を引退した方々への医療費は最小限に抑えるべきです。これは高齢者を見捨てるという意味ではなく，無駄な検査や無意味な高額新薬は排除するという意味です。これに対し，コウノメソッドは究極の**費用対効果**を示しています。この仕事を一般の学会は行いません。むしろ学会は医療費を上げる話題が満載にみえます。

　コウノメソッドの手法は，認知症に限らず，神経難病，小児精神科の治療困難症例をも改善する力を得ています。コウノメソッドに新たに組み入れた抗酸化系治療（FG療法）は，**中枢神経系総合診療科**を実現させています。診療科の垣根を超えた治療は，歴史上なかなか出現しないものです。新たな医療の一翼を担うことができていると筆者は思います。

◎

　カナダのテレビ番組を深夜に偶然見ました。精神科医がスタジオに集めた国民に認知症の説明と予防法を解説していたのですが，認知症の病型は，アルツハイマー型認知症，アルコール性認知症，脳血管性認知症，その他というのです。非常にレベルが低いことがわかりました。

　米国も医療崩壊を起こしており，月60万円支払わないと到底十分とは言えない介護しかしてもらえないと聞きました。もはや日本が見本とする国などないのです。自分で治療法を切り拓いていく覚悟が必要です。

　この本は，参考文献が非常に少ないと思います。普通医学書では，このように参考文献が少ないものは信用されないかもしれません。なぜ少ないかは明確です。それは，ほとんど筆者自身が考え出したことだからです。

　なぜ，この方法が効くのかという考察は後回しにしています。急増する認知症を日々改善し続けることを優先しているので，非科学的と言われてもいっさい気にはしていません。両親をろくに介護せず，姉に押し付けてしまった懺悔でもあります。

2017年2月　著者

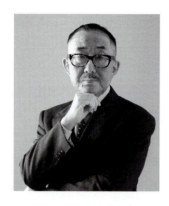

著者プロフィール

河野 和彦 (こうの かずひこ)

経歴
1958年	愛知県名古屋市生まれ
1982年	近畿大学医学部卒業
1982〜1984年	名古屋第二赤十字病院 (全科ローテート)
1984〜1988年	名古屋大学大学院医学系研究科老年科学博士課程修了 (医学博士)
1988〜1994年	同老年科学医員
1994年	同老年科学講師
1995年	愛知県厚生連海南病院老年科部長
2003年	共和病院 (愛知県) 老年科部長
2009年	名古屋フォレストクリニック院長

名古屋フォレストクリニック (老年精神科，神経内科，漢方内科)
〒459-8016 愛知県名古屋市緑区南大高三丁目1305番地
TEL 052-624-4010　FAX 052-624-4005

所属学会，認定資格
認知症治療研究会副代表世話人
日本老年医学会認定老年病専門医，代議員
日本老年精神医学会専門医，指導医
IPA (International Psychogeriatric Association) 会員

著書
『コウノメソッドでみる認知症診療』2版，日本医事新報社，2017.
『コウノメソッドでみる認知症処方セレクション』，日本医事新報社，2013.
『コウノメソッドでみる認知症Q&A』，日本医事新報社，2014.
『コウノメソッド流　臨床認知症学』，日本医事新報社，2015.
『認知症の診断―アルツハイマライゼーションと時計描画検査』(認知症ハンドブック①)，改訂版，フジメディカル出版，2010.
『認知症の薬物療法―アリセプトの使いこなしと介護を助ける処方』(認知症ハンドブック②)，フジメディカル出版，2006.
『認知症の介護・リハビリテーション・予防―合理的な介護と廃用症候群の阻止』(認知症ハンドブック③)，フジメディカル出版，2006.
『レビー小体型認知症〈改訂版〉　即効治療マニュアル』，フジメディカル出版，2014.
『認知症の人と介護者が共にラクになれる! 危険な服薬副作用の改善』，日総研出版，2011.
『完全図解 新しい認知症ケア―医療編』(東田　勉，編)，講談社，2012.
『ピック病の症状と治療―コウノメソッドで理解する前頭側頭葉変性症』，フジメディカル出版，2013.
『認知症治療のベストアンサー―コウノメソッドによる王道処方』，中外医学社，2013.
『ぜんぶわかる認知症の事典―4大認知症をわかりやすくビジュアル解説』，成美堂出版，2016.
『心に残る認知症の患者さんたち』，フジメディカル出版，2017.

など多数

コウノメソッドでみる
認知症の歩行障害・パーキンソニズム

定　価（本体5,700円＋税）
2017年　3月13日　第1版

著　者　　河野和彦
発行者　　梅澤俊彦
発行所　　日本医事新報社　www.jmedj.co.jp
　　　　　〒101-8718　東京都千代田区神田駿河台2-9
　　　　　電話（販売）03-3292-1555　（編集）03-3292-1557
　　　　　振替口座　00100-3-25171
印　刷　　ラン印刷社
カバーデザイン　大矢高子

Ⓒ Kazuhiko Kono 2017　Printed in Japan
ISBN978-4-7849-4570-2 C3047 ¥5700E

本書の複製権・翻訳権・上映権・譲渡権・公衆送信権（送信可能化権を含む）は
（株）日本医事新報社が保有します。

JCOPY　＜（社）出版者著作権管理機構　委託出版物＞
本書の無断複写は著作権法上での例外を除き禁じられています。複写される場合は，
そのつど事前に，（社）出版者著作権管理機構（電話 03-3513-6969，FAX 03-3513-6979,
e-mail:info@jcopy.or.jp）の許諾を得てください。